名中醫陳旺全傳授健康不老的飲食秘方 暢銷修訂版

穀物蔬果養生宜忌

養生除病 從正確的食材搭配開始！

陳旺全醫學博士◎著

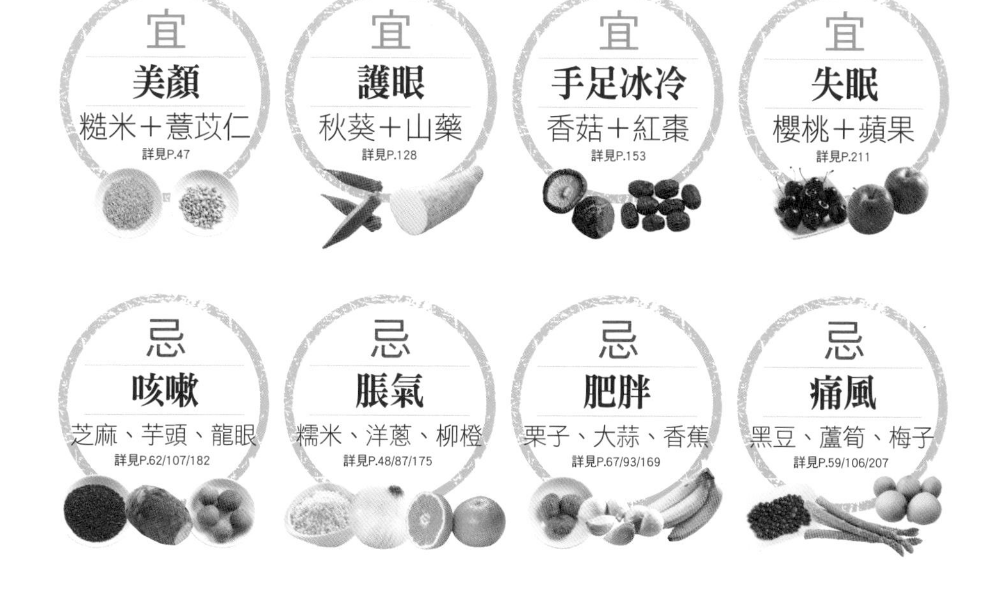

CONTENTS
目錄

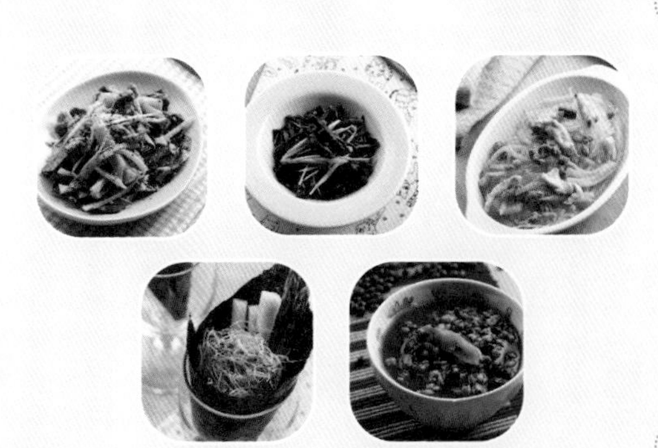

PART 1
吃對食材，健康就來

PART 2 五穀雜糧健康吃

五穀雜糧的養生宜忌

豆類的養生宜忌

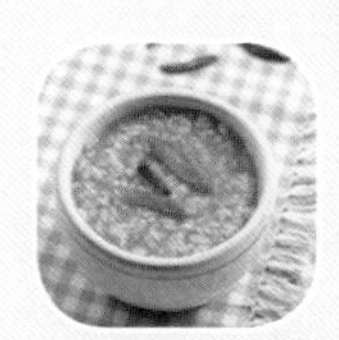
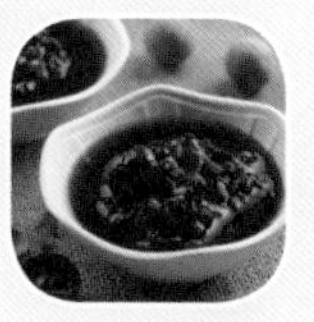
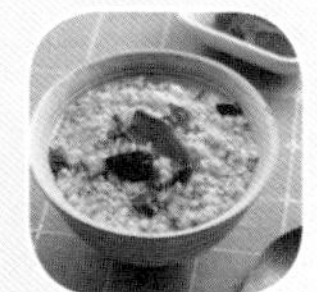

五穀雜糧養生食譜

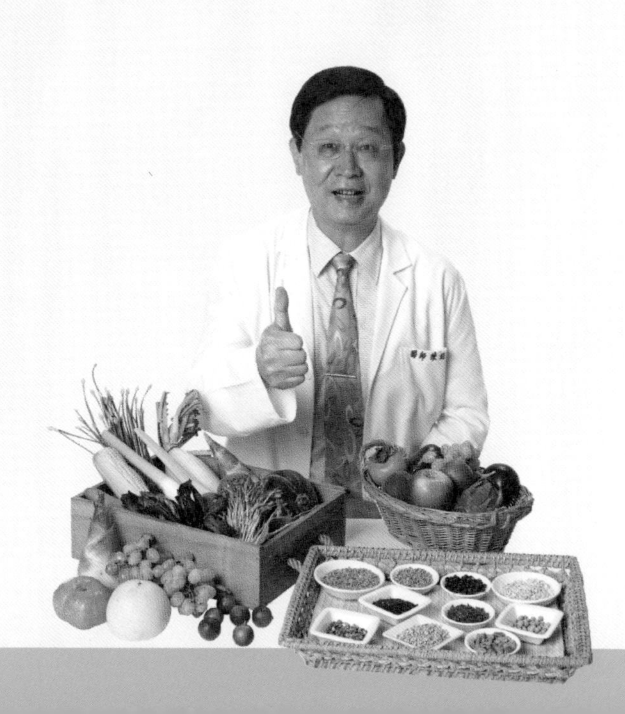

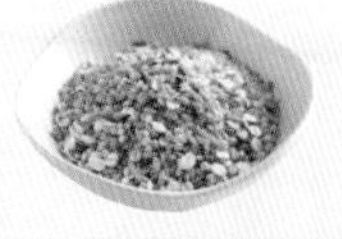

PART 3

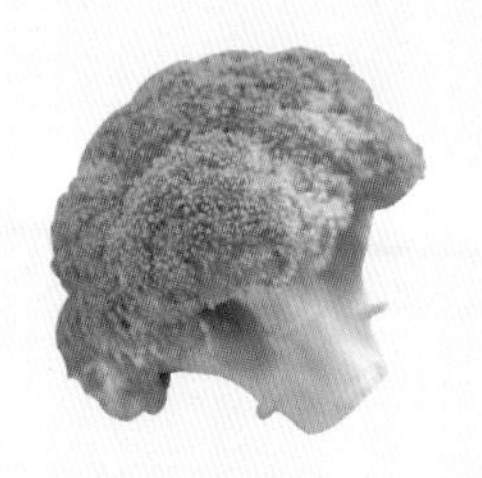

當令蔬菜健康吃

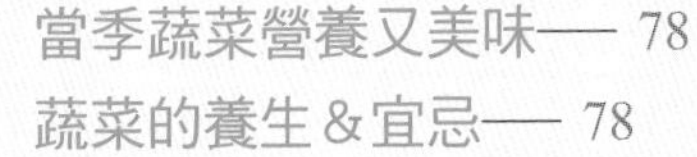

根莖菜類的養生宜忌

葉菜類的養生宜忌

花果菜類的養生宜忌

菇菌、海藻類的養生宜忌

神奇養生蔬菜食譜

PART 4

當令水果健康吃

水果類的養生宜忌

健康蔬果養生飲品

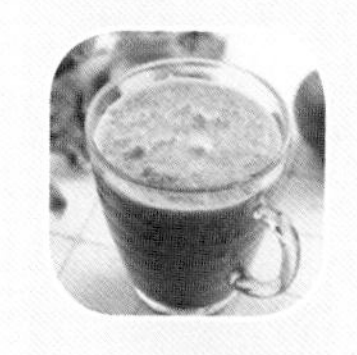
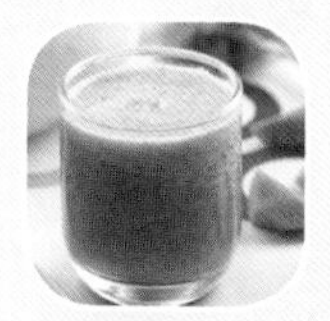
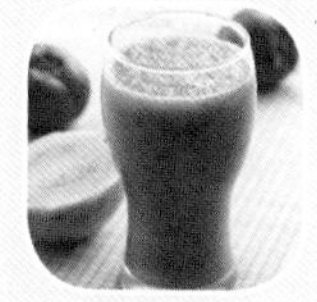
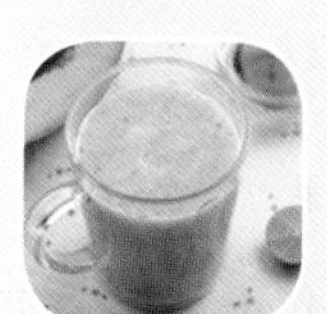
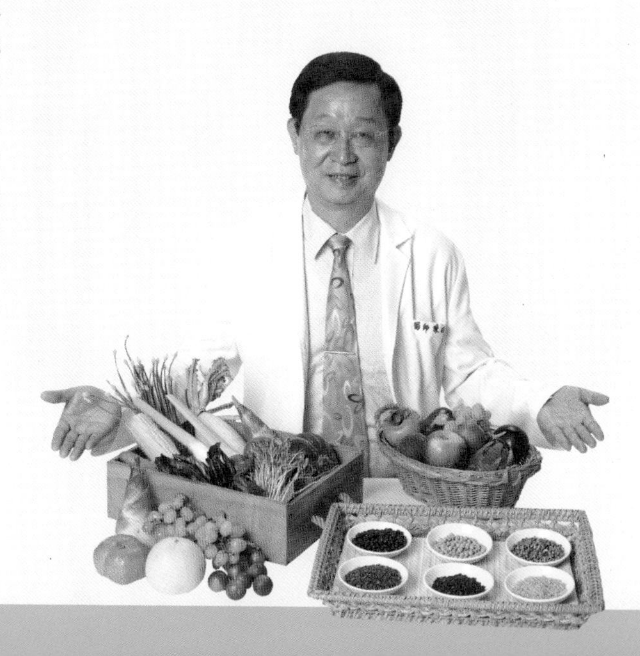
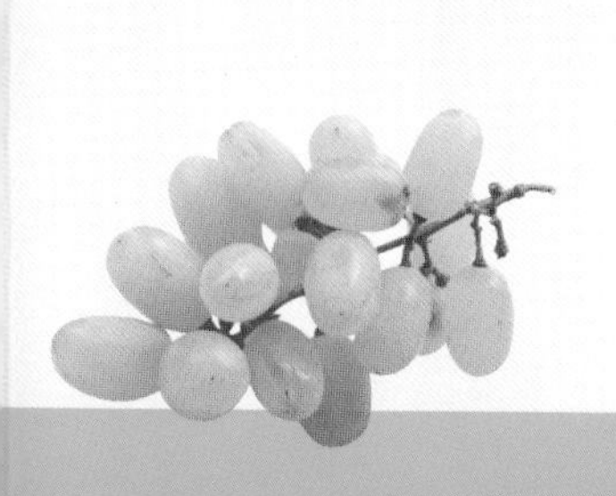

〔自序〕

「精準穀物蔬果養生」，就是「精準健康」

陳旺全 醫學博士
講座教授

我國食療中包括穀物蔬果養生已有數千年悠久歷史，累積了非常豐富的經驗。早在唐代孫思邈。「千金要方·食治」中就曾指出：「安身之本，必資於食；救急之速，必憑於藥。不知食宜者，不足以存生也」。其中穀物食物多益胃健脾的功能。蔬果類食物以清熱生津通利為主、補益為輔，更以科技方式分析營養素，對於與疾病之治療預防有精密的效果。

根據精準醫學之法則，了解自身的身體情況，控制自己該吃或不該吃哪些食物，就能掌握預防及治療各種疾病的知識。早期許多科學家或營養學專家曾經探討過常見食物中發現有某些特殊藥效。即時引起國際性熱烈的研究討論，也確定飲食對人類健康和疾病的確有很大的影響，因為食物不斷地影響我們的細胞。日積月累，終於改變了細胞的命運也改變了我們的命運。

從穀物蔬果的實際研究，大蒜可以消滅癌細胞；菠菜可以抗子宮癌病毒；蘆筍含有之成分抑制傳染病；包心菜解除吸入空氣之污染，吃紅蘿蔔可以預防中風及心臟病；綠花椰菜有神奇的抗癌物成分，再再證實蔬果對細胞的活動有決定性的影響力，真正扮演我們健康或生病的戰場，也是決定生命長短的關鍵場。

提早診斷、預防醫學、治未病等已是未來的醫療趨勢，如果能夠在進入醫學治療之前，就能透過飲食控制、穀物蔬果養生等自然模式，去預防癌症、慢性病與各類疾病的肇生，人體就不會遭到嚴重的損傷。

正因如此，筆者在很多年以前，即已提出「精準醫療」的超前部署就是「精準健康」的概念，透過中醫師對於民眾「健康風險」的評估，進一步地進行健康管理，特別是每個人的體質不同，若平日攝取適合自己的穀物蔬果，就可以提早避免影響健康的危險因子發生。中醫的八段錦、健康操等運動，以及強調配合節氣運行的作息準則、食材選擇，其目的就是協助民眾建立健康的生活與飲食習慣，若能貫徹執行，便能延年益壽、百病不侵。

正確的食材選擇，為大腦提供樂觀情緒所需的營養，並改善大腦細胞間的信號傳導，讓大腦保持最佳狀態；近年來，癌症、失智症、憂鬱症、抑鬱症、躁鬱症、自閉症、過動症等問題，已經越來越普遍，並影響各年齡層的人口，這也與我們飲食習慣的快速化、加工化有很大的關聯性，人腦是擁有自癒能力，關鍵是要依靠良善的飲食供給，閱讀本書，是尋得答案的最佳途徑。

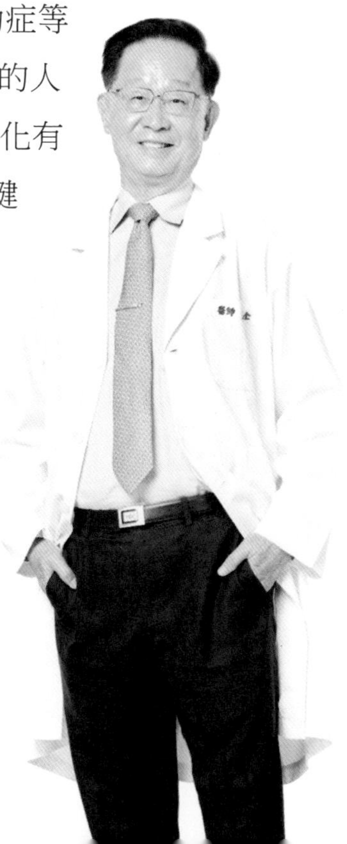

穀物蔬果養生，是一套可以自學並落實在生活中的健康法寶，人體長期接觸好的食物、空氣、飲水，自然可以減少各類疾病、癌症的發生，而本身罹患有過敏、異位性皮膚炎、腸道疾病的朋友們，也能夠經過穀物蔬果的攝取，讓身體

的免疫能力達到最佳的運作狀態，有效改善這些惱人的問題。

有關穀物蔬果療效的臨床研究有數千種，可以廣泛應用於預防、保健、治療、康復諸多領域。它在提高人體素質、健美瘦身、護膚美容、健腦益智、烏髮潤臉、增力耐勞、養肝明目、壯腰強腎、延年益壽，以及配合治療急、重、難症方面有獨到之處。

再者，本人擔任義守大學學士後中醫學系的講座教授，深深覺得有責任善盡職守、教導學生，因此，對於本書，除了期望能藉此增進民眾對穀物蔬果的認識、充實應用食物的相關常識，並且能夠充分善用身邊的食物資源，達到養生保健的目的外，也期待可以幫助中醫學系的學生充分獲取相關的醫療資訊，未來在臨床診療上能夠駕輕就熟地運用各類食物來防病、治病。

如果讀者或周邊的親友有疾病的困擾，強烈推薦要熟讀此書，以「養生必需植根」為信念，必能改善現況、重拾幸福人生！

〔前言〕

注意穀物蔬果宜忌，健康一身

飲食不只要追求美味，也要對健康有幫助。任何人都應該懂得飲食之道，善用各種天然食材來預防疾病、增進健康，尤其是生病的人，最低限度也要懂得各種食材搭配的宜忌，才不致離譜差錯。周朝時，設有所謂的食醫制度，寓治病於一飲一啄，可惜這種醫療制度到如今已經不復存在。醫聖張仲景也說：「**上以療君親之疾，下以救貧賤之厄，中以保身長全，以養其生。**」

平常保健功夫做足，常做運動、三餐多穀物蔬果，健康就沒煩惱。除了營養豐富、具有醫療價值外，五穀蔬果還擁有食用有方便、烹調快速、物美價廉的特質，而豐富多彩的蔬果只要烹調得宜不只可以讓味蕾大開，還有助於身體的自我療癒，讓吃飯的過程變成是一種樂趣及享受。

我在台北市立聯合醫院各院區及高雄義大醫院看診時，曾見過形形色色的病患，不少人因為生病而沒胃口、少食，或飲食上有諸多顧忌；此外，我在日本大學修讀博士時，曾追隨教授於日大醫院門診，也發現日本的病患也有相同的問題，因此深深覺得確實有必要幫助患者瞭解自己的飲食禁忌及可以幫助健康的食材及其功效。有些食物對於藥效是有影響的，病人在服藥期間對於所吃的食材應該加以選擇，輕則影響功效，重則可能影響病情。

古代醫藥不發達，從食物中發掘藥效、食補養生是很普遍的做法，上至宮廷貴族，下至黎民百姓無不善用天然食材的效用，連鼎鼎大名的慈禧太后也是。

據說，某年冬天，慈禧太后感染風寒，咳個不停，甚至咳到半夜失眠，御醫用人參、燕窩、銀花等高貴藥材治療，症狀不但未見減輕，反而出現血痰，前後拖了一個月還是無法痊癒，後來，一名食醫聲稱用梨就可治癒太后的病。這名食醫用的處方是「雪梨膏」——將整顆梨子連皮帶肉都搗碎，再加入冰糖，一起熬煮成膏劑讓慈禧太后服用，不久，就恢復健康。

冬天空氣乾燥、風強，容易造成外邪侵入的傷風，與普通感冒不同，患者體內的水分蒸發，容易發熱、咳嗽，只用解熱劑或止咳劑是沒有效果的，最重要的是要補充水分，尤其是慈禧太后的貴族身份，生活一向豪侈、多美食，像**梨子這類寒性的水果，具有潤肺、解熱、恢復元氣的效果，當然一服就立見功效，若改用蘋果或柑橘可就沒有這麼好的效果**。水果價格低廉、食用方便，又具藥效，大家不妨多加食用，有助健康。

1
服用
人參
忌食
白蘿蔔
黑豆
2
服用
白朮
忌食
大蒜
3
服用
抗凝血劑
忌食
黑木耳
白木耳
4
服用
抗止瀉劑
忌食
扁豆

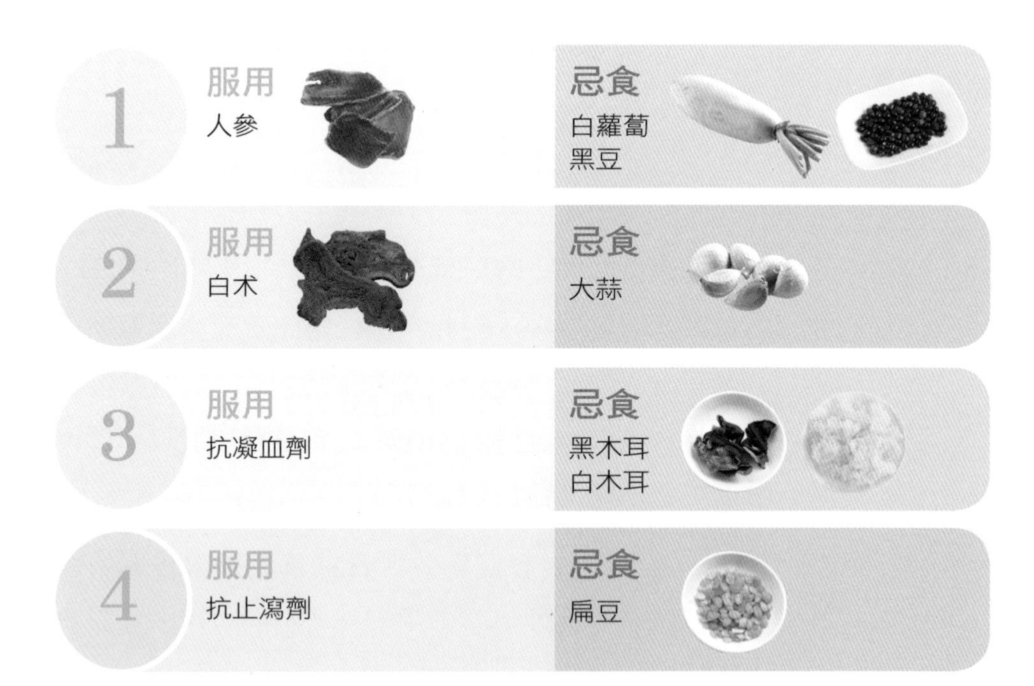

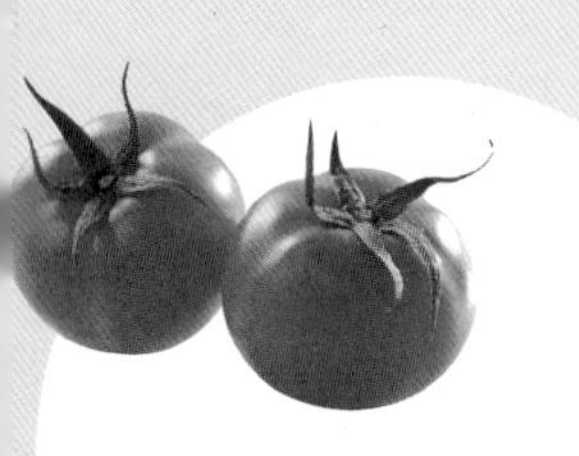

PART 1 吃對食材，健康就來

中國醫學一向強調「上工治未病」，講究維持健康要防患於未然，所以重視食療勝過藥療，尤其是防治兩相宜的養生觀念，從身體還健康的時候，就要保護五臟六腑，防病治病，以求抗衰老、延年益壽的功效。

食療，首先是要遵守「飲食有節」的宗旨，攝取食物最重要的是合乎中庸之道，太過與不及都會引起體內生理失去平衡，反而會對健康造成戕害。中醫最基本的文獻之一《黃帝內經》記載：「五穀為養，五果為助，五畜為益，五菜為充，氣味合而服之，以補益精氣。」也就是說，穀物可養體，水果可助體，肉類可補體，蔬菜可充實身體，若蔬菜吃得不夠多，而一味吃穀物、水果或肉類，也不會很健康，反之亦然。充分說出了正確的飲食觀念——膳食要均衡、不偏食，才能攝取足夠而均衡的營養素。

現代醫學發達，各種藥品齊備且療效顯著，但還是不足以替代五穀與蔬果的效用。尤其近年來，世界各國的醫學專家、營養學專家、生理學專家、病理學專家等都因為對五穀蔬果純天然、無副作用的特性有更進一步的認識與體會，而更看重其食補及食療的作用。可以說，崇尚天然食材如今已蔚為風潮。

天然蔬果聰明吃、健康活

俗話說：「藥食同源」，很多中藥材都是來自於天然的植物，同樣的植物可以作為食材又可當作藥材，我們每天吃的這些食物其實都有保健的效果，若能飲食正確，對於健康絕對更勝於藥物。

你我都知道，人類為了維持生命，必須飲食，而飲食離不開營養攝取，唯有充分瞭解各種營養素、認識各種食物的營養價值，並配合個人所需，選擇適合的食物，努力攝取需要的營養素，才能夠達到養生目的，讓自己愈活愈健康。

所謂「千補萬補不如食補」、「尋理性所宜，審冷暖之適，不可見彼得力，我便服之」，也就是說要選擇適合自己體質的食物吃，不要看別人吃什麼，也拿來吃。

有長壽翁就說過：「欲求壽期頤，寧帶三分飢」，（若要長壽，最好是只吃七分飽），現代的營養師也提倡：「早上吃得好，中午吃得飽，晚上吃得少。」古今輝映，均有其道理在，其中尤以蔬果，更是現代人每日不可或缺的食物。

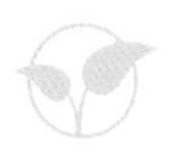

多吃穀物蔬果，不會讓您面有菜色

雖然有人認為多吃肉才會有體力，但事實上，五穀蔬果含有非常豐富的營養素，像是維生素B群、C、D、E等，以及纖維素、礦物質等，質量絕對不遜於魚肉蛋奶類的食物。

現代醫學研究也發現，五穀蔬果所含的各種營養成分，對於防病

保健具有不可替代的作用，除了能增進健康外，多吃五穀雜糧及新鮮蔬果，還有消除皺紋、淡化斑點，使皮膚有光澤、臉色紅潤、膚質細緻的美容效果，連頭髮都會變得烏黑亮麗，更不用說還有助於維持身材婀娜多姿的減重效果了！

蔬果含有的營養素對人體非常重要，一旦缺乏，難免就會生病。譬如維生素C不足，細胞間的膠狀物質就會減少，細胞組織會變脆，便容易發生壞血病，可能導致胃腸、齒齦、骨膜、皮下等出血；維生素D能幫助鈣、磷在腎小管再吸收，使骨骼鈣化，預防骨質疏鬆、避免嬰兒罹患軟骨病。

大量的纖維素能夠促進腸道蠕動、加速排出有毒物質，還可以減少或阻止低密度膽固醇的吸收，有效預防動脈硬化。酵素與有機酸則能促進消化液分泌，有助於食物的消化與營養的吸收。鈣、磷、鐵、鉀等也都是人體必需的礦物質，對於維持人體內的酸鹼平衡非常重要。

維生素 A
地瓜葉、胡蘿蔔
維生素 B
糙米、玉米
維生素 C
芭樂、柑橘

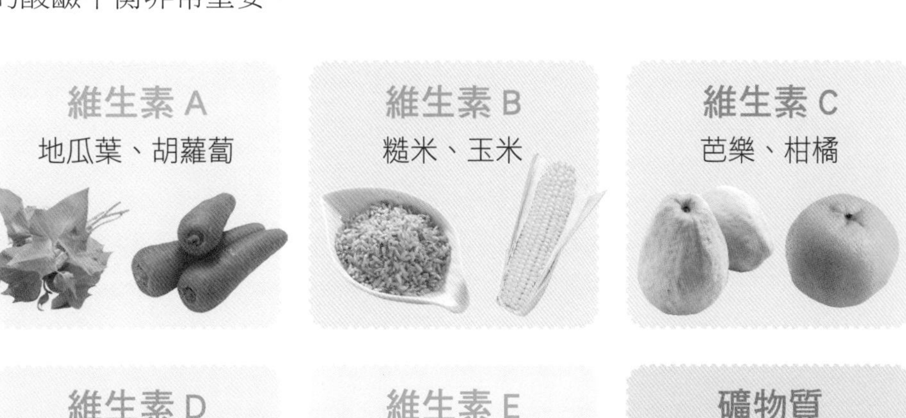

維生素 D
牛奶、香菇

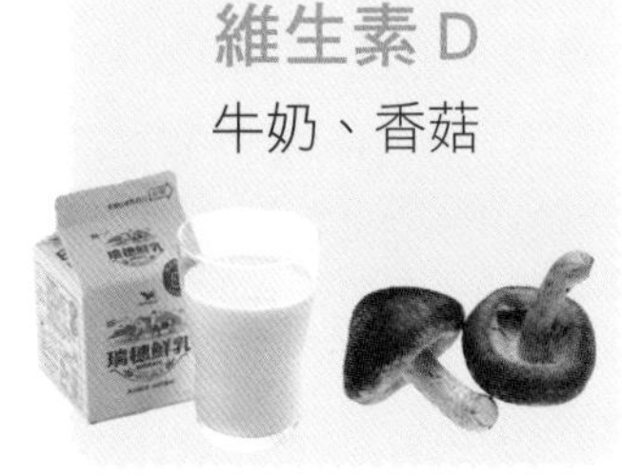

維生素 E
青紅椒、芹菜

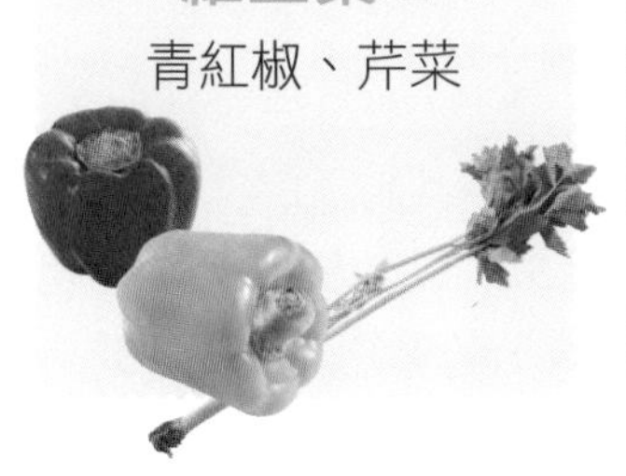

礦物質
豆類、綠葉蔬菜

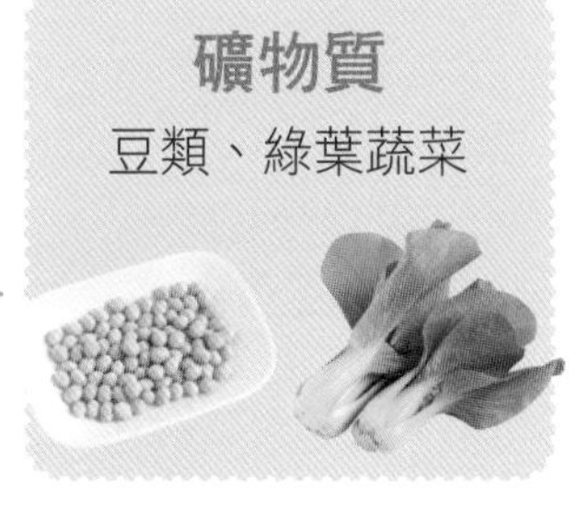

五穀為養，五果為助
五畜為益，五菜為充

「**凡欲治病，先以食療，既食療不癒，後乃藥爾**」，從現代醫學的觀點來看，食療確實有補充人體營養、改善病人體質、提高病人的抵抗力和防病治病的作用。「**五穀為養，五果為助，五畜為益，五菜為充**」即簡要說明了飲食與健康的關係。

何謂「五穀為養」？

* **來源**：穀類蛋白質含有足量的必需氨基酸，以及粗糙的植物纖維與維生素B群。
* **作用**：能刺激胃腸蠕動和消化液的分泌、幫助食物消化、保持大便暢通、阻止膽固醇在血管壁沉積。

何謂「五果為助」？

* **來源**：水果雖然只含有少量的蛋白質和脂肪，卻有豐富的維生素與無機鹽，尤其是維生素C與β-胡蘿蔔素，都是人體必要的營養素。
* **作用**：能幫助消化、平衡飲食，抵抗血管硬化，且富含纖維質，少量食用就有飽足感，可預防肥胖。

何謂「五畜為益」？

* **來源**：肉類含有人體必需且可轉化為氨基酸的蛋白質，與各種脂肪酸。
* **作用**：是人體必需氨基酸的主要來源，是修補身體組織、增強抗病力的重要營養物質，具有補益的作用。

何謂「五菜為充」？

* **來源**：蔬菜種類繁多，可分為葉菜、根莖、瓜類等，含有植物性的蛋白質、維生素B_2、C，與礦物質、胡蘿蔔素、葉酸等。
* **作用**：能夠幫助人體內臟機能活化，加速排除體內的老舊廢物、淨化血液、提升免疫力。

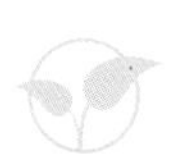

如何善用五色調養五臟？

陰陽五行學說中的五色與人體健康息息相關，也各自有其分屬的臟腑。五色養生的概念多與四季節氣相互搭配，遵循大自然萬物生成法則，將食物的營養價值發揮到最大的功效。

所謂的五行，是指「木、火、土、金、水」五種物質，交替形成天體運行的道理，世間萬物都在這套變化法則中互利互生。傳統中醫將五行的概念對應在人體時，五行各自代表了身體不同的部位：「木為肝、火為心、土為脾、金為肺、水為腎」，主張可依照春、夏、秋、冬四季的變化來為身體做季節性的調理，例如：

春

＊春天新葉長時，就用代表萌芽的「青色」食物幫助體內生長。

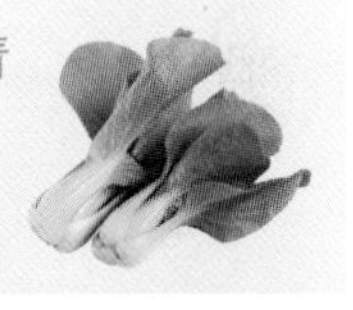

夏

＊夏日炎炎時，以「紅色」食物溫熱體內的血液、用「黃色」食物調解長夏時的脾胃。

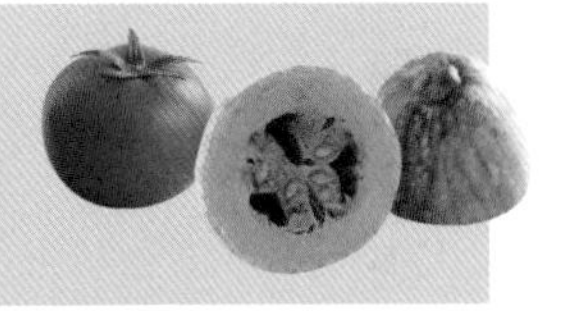

秋

＊秋天時，則以「**白色**」食物來調理肺部。

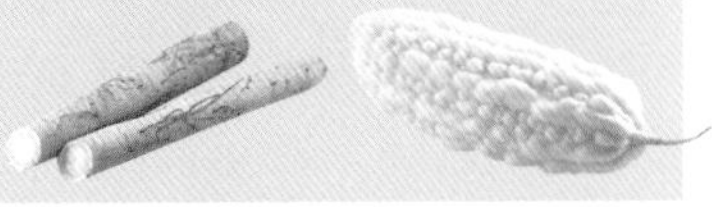

冬

＊冬日則用「黑色」食物來豐富身體的水分。

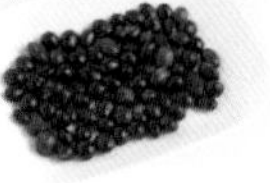

《黃帝內經》根據五行學說，把食物與自然界中的許多事物及屬性銜接起來，對於人體，則以五臟為中心，將五味、五色、五臭等與四時、五臟相配屬，從而延伸發展出「五味所入」及「色味當五臟」等論述。

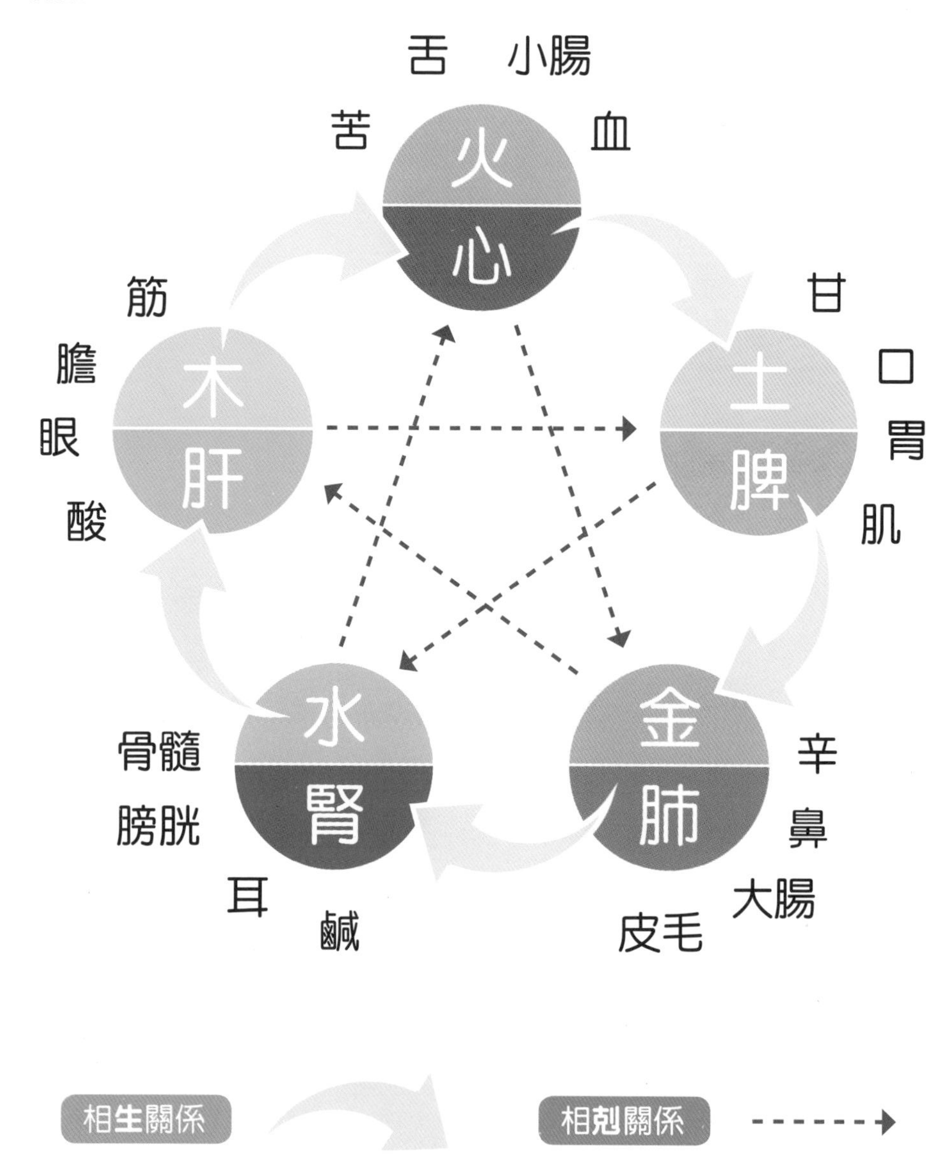

「天人合一」的飲食觀念

相關研究顯示，人只有在完全放鬆的時候，面對壓力、處理問題，才會遊刃有餘，同樣地，身體也一樣，機能一旦出現問題，健康就會顯得左支右絀，只有在健康狀態最佳時，才能自在面對環境的變化、達到身心平衡。

傳統中醫就是利用這個道理，運用五行、五色的原理，將人體與自然環境及四季更迭、二十四節氣變化環環相扣，形成身體機能代謝的規律，這也就是五臟的運行法則。五色食物則可以讓人體與宇宙之間形成一個相互收受、應通的關係，展現「天人合一」的飲食觀念。

在五色中，「**赤紅紫色屬火**，是心之苗；**青色屬木**，是肝之苗；**黃色屬土**，是脾之苗；**白色屬金**，是肺之苗；**黑色屬水**，是腎之苗」，這五種正常與異常的氣色，同時也是人體內五臟六腑正常生理，或生病時的外顯狀況，可說是五臟六腑精微的外象。

有時，五色也會出現在臉部，這就是我們內臟病理變化的外在表現，人體一旦出現了這些徵兆，如果不及時調整與治療，就可能會導致各種疾病發生。中醫非常重視這種顏色的辨識，認為這種變化對於疾病的診斷是非常重要的，譬如：

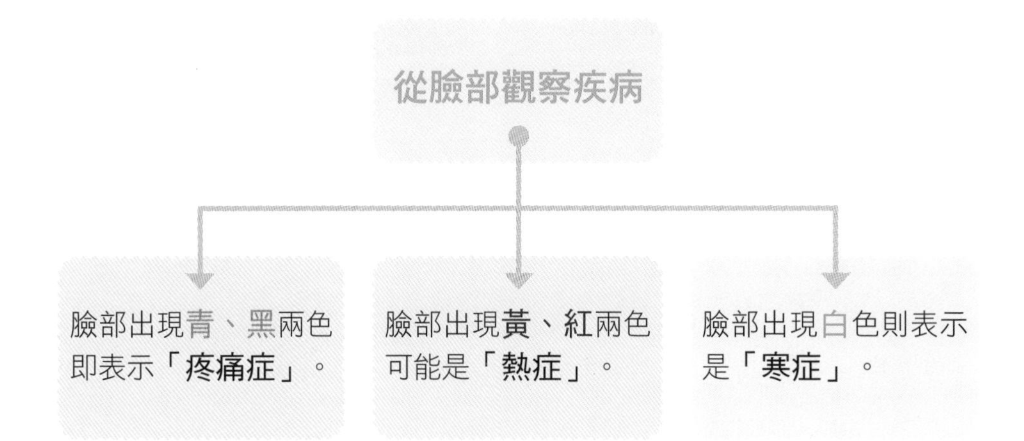

五色食物對應臟腑與功效

傳統中醫認為陰陽五行學說中的五色與人體的健康關係密切，並且各有各自對應的五臟內腑，若能將「五色、五臟與四時節氣」搭配得宜，遵循自然萬物生息的法則，盡量將天然食物的營養價值發揮到極大功效，如此一來，必能收到最好的養生效果。以實物保健方面而言，青、赤、黃、白、黑五色的食物，分別對五臟有不同的作用，您可以由下列圖示瞭解到臉色對應器官疾病的表徵：

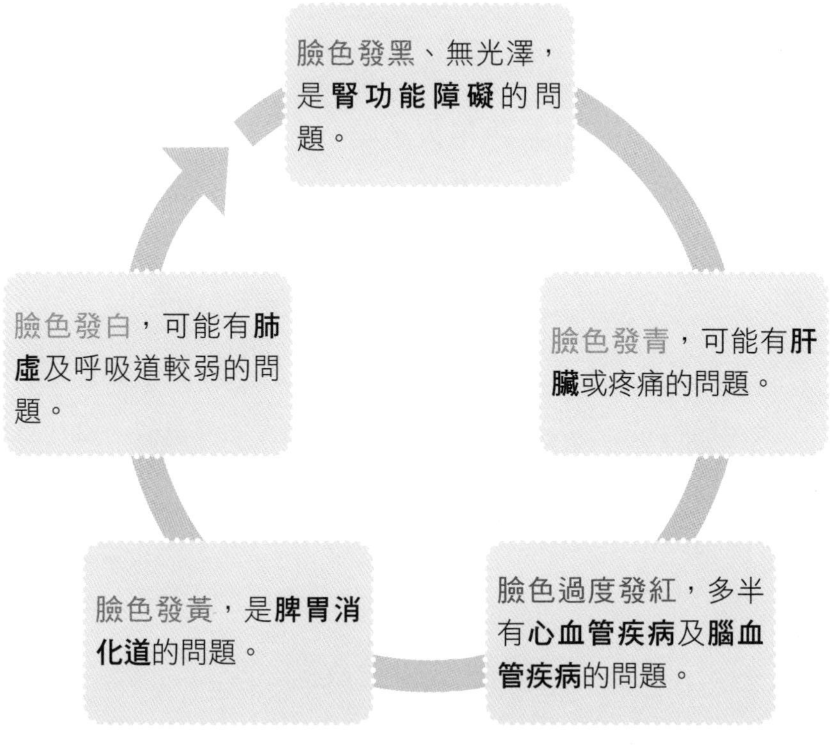

臉色發黑、無光澤，是**腎功能障礙**的問題。

臉色發青，可能有**肝臟**或疼痛的問題。

臉色過度發紅，多半有**心血管疾病**及**腦血管疾病**的問題。

臉色發黃，是**脾胃消化道**的問題。

臉色發白，可能有**肺虛**及呼吸道較弱的問題。

因此，為了善收養生之效，確實有必要徹徹底底瞭解五色食物各自不同的屬性與功效，從營養學的觀點來看五色食物，青色蔬果中富含鎂，赤色蔬果中富含花青素，黃色蔬果中富含胡蘿蔔素，白色蔬果中富含異黃酮，黑色蔬果中富含鐵質，善盡利用，讓食物對身體的幫助發揮至最大。以下將與讀者們分享五色食物中分別歸屬的臟腑及推薦食物。

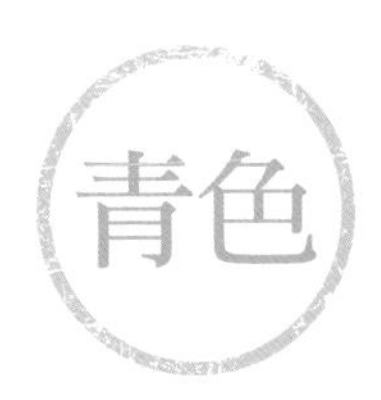

青色 五行屬木、入肝

綠色食物是最好的排毒劑，可以提高肝臟之氣，有益於解毒系統。綠色食物中所含的維生素可以直接提供肝臟代謝各種物質所需的酵素，並能維持身體細胞的基本功能、幫助人體排出毒素，可說是最佳的養肝食物。此外，綠色食物也有助於調節脾胃，暢通腸道。

常見青色**蔬菜**	菠菜、青椒、青蔥、韭菜、四季豆、青江菜、毛豆、芹菜、綠花椰菜、香椿、蘆筍、碗豆芽、茼蒿、芫荽、秋葵、小黃瓜、絲瓜等。
常見青色**水果**	奇異果、青蘋果、青葡萄、哈密瓜、檸檬、芭樂、香瓜等。
常見青色**穀物**	綠豆、南瓜子仁、青豌豆等。

推薦的食物

〔菠菜〕

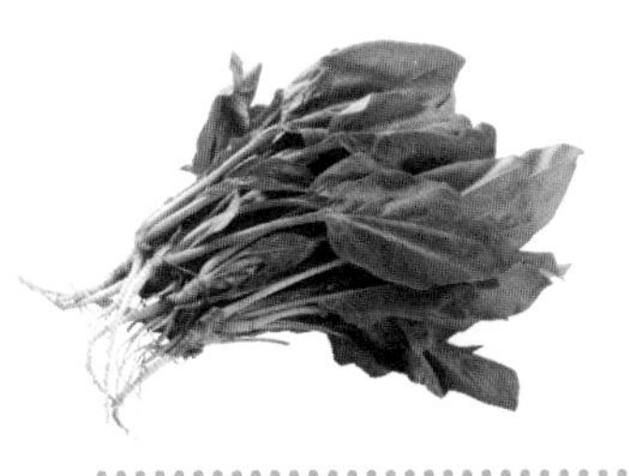

營　養　蛋白質含量遠較其他蔬菜高，0.6 公斤的菠菜等於一顆雞蛋的蛋白質含量。

作　用　有助於保護腸道與視力、增強抵抗力、補血、預防中風、強化肌膚活力。

（詳見 P.121）

〔青椒〕

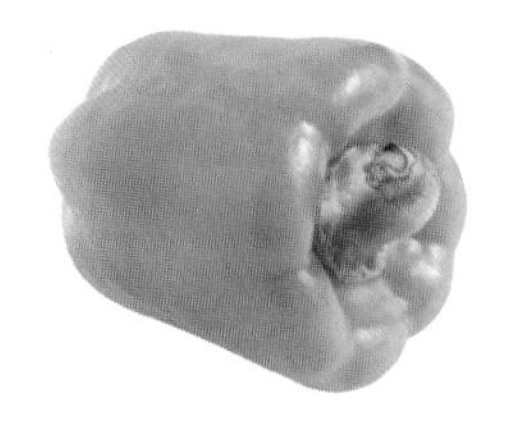

營　養　含有豐富的維生素 A、B、C、K，膳食纖維，蛋白質，礦物質鉀、磷、鐵。

作　用　特有的味道及辣椒素，能夠刺激唾液分泌、增進食慾、幫助消化、預防便祕；其中的微量矽元素，能強化指甲、滋潤髮根，且有助於補充人體所需的微量營養素、增強抵抗力、降血壓及防癌。

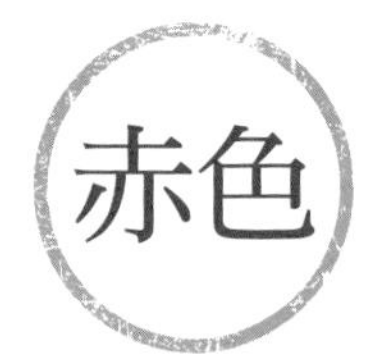

赤色 五行屬火、入心

紅色食物進入人體後，可入心、入血，提高心臟之氣，供應人體所需的蛋白質、無機鹽、維生素與微量元素，增強心臟與氣血的功能。根據中醫五行學說，紅色食物具有補血、生血、活血的功效，有助於益氣補血、促進血液循環、淋巴液生成，且具有極強的抗氧化特性，其中富含的茄紅素、單寧酸等，則可以保護細胞、幫助消炎。

常見赤色**蔬菜**	紅莧菜、紅甜椒、紅辣椒、胡蘿蔔、甜菜根、番茄等。
常見赤色**水果**	草莓、蘋果、櫻桃、紅色火龍果、紅棗、西瓜等。
常見赤色**穀物**	紅豆、紅扁豆、紅米、花豆、赤小豆、紅薏仁等。

推薦的食物

〔紅辣椒〕

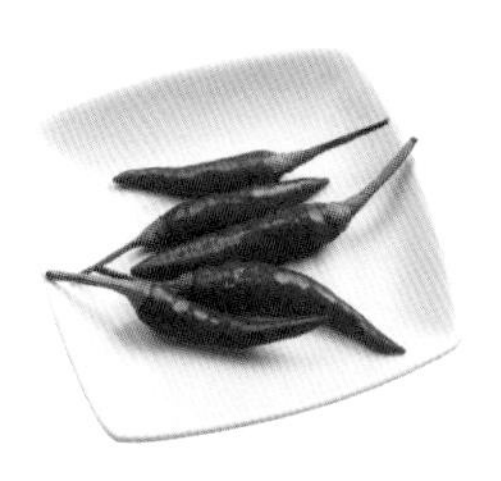

營　養 富含辣椒鹼，辣椒紅素，維生素 A、B、C，胡蘿蔔素，膳食纖維，蛋白質等營養成分。

作　用 有助於淡化血液、補強心臟功能、促進新陳代謝、幫助瘦身，並有研究指出，辣椒的辛辣刺激感，可以促使大腦分泌內啡呔、減輕疼痛且產生輕微快感，用來治療神經性頭痛，效果非常好。（詳見 P.142）

〔紅莧菜〕

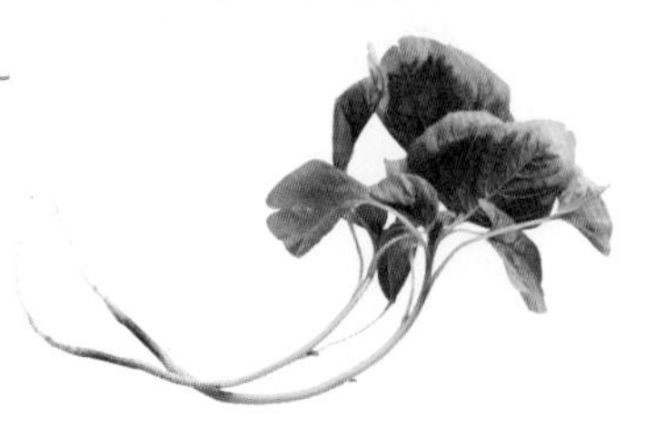

營　養 富含鈣、磷、鐵、維生素 C，但不含草酸，其鈣質含量豐富，鐵質含量是菠菜的 2 倍。

作　用 其所含的鈣、鐵成分進入人體後，很容易被吸收，有助於補血、保護骨骼、提升免疫力與清熱、解毒。

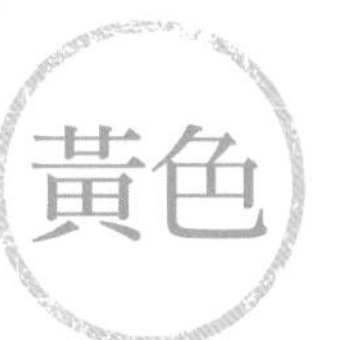

黃色 五行屬土、入脾

黃色食物的顏色從橙到黃，在人類的飲食生活中佔有很重要的地位。黃色食物含有很豐富的維生素、礦物質等營養素，可滋養脾胃、維持脾臟功能、提高脾臟之氣、促進調節新陳代謝、增強臟腑功能。更重要的是，黃色食物富含的胡蘿蔔素抗氧化力十足，經證明可強化肝臟功能、清除人體內的自由基與有毒物質、強化免疫力，對於抗癌、防老具有一定的功效。

常見黃色**蔬菜**	南瓜、金針花、牛蒡、黃甜椒、韭黃、地瓜、薑、花椰菜等。
常見黃色**水果**	香蕉、鳳梨、木瓜、橘子、柳橙、柿子、芒果、枇杷、楊桃、甘蔗、小玉西瓜、奇異果等。
常見黃色**穀物**	玉米、黃豆、松子、核桃、小米等。

推薦的食物

〔南瓜〕

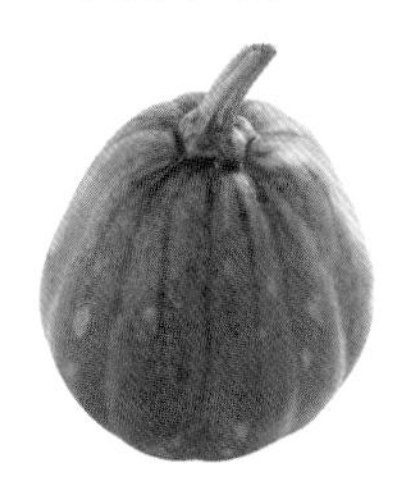

營　養　食用價值高，含有蛋白質、澱粉、胡蘿蔔素、鈣、磷與維生素 B 群、C 等營養成分。

作　用　有助於排毒、解毒、保護腸胃、幫助消化、預防糖尿病、防癌、抗癌、促進生長發育。

（詳見 P.139）

〔金針花〕

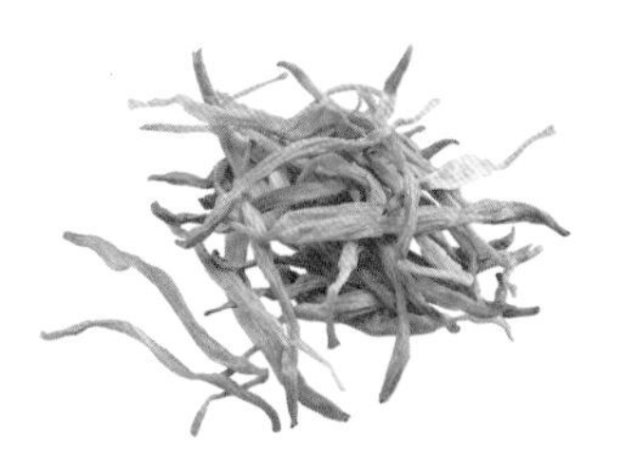

營　養　富含蛋白質、胡蘿蔔素，維生素 A、B、C 及礦物質鎂，是有名的忘憂草。

作　用　花瓣肥厚、色澤金黃、香味濃郁，經常食用，能滋潤皮膚、增強皮膚的韌性與彈力，具有美容養顏的效果。有助於止血消炎、清熱利濕、消食明目、安神、健腦、降血壓。

（詳見 P.144）

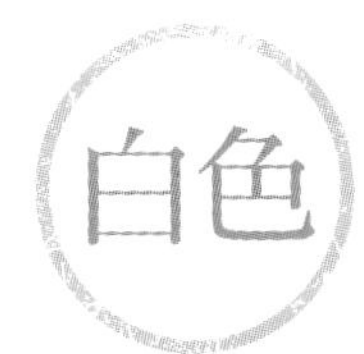

白色 五行屬金、入肺

白色食物偏重益氣行氣，可提高肺臟之氣。大多數的白色食物都是優質蛋白質的來源，經常食用，有利於呼吸系統及滋潤肺部。必須注意的是，白色食物多偏寒涼，有過敏體質的人必須特別留心，飲食多選擇偏溫補的食物較為理想。

常見白色**蔬菜**	筊白筍、山藥、白蘿蔔、蘑菇、白木耳、蓮藕、竹筍、白花椰菜、洋蔥、馬鈴薯、大蒜、蓮藕、荸薺、百合、豆芽、苦瓜、金針菇等。
常見白色**水果**	水梨、白色火龍果、荔枝、龍眼、山竹、釋迦、甘蔗等。
常見白色**穀物**	白米、糙米、小麥、高粱、蓮子等。

推薦的食物

〔筊白筍〕

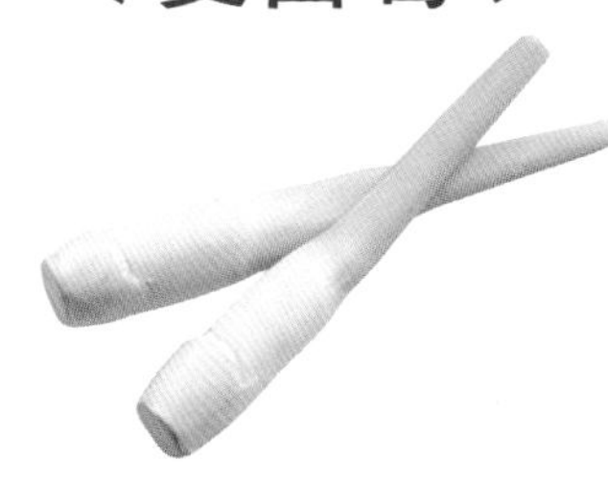

營　養　味道鮮美、質地鮮嫩，被認為是蔬菜中的極品，更是維持窈窕身材的最佳蔬食。

作　用　具有藥用價值，最廣為人的功效是滋潤肺部、解酒、生津止渴、利尿等。有助於解煩躁、眼紅、大小便不暢之情形，促進新陳代謝，是減肥聖品。（詳見 P.105）

〔山藥〕

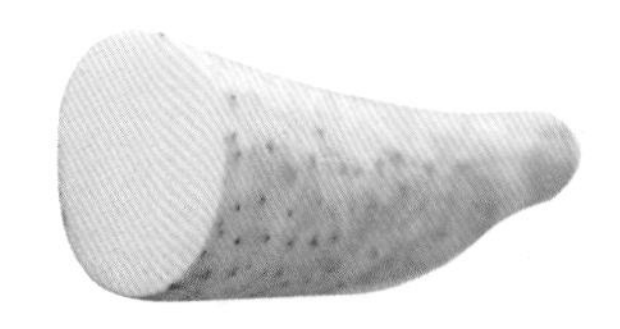

營　養　可說是最物美價廉的補品，既可作為主食，又能當作蔬食，有時還可作為小吃與甜點食用，富含之物質是青春不老的秘密。

作　用　其豐富的黏液質可以有效阻止血脂在血管中沉澱，防止心血管疾病的發生。有助於健脾助胃、補腎益氣、潤肺止咳、降血糖。（詳見 P.108）

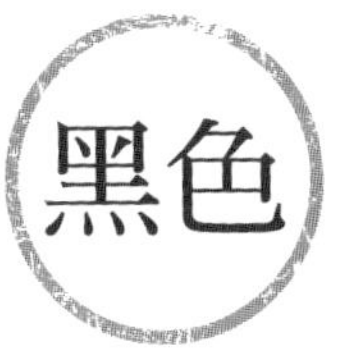

黑色 五行屬水、入腎

黑色食物可提高腎臟之氣，而腎臟是我們的生命之源，與生育發展、防病、抗老、提高免疫力等息息相關，除對於生殖、排泄等系統非常有幫助外，還擁有潤膚、美容、烏髮的功效。大多數的黑色食物不僅能夠延緩衰老，也能幫助身體蓄積能量。

常見黑色**蔬菜**	黑木耳、香菇、海帶、髮菜、茄子等。
常見黑色**水果**	紫葡萄、藍莓、桑椹、黑李、黑棗等。
常見黑色**穀物**	黑芝麻、黑豆、黑麥、紫米、栗子等。

推薦的食物

〔黑木耳〕

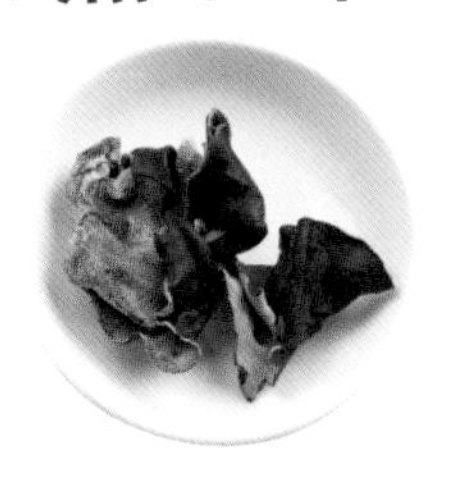

營養 富含豐富的醣類、胡蘿蔔素、維生素 B_2、卵磷脂，是抗血栓之聖品。

作用 被營養學家稱為「素中之葷」，意即其營養價值足與動物性食物媲美。有助於美容、補血、保護腸胃、預防膽結石、預防心血管疾病、強化免疫力。（詳見 P.149）

〔海帶〕

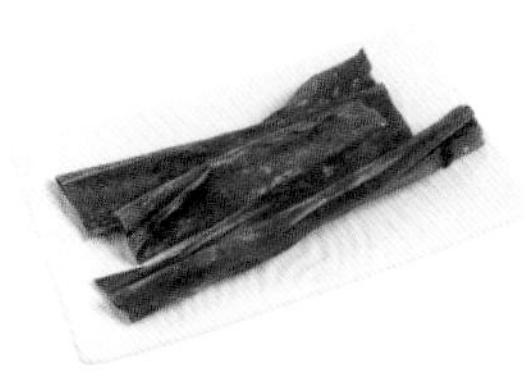

營養 是經濟又實惠的食物。蛋白質、脂肪、澱粉、胡蘿蔔素、褐藻胺酸、碘、鐵、鈣。

作用 有助於補充碘質、預防甲狀腺腫大、抑制甲狀腺機能亢進、促進新陳代謝、降血壓、保護骨骼。（詳見 P.155）

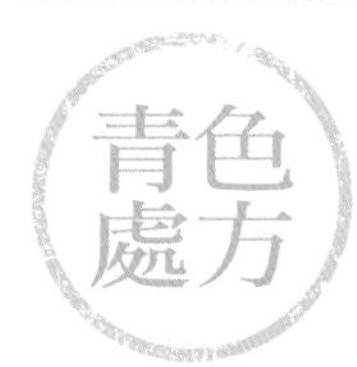

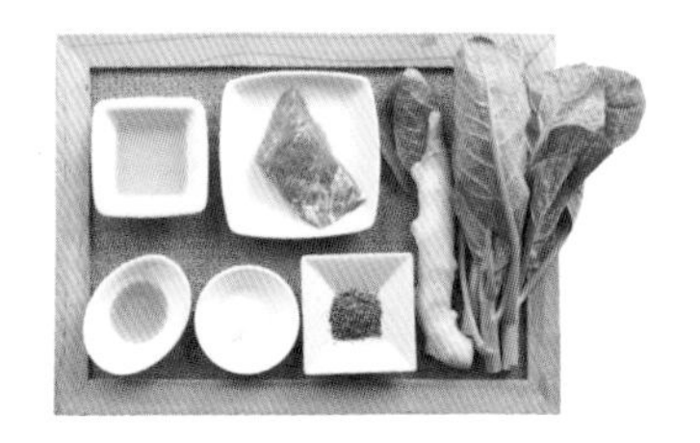

芥藍炒瘦肉

功　效 清血、解毒、清咽平喘、骨質強健、關節強化、美化肌膚、促進新陳代謝、幫助減肥、保護眼睛、預防癌症。

用　法 建議午、晚餐食用，一週 3 次。

材　料

- 芥藍菜……1 把
- 瘦肉片……50 克
- 薑絲……少許
- 橄欖油……50cc

調味料

- 麻油……1 湯匙
- 黑胡椒……少許
- 鹽……少許

做　法

1〉芥藍菜洗淨、放入滾水略汆燙後，撈起，浸泡冷開水，再切小段，待用。
2〉熱鍋放入橄欖油，加入薑絲爆香，續入瘦肉片炒熟，再放入芥藍菜炒熱。
3〉撒上黑胡椒、鹽及淋上麻油即可。

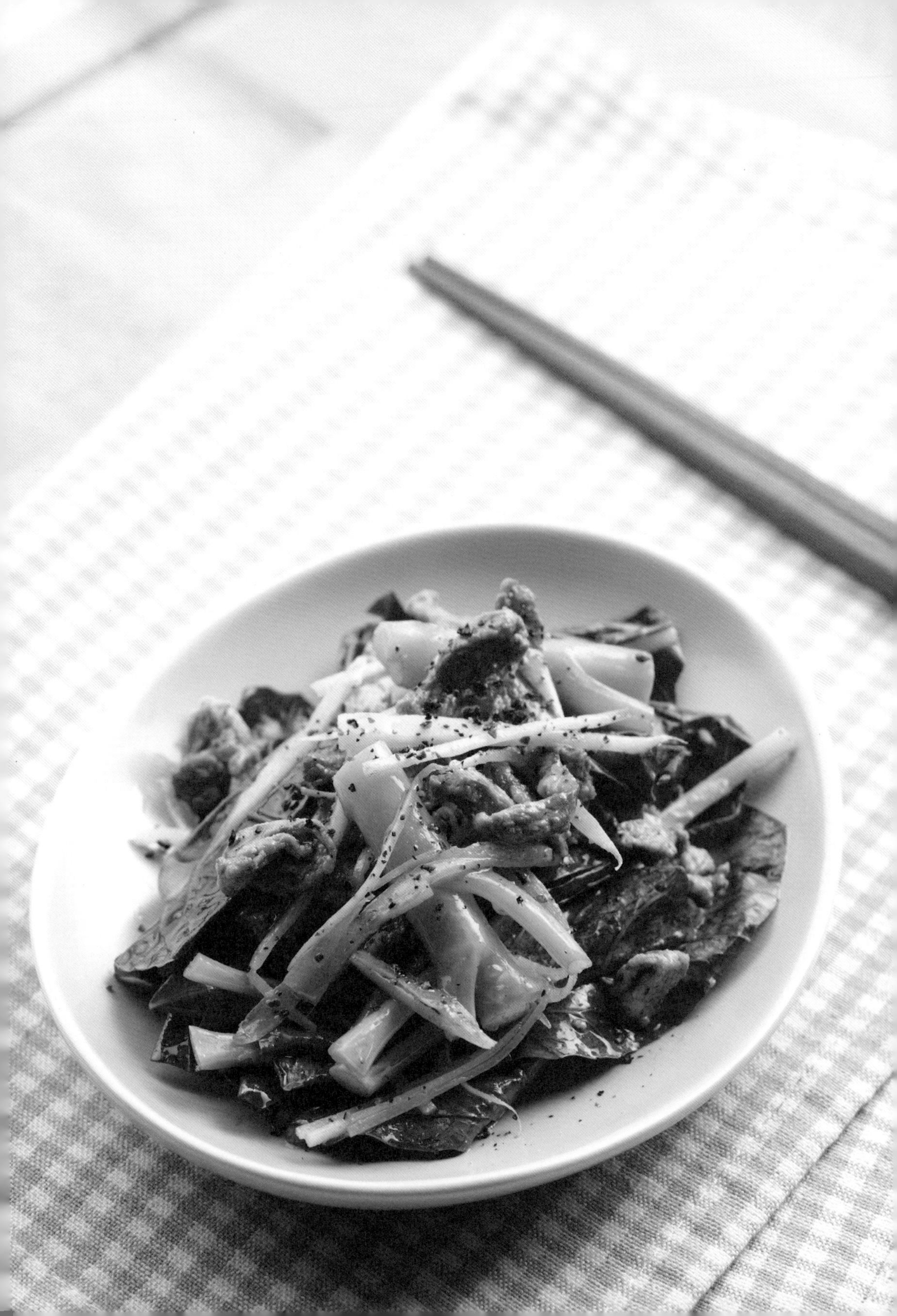

五色養生食譜

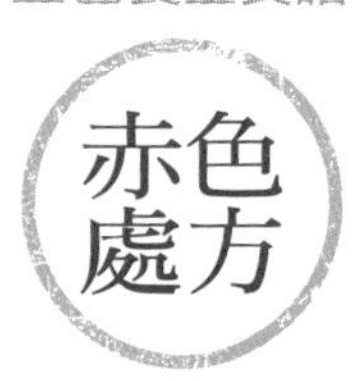

麻油紅鳳菜

功　效 補血、養心、安神、健脾、提高記憶力、改善血虛體質，改善再生不良性貧血、缺鐵性貧血。

用　法 建議午、晚餐食用，一週 1 次。

禁　忌 感冒發燒者少吃。

材　料

- 紅鳳菜..............300 克
- 薑........................ 10 克
- 橄欖油..................少許

調味料

- 鹽........................ 1 小匙
- 麻油 .... 1 湯匙

做　法

1〉紅鳳菜洗淨，濾乾水分，切小段；薑洗淨，切薄片。

2〉起油鍋，加入紅鳳菜及薑片拌炒，放入鹽、麻油拌勻即可。

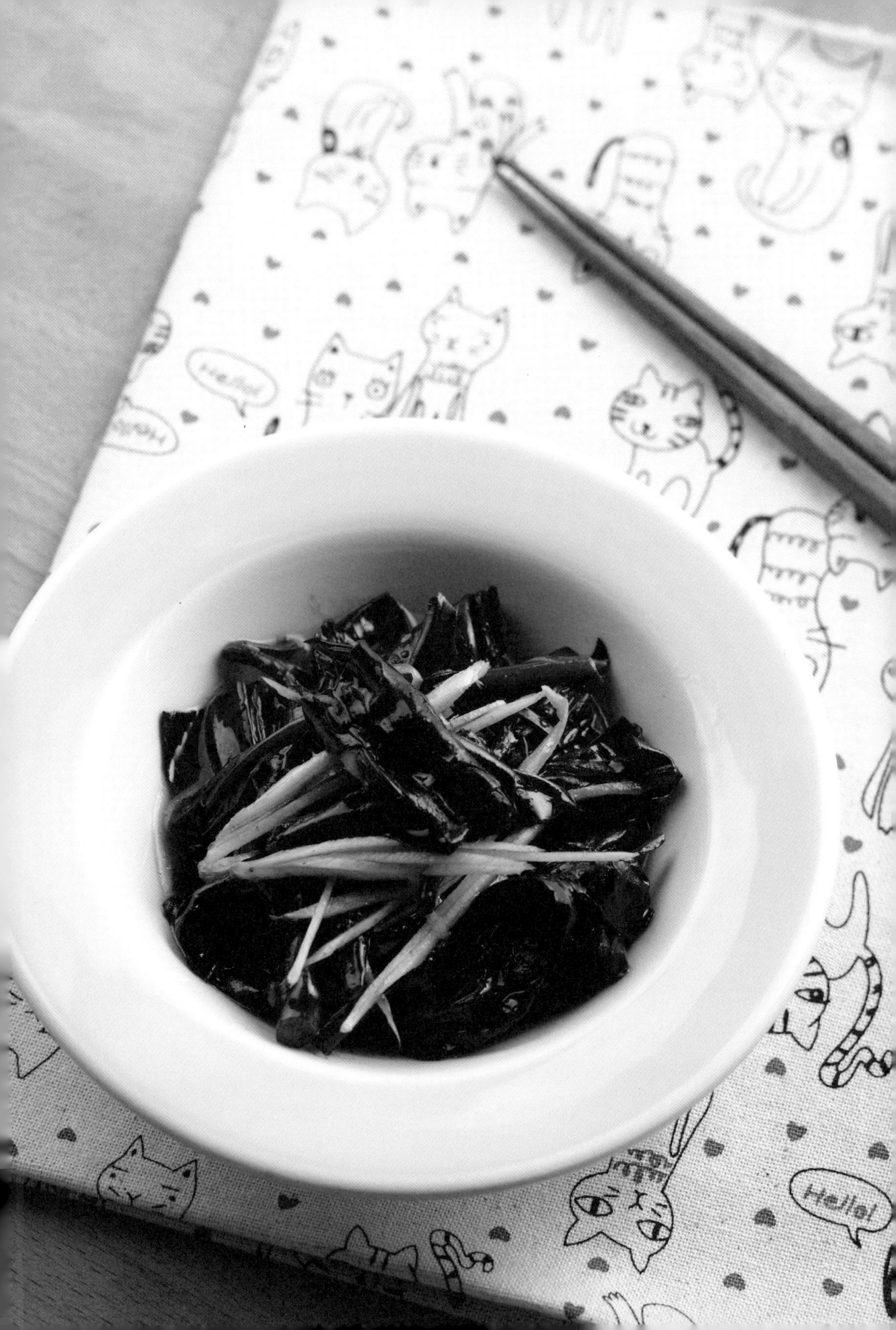
Hello!

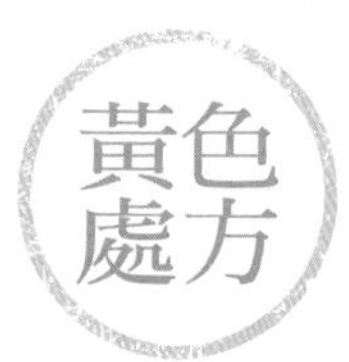

南瓜雞絲煲

功　效 補中益氣、解毒殺蟲、營養滋補、消炎止痛、健脾、化痰、增強抵抗力、抗老化、預防癌症

用　法 建議午、餐食用，一週 2 次。

禁　忌 腳氣、黃疸、支氣喘、哮喘者少吃。

材　料

- 南瓜……200 克
- 豬絞肉……100 克
- 乾粉絲……10 克
- 雞肉絲……50 克
- 沙拉油……30cc
- 蔥珠……少許
- 高湯……1 杯

調味料

- 鹽……少許
- 白胡椒粉……少許

做　法

1〉粉絲以溫水泡軟，切小段；南瓜去皮及籽、刨絲，備用。

2〉炒鍋加入沙拉油預熱，放入豬絞肉略炒。再加雞肉絲稍炒。

3〉倒入高湯 1 杯、南瓜絲、粉絲一起煮約 15 分鐘至熟，放入鹽、白胡椒粉調味，撒上蔥珠即可。

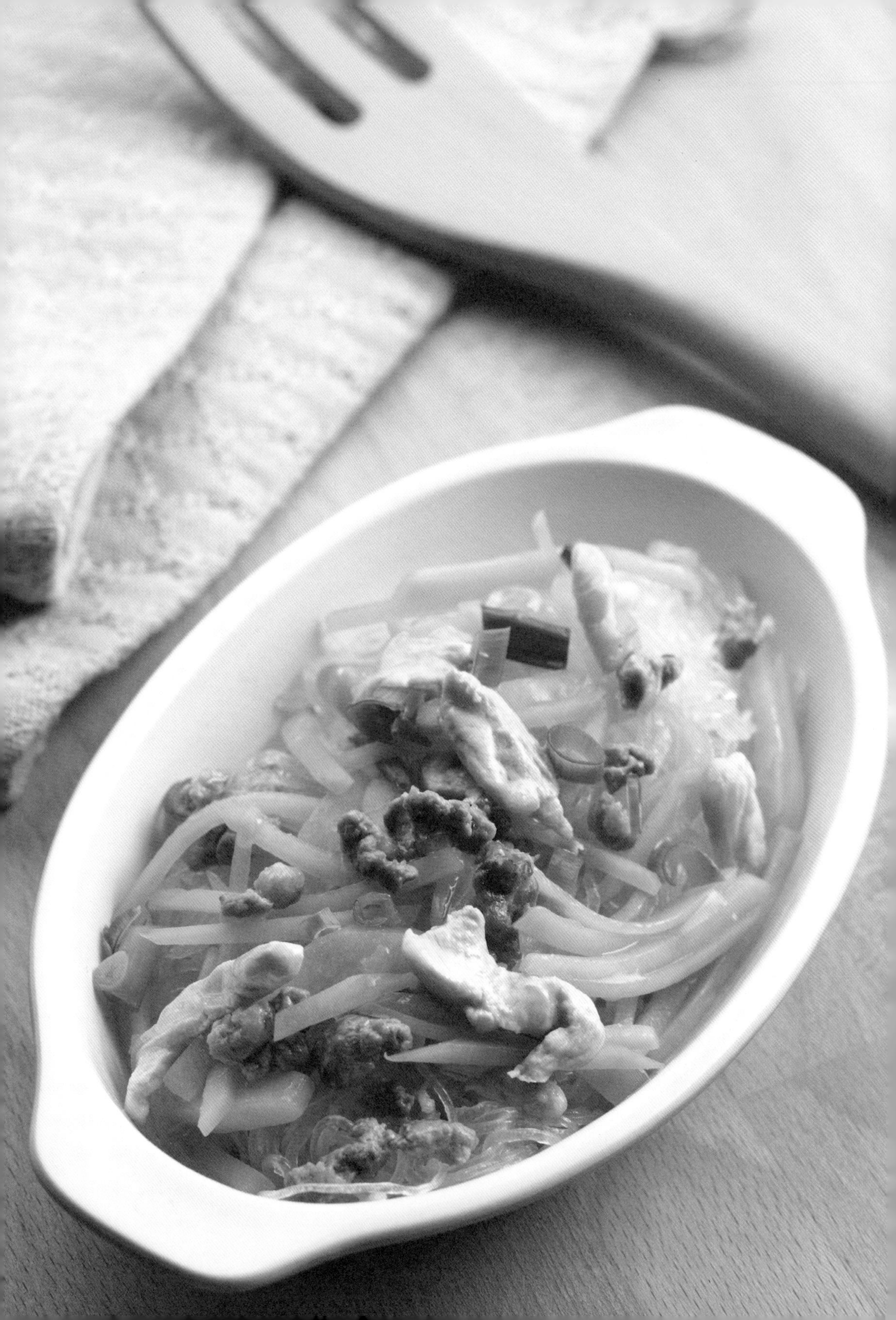

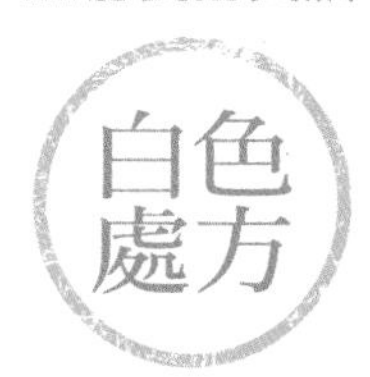

生山藥手卷

功　效　健脾、補肺、固腎、補氣、治慢性胃腸炎、止肺虛久咳、調腎虛喘咳、治遺精頻尿、提高性能力、養顏美容。

用　法　建議午、晚餐食用，一週 3 次。

禁　忌　便秘者少吃。

材　料

- 山藥……100 克
- 綠蘆筍……2 根
- 苜蓿芽……20 克
- 蘋果……50 克
- 海苔……2 張

調味料

- 沙拉醬……適量

做　法

1〉綠蘆筍洗淨，放入滾水燙熟後，放涼；苜蓿芽洗淨，瀝乾水分，備用。
2〉山藥、蘋果洗淨、削皮，切成長條狀。
3〉將海苔切成適當大小，先鋪一層苜蓿芽，再放入山藥、綠蘆筍、蘋果。
4〉擠入沙拉醬，捲成手捲狀，依序完成，即可食用。

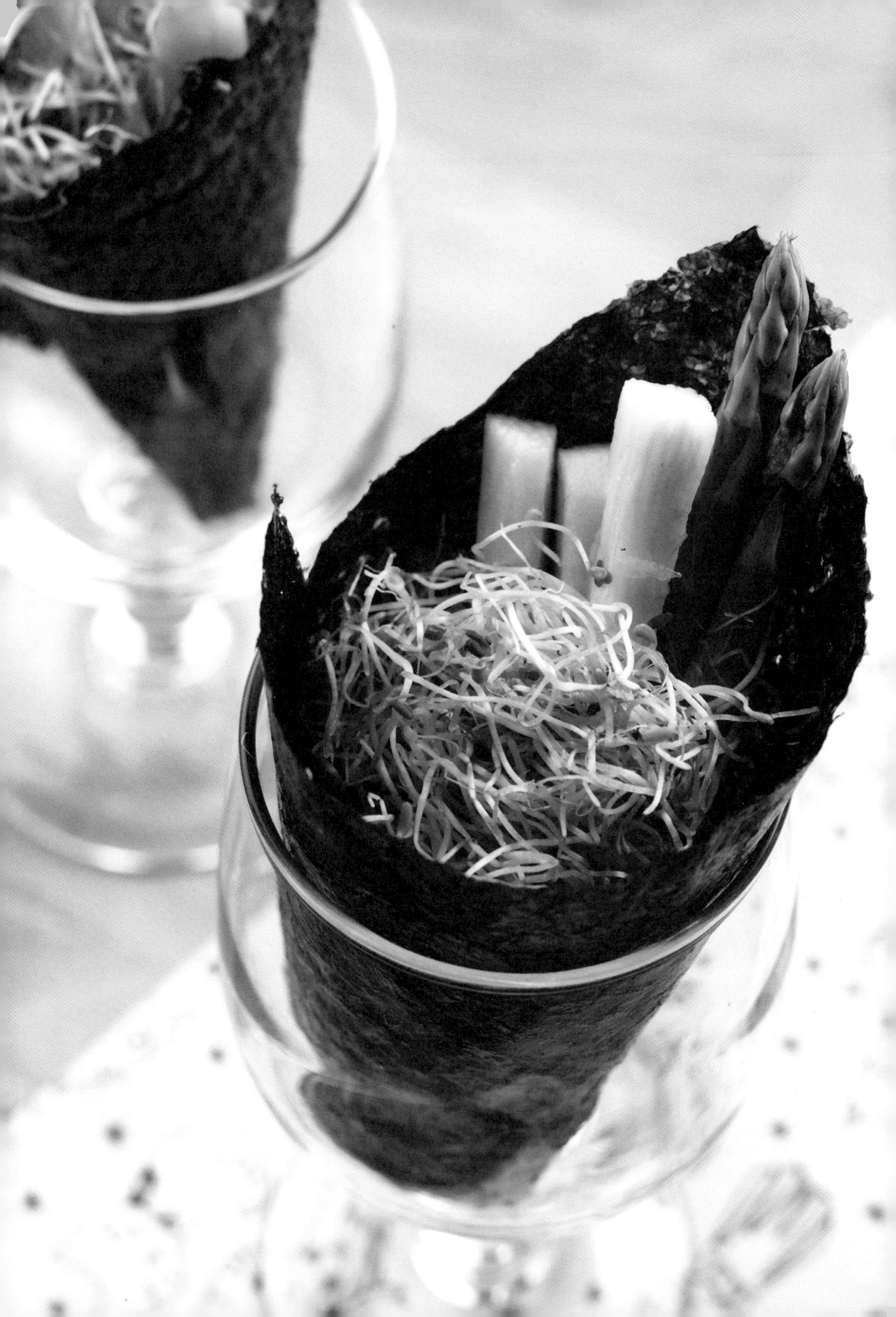

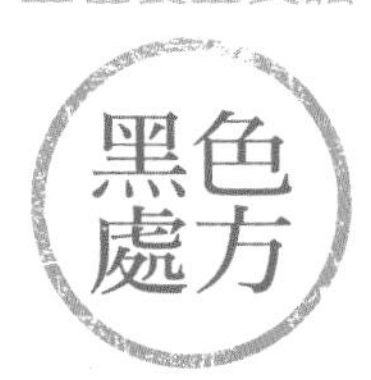

天冬黑豆湯

功　效　益肝補腎、滋陰養血、固齒烏髮、延年益壽。

用　法　建議每日食用 2 次，至少 7 日為 1 療程。也可隨意食，需趁溫熱時食用。

禁　忌　脾虛、腹脹、腹瀉者勿食。

材　料

- 黑豆……20 克
- 黑芝麻……20 克
- 燕麥……30 克
- 水……適量

藥　材

- 天冬……20 克

調味料

- 冰糖……適量

做　法

1〉黑豆、燕麥分別洗淨，淨泡冷水 4 ～ 6 小時，瀝乾水分，備用。
2〉將天冬、黑豆、黑芝麻及燕麥洗乾淨，放入鍋內，加水適量，煮成粥。
3〉待粥將熟時，加入冰糖拌勻至溶化，即可食用。

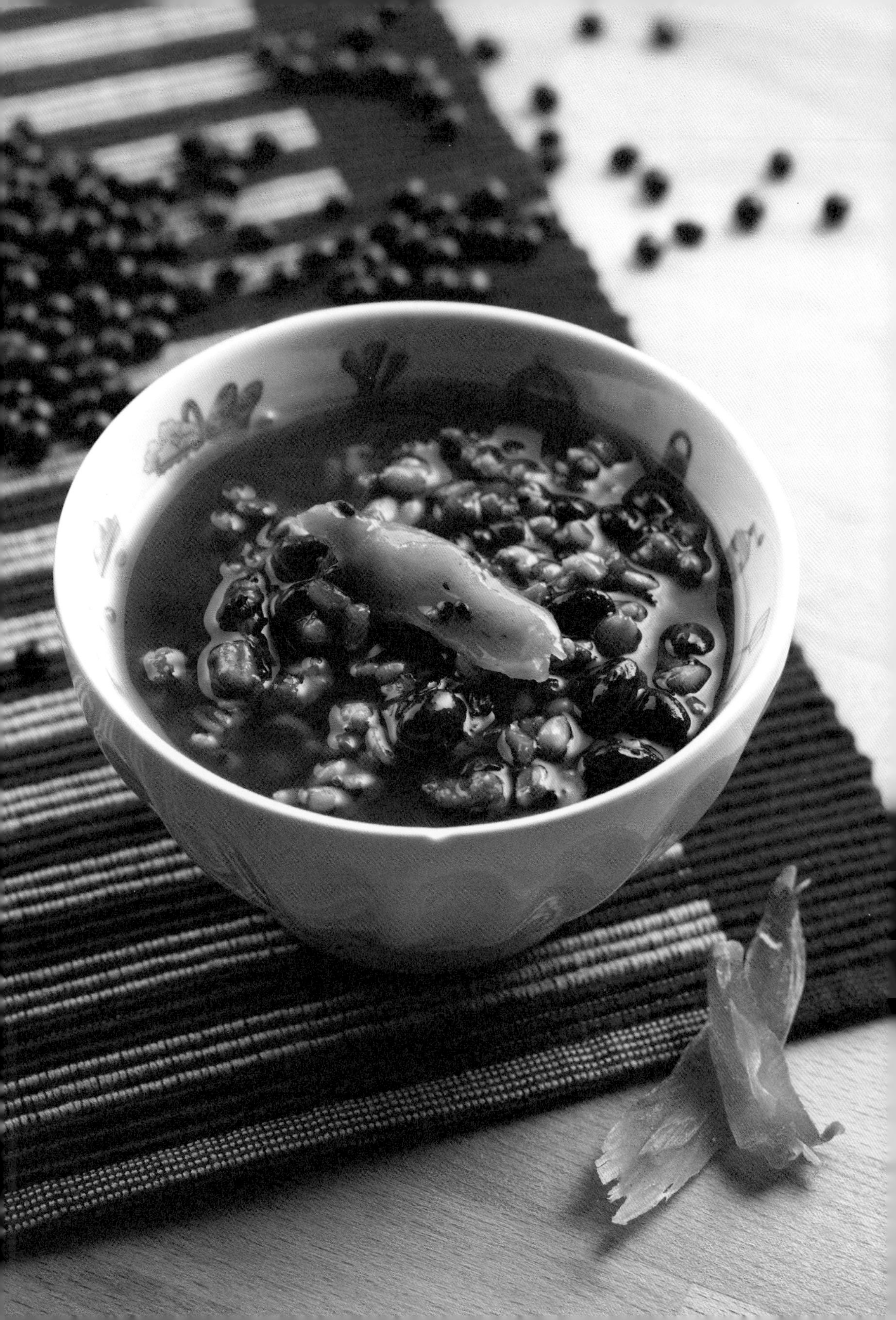

如何善用五味調養臟腑？

食物所含的四氣五味強調調和，只要適度運用，就能利用五臟六腑的作用，化生為「精」與「氣」，涵養心神，對疾病的預防與治療都具有一定的功效。《黃帝內經·素問》中強調：

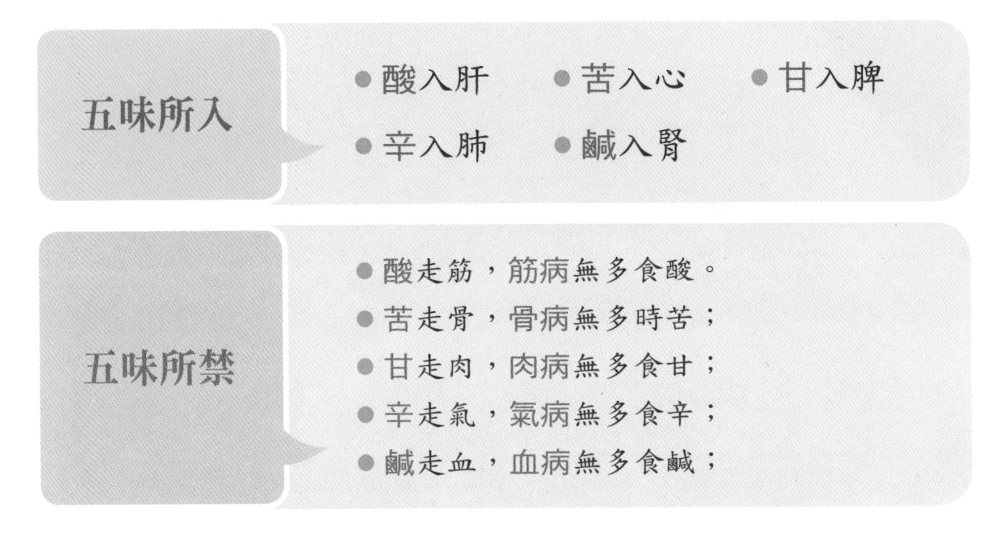

食物的味，也就是食物的具體口感與化入口中的味覺，大致可分成酸、苦、甘、辛、鹹五類，雖然是很抽象的概念，但幾乎每個人都可以分辨的出來。傳統中醫認為，平日裡就應該均衡攝取各種味性的食物，才能讓身體得到滿足，也可藉此降低暴飲暴食的壞習慣。

所謂的五味調和，是以中醫的陰陽學說、食物的四氣五味學說、辨證論治等為理論導向，再從實際應用而生。這五種類型的食物，可以延展到人體機能，也就是說，味道不同，在人體中的作用也會起不同的作用。

四氣五味與臟腑之對應關係

中醫相當注重「醫食同源」的觀念，認為只要吃對食物，不僅能夠調養身體，還能防治疾病、改善體質。食物是補充人體營養素的重要來源，從西醫的角度來看，是透過營養學分析食物所含的種種營養素，例如：蛋白質、熱量、碳水化合物、纖維素或維生素等，評估其營養價值，但對傳統中醫而言，食物的性能，也就是所謂的「食性」、「食氣」、「食味」等，包括性、味、歸經與升浮沉降等，都與身體調養有著相當密切的關聯性，對於健康調養具有不同的作用。

在食物的性能中，所謂的**「四氣」**指的是食物吃進體內會產生的作用，根據它所能治療的症狀，分成**「溫、熱、寒、涼」**等四氣。至於食物的**「歸經」**，則是指不同食物分別對我們的五臟六腑產生的不同滋養與治療作用；「歸」的意思是指五味進入人體後，各有不同的歸屬經絡與臟器，進入的臟器不同，對身體所產生的功效也不一樣。再者，食物的氣、味及其陰陽屬性，也會決定食物在人體內作用的趨向，也就是**「升浮沉降」**的四種性能。

食物的氣、味及其陰陽屬性決定食物的作用趨向，同一種食物可能會有兩種以上不同的味。舉例來說：

＋ 食性溫熱、食味辛甘淡的食物，屬性多為陽，作用也趨向升浮（如薑、蒜、花椒等）。

－ 食性寒涼、食味酸苦鹹的食物，屬性則多為陰，作用也多為沉降（如杏仁、蓮子、冬瓜等）。

食物的升浮沉降性能

性能	作用	代表食物	與其他食性的關係
升	止瀉、防止脫肛或臟腑下垂	酒	溫熱、辛甘淡的食物
浮	發汗、散熱	薑	
沉	抑制腸子蠕動、解除腹脹	醋	寒涼、酸苦、鹹的食物
降	制止嘔吐、打嗝、氣喘	鹽	

資料參考來源：《求醫先求老中醫》

健康小博士

何謂「四氣五味」？

只要是藥物就有性味，明白地說，就是藥物的屬性與滋味兩方面，也就是「四氣五味」，是傳統中藥的一種分類方法。所謂的「氣」也就是「性」，是自古以來通用，甚至沿襲至今日的一個中醫名詞，換句話說，「四氣」也就是「四性」，四種藥性。

每種藥物都具有「氣」與「味」，不同的兩味藥有可能「氣同」但「味異」或是「氣異」但「味同」，也就是說，藥物的「性」相同，但五味上卻可能有差異，即使「味」相同的藥物也可能「氣」是不一樣的，所以要判別一味藥物究竟屬於哪種「氣」、「性」，必得將藥物的氣、味結合起來，整體進行分析才能判得。

瞭解何謂四氣五味之後，如果希望確實收到食物的保健功效，飲食上就必須進一步配合季節及人體五臟的屬性，才能確實養益身體。

《內經》有云：「春令發散，多酸以收之；夏令解緩，多苦以堅之；秋令收斂，多辛以散之；冬令堅實，多鹹以軟之。」又說：「肺欲收，急食酸以收之；肝欲散，急食辛以散之；心欲軟，急食鹹以軟之；腎欲堅，急食苦以堅之；脾欲緩，急食甘以緩之。」這就說明了五味與四時、五臟之間的對應關係，把握這種基本認識，才能正確的配合四時、五臟，做最妥當的飲食調補，達到最佳保健效果。

四氣

也就是寒、熱、溫、涼，是藥物作用於人體發生的反應。寒與涼、熱與溫之間的差別在於程度上的不同，也就是說，藥性是相同的，但程度不一樣，溫次於熱、涼則次於寒。

寒涼藥

大多具有清熱、瀉火、解毒等作用，常用來治療熱性病症（如青春痘、口內炎）。

溫熱藥

大多具有溫中、助陽、散寒等作用，常用來治療寒性病症（如慢性腹瀉、四肢冰冷）。

五味

酸

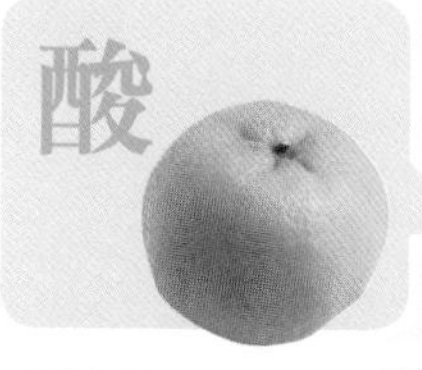

＊具有收斂、固澀等作用。酸走筋入肝膽，多食酸味食物（如檸檬、橘子），容易令人生疲。一般帶有酸味的藥物，大多有止汗、止瀉等效能。

苦

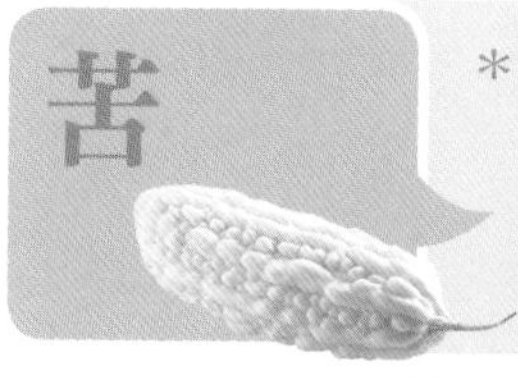

＊具有瀉火、燥濕、通泄、下降等作用。苦走骨入心，多食苦味食物（如苦瓜、芥藍菜），令人變嘔。一般具有清熱、燥濕、瀉下與降逆作用的藥物，大多數帶有苦味。

甘

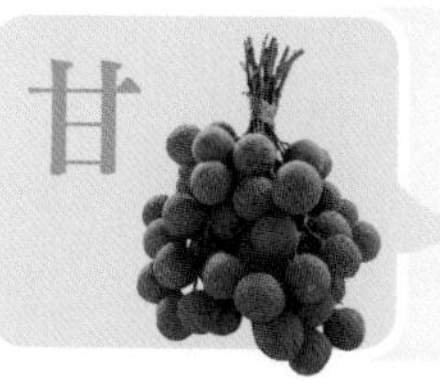

＊具有滋補、和中成緩急的作用。甘走肉入脾，多食甘味的食物（如地瓜、荔枝），容易令人感到噁心。一般滋補性的及調和藥性的藥物，大多數帶有甘味。

辛

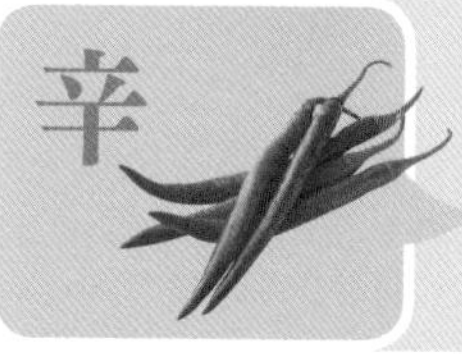

＊具有發散、行氣潤養的作用。辛走氣入肺，多食辛味的食物（如辣椒、蔥），會讓人易怒。具有發汗與行氣功效的藥物，大多數都帶有辛味。

鹹

＊具有軟堅、散結或瀉下等作用。鹹走血入腎，多食鹹味食物（如海帶、紫菜），容易覺得口渴。一般能消散結塊與瀉下通便的藥物，都帶有鹹味。

五味的藥性與養生宜忌

雖然食物的五味各有其「對應」的器官，但從另一方面來看，一個人的口味習慣若突然改變，也同時反映了我們身體的狀況與需要，就像原本愛吃重鹹、重辣的人突然變得口味清淡，可能就是身體出現狀況了。又好比說，當肝臟的解毒功能低落時，自然就會想吃酸；當脾臟疲勞時，就會對甜食朝思暮想，都是一樣的道理。

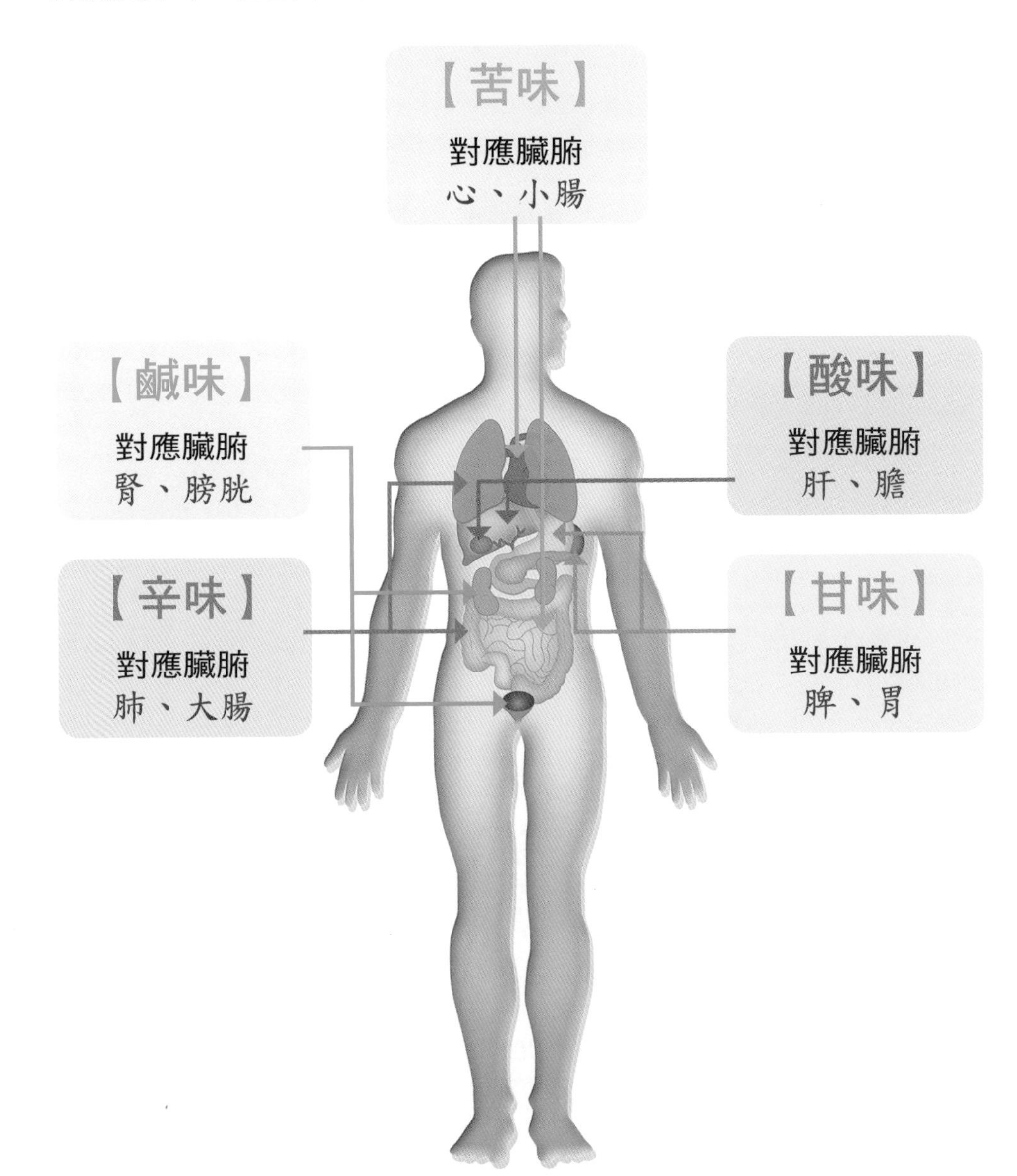

五味の酸味

酸味包含澀味在內，有收斂、固澀的作用，可用於多汗症及拉肚子不止、尿頻、遺精等。若與甜味結合，則有滋陰潤燥的作用。不過，酸味食物若吃得太多，會引起消化功能紊亂，使肌肉失去光澤、變粗變硬，甚至口唇過敏腫脹。一般來說，神經疼痛的患者不宜食用酸味的食物。

常見食物	柳橙、山楂、桑椹、紅莓、藍莓、葡萄柚、檸檬、梅子、柚子、石榴、百香果、葡萄柚、奇異果等。
對應臟腑	肝、膽。

五味の苦味

苦味能清泄、燥濕、降逆上之氣，多用於治療熱症、濕症、氣不順逆上等。不過，吃太多苦味的食物，容易導致消化不良、皮膚不光滑潤澤、毛髮脫落。而骨骼有問題的人也不宜食用苦味的食物。

常見食物	橄欖、桔皮、萵苣、苦杏仁、苦瓜、明日葉、芹菜、芥藍菜、百合等。
對應臟腑	心、小腸。

五味の甘味

甘味有補益、和中、緩急的作用，多用以滋補強壯，治療人體五臟、氣、血、陰、陽中任何一種虛症，可以舒緩解除四肢拘攣難以屈伸的症狀。不過，有肥胖問題的人最好少食，因甘味食物吃太多，會造成骨骼疼痛、頭髮脫落及發胖，也容易引發齲齒、痛風、動脈硬化、糖尿病、高血壓等。

常見食物	地瓜、綠豆、玉米、黑豆、四季豆、菠菜、小黃瓜、青江菜、龍眼、甘蔗、木瓜、荔枝、香蕉、哈密瓜等。
對應臟腑	脾、胃。

五味の辛味

辛味能宣、能散、能潤、能行氣血，可以用來治療風寒感冒、咽喉痛或胃寒嘔吐等症。不過，辛味食物吃太多，會引起四肢循環障礙，難以屈伸，指甲色澤不堅韌，無亮澤光滑，且患有痔瘡、肛裂、胃潰瘍、便秘和神經衰弱的人也都不宜食用辛味的食物。

常見食物	薑、蔥、蒜、辣椒、胡椒、九層塔、芫荽、洋蔥、巴西利、韭菜、芥末等。
對應臟腑	肺、大腸。

健康小博士

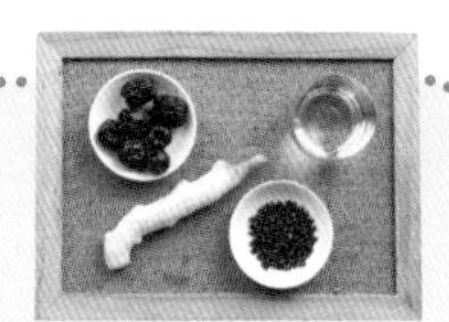

減輕「痛經」妙方

材　料 花椒 5 克、生薑 10 克、紅棗 10 克、水 300c.c.

做　法 將花椒、生薑、紅棗用清水沖淨，加入水煮 30 分鐘後去渣，直接飲用。

應用法 月經來的第一天喝一次，若還是覺得痛，第二天再喝一次。

禁　忌 月經來的期間內禁吃冰及寒性的食物（如瓜類、綠茶等），也不能喝冰水。

五味の鹹味

鹹味具有清熱、瀉火、解毒的作用。發生劇烈嘔吐、腹瀉與大汗不止的狀況時，可以適當補充鹽分，鹽水會防止人體內的電解質紊亂。不過，吃的太鹹，會使血管中的血瘀滯，甚至改變顏色，因此有心臟病、高血壓問題的患者不宜吃的太鹹。

常見食物	鹽、海帶、紫菜、髮菜、猴頭菇、香菇、黑木耳、海蜇皮等。
對應臟腑	腎、膀胱。

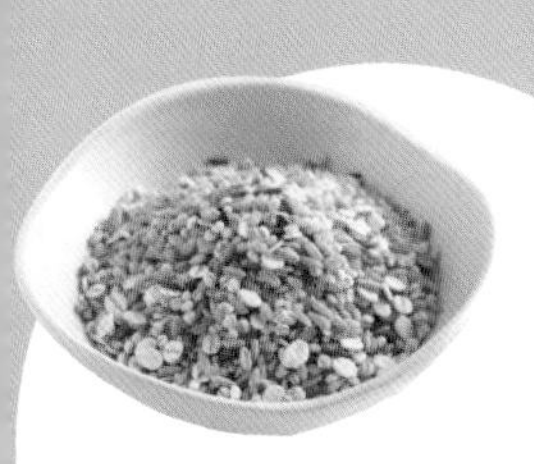

PART 2 五穀雜糧健康吃

我們吃的食品不僅樣式多，而且每種食物所含的營養成分也不盡相同，姑且不論只能喝母乳的嬰幼兒時期，從脫離母乳後，我們所吃的任何一種天然食物，都無法提供人類所需的全部營養素，所以為了能夠獲得足夠的營養，每天吃的食物種類愈多愈好。

尤其，國人傳統的飲食主體仍是穀類食物，包括：稻米、小麥、玉米、高粱、大麥、燕麥、小米、蕎麥等，都是日常飲食中，蛋白質、熱量、礦物質與維生素B群的主要來源，無論屬於哪個年齡階段，或熱量需求為何，每天都應該要吃粗糧、米飯與麵食，並且最好保證吃到的穀類中，有一半是粗糧（如大麥、蕎麥、燕麥或高粱），如此才能夠滿足一天所需的纖維素。

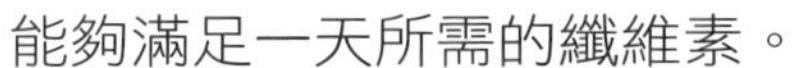

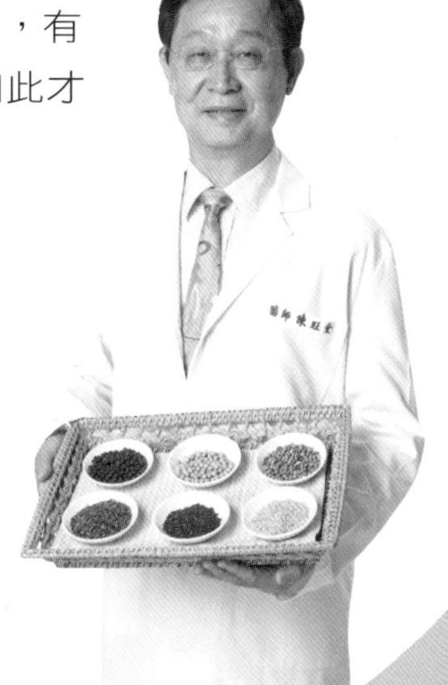

五穀雜糧營養豐富，全齡皆宜

五穀雜糧一直是人類的主要糧食，具有益胃健脾、扶助正氣的作用，可以說是最理想的營養素來源。《黃帝內經》提出：「**五穀為養、五果為助、五畜為益、五菜為充，氣味合而服之，以補精益氣**」的飲食調養原則，把五穀放在第一位。傳統中醫認為五穀是氣血生化的泉源，是養育人類的主食，也是人體必需的碳水化合物與熱量的主要來源，人如果要健康，就一定要吃五穀，五穀是用來養命的。

五穀為何為養？

穀類具有益胃健脾、扶助正氣的作用，對於脾胃虛弱所導致的少食、吸收不好等狀況幫助頗大，因此，普遍認為人體的精氣來源全賴穀物供養。

中醫古籍所記載的飲食觀念，也明確指出人體均衡的養分主要來自於五穀，不論哪個民族的主食都是五穀類，《黃帝內經・靈樞五味篇》中有說：「**胃者，五臟六腑之海也，水穀皆入於胃，五臟六腑皆稟氣於胃。**」穀類食物的性味多屬於甘平，食用上通常沒有太多的禁忌，即使長期食用也不會對身體造成不良的影響，只有極少數的病人必須注意攝取的份量以及食用的方式。

不過，雖說「五穀為養」，並不表示五果、五畜或五菜就不重要了，事實上都很重要，只不過都無法越過五穀，作為三餐的主食。「五果為助」中的五果包括：**棗、李、栗、杏、桃**。水果富含維生素、糖分及有機酸等，在飯後食用，既可以幫助消化，又能幫助平衡飲食，所以才說「五果為助」。

再說到「五畜為益」中的五畜包括：**牛、羊、豬、雞、犬**，都屬於肉食類，含有高蛋白、高脂肪、高熱量等三高，是人體必需氨基酸的主要來源，是修補身體組織、增強抗病力的重要營養物質，具有補益的作用。

至於「五菜為充」中的五菜指的是**葵、韭、薤、藿、蔥**。蔬菜富含多種的微量元素與營養素，是飲食中不可缺少的輔助食品，不只可以疏通腸胃道，也能幫助排泄順暢。

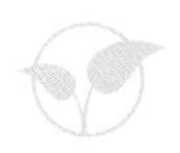

五穀雜糧的營養價值

從古至今，對於五穀所涵括的內容雖然不太一樣，但大體上，諸如稻穀、大麥、小麥、高粱、粟米、稷、黍、豆等均屬於五穀的範疇，如今，則以黍、稷、麥、稻、菽五種糧食為代表。五穀雜糧不只有白米或只有豆類而已，米、麥、豆類、核果、薏仁等也都是，擁有許多人體需要的營養成分，包括各種維生素、纖維質、礦物質等。

所有的穀類都可以分成胚乳、胚芽及糠皮三個部分，在製作過程中，如果不除去胚芽與糠皮，就是所謂的全穀類。全穀類含有豐富的營養成分，包括蛋白質、維生素（如B群、E）、碳水化合物及礦物質（如鋅、鎂、鈣、銅、矽等），與精製穀類相比，更能提供飽足感。

而且因為保留了胚芽與糠皮，所以纖維素充足，通便效果良好，能有效降低心血管疾病與某些癌症的罹患率。不過，隨著國人飲食愈來愈精緻化，三餐多以精白米為主，且愈白愈好，但精白米其實已經把很多珍貴的營養素都去除了，只剩下澱粉與少許的蛋白質。

為了健康著想，日常飲食中最好多留意穀類的粗細搭配，並且經常吃些粗、雜糧等，此外，稻米、小麥不要碾磨的太精細，否則穀粒表層所含的維生素、礦物質等營養成分及膳食纖維大部分都流失到糠麩之中，真正吃到的都是比較沒營養的穀物。

穀類食物的營養成分

蛋白質	＊穀類食品中的蛋白質含量約為 7 ～ 16％，為了改善穀類蛋白質的營養價值，就必須從其他的營養素進行強化，或與豆類混食，透過蛋白質互補作用來提高其利用程度。	礦物質	＊穀類食物中的礦物質總量約為 1.5 ～ 5.5％，但各種成分比例極不平衡，以磷的含量最多，約佔礦物質總量的一半，其他如鈣的含量，每 100 克只有 40 ～ 80 毫克，而鐵的含量更低，只有 1 ～ 3 毫克。
碳水化合物	＊穀類食物中的營養成分含量比例最大的便是澱粉，約佔 70％。不同品種的穀類所含的澱粉形式也不同，如糯米以支鏈澱粉為主，支鏈澱粉糊化後會較黏，比較不容易消化。	維生素	＊主要是維生素 B 群，因為維生素主要集中在糊粉層與胚芽，過度加工一定會造成營養大量流失。

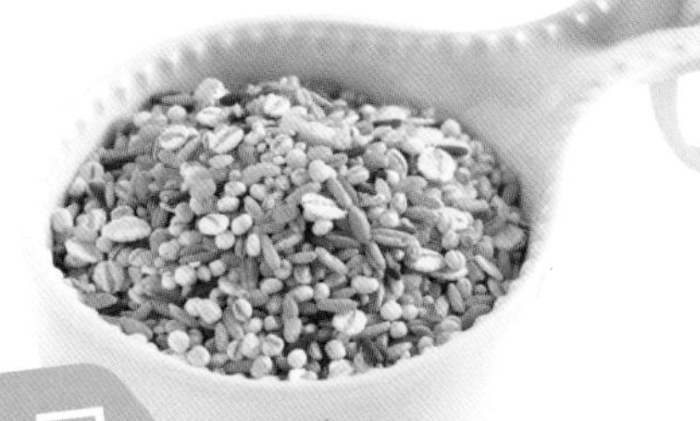

五穀雜糧的養生宜忌

稻米與麥粒都是由表皮、糊粉層、胚乳與胚芽四個部分構成，而各種營養成分在各部分並非是均勻分布的。根據分析，在糧粒外層的表皮、糊粉層與胚芽中富含著蛋白質、脂肪、多量的維生素B群，以及粗纖維、磷、鐵、鉀、鎂、鈣等礦物質，而在糧粒內部的胚乳（即米仁或麥仁）部分，主要是澱粉，其他營養素卻很少。

在碾米或磨麵粉時，存在於稻米或麥粒外層的維生素、礦物質、粗纖維等營養素會隨著表皮、糊粉層、胚芽部分的過篩，當作米糠或麩皮被除去。米、麥加工越細，損失的營養素就越多，因此白米雖然色澤潔白、口感較好，但其營養素卻主要是澱粉與部分蛋白質，礦物質、維生素及粗纖維好的營養素則較糙米、全麥麵粉明顯減少。

如果長期只吃精製白米、精製麵粉，往往會帶來食慾減退、四肢無力，甚至發生腳氣病等營養缺乏性疾病。

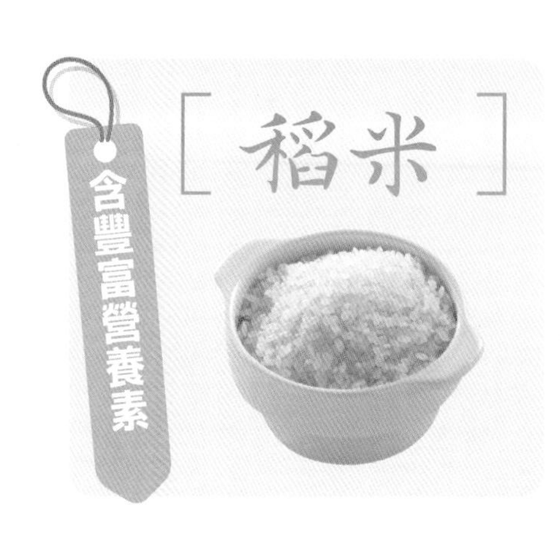

稻米

- **盛產季節**：5～12月
- **性味**：甘、平　**歸經**：脾、胃

營養關鍵：

蛋白質、脂肪、醣類、礦物質、纖維與維生素B群。

養生功效：

補中益氣。

稻米是禾本科一年生的草本植物，又稱為「大米」，是人們的主要糧食之一。而不同地區、不同品種的稻米有不同的味道與特點，各地盛產的特殊品種，如紫米、貢米、油米，含有豐富的鐵質。

很多人以為稻米就是白色的，其實，縱觀整個稻米世界，它的顏色並不一致，功效也是多樣化的，如中國雲南省所產的稻米有紫色的、貴州省所產的有黑色的，也有些地區產出綠色的稻米。

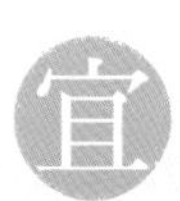

有四肢無力、食慾減退等問題的人與腳氣病患者。

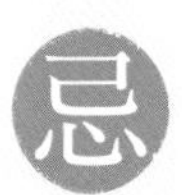

稻米的澱粉含量較高，糖尿病人不可以吃太多。

- 米不可與水果一起存放，因為米易發熱，水果受熱後水分蒸發易乾枯，米則會吸收水分而發霉或生蟲。

養生食療

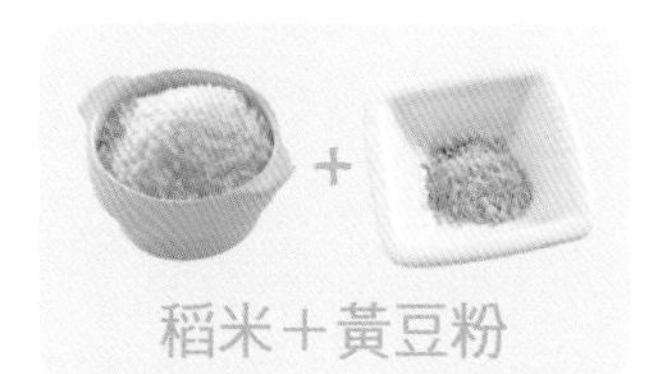
稻米＋黃豆粉

用法　適量的米加入黃豆粉100克一起煮熟。

功效：可以補血、健身。

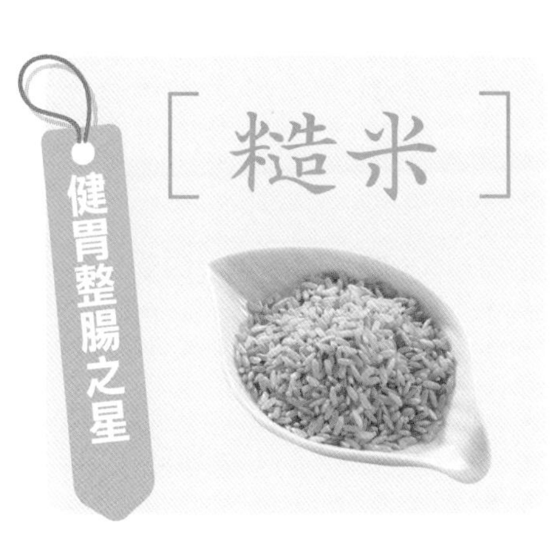

[糙米]

- **盛產季節**：5～12 月
- **性味**：甘、平　**歸經**：脾、肺

營養關鍵：

蛋白質、碳水化合物、鐵、鋅、膳食纖維與維生素 B 群、E、K。

養生功效：

整腸、利便。

糙米的營養大多集中在胚芽部分，而精白米則是去除胚芽部分，營養價值盡失，因此糙米比白米更營養。糙米含有優質脂肪——亞麻仁油酸，可減少血液中的膽固醇、保持血管的軟化、防止動脈硬化與高血壓。

有便秘問題的人、有肥胖問題的人、有胃腸疾病的人、心臟病患、腎臟病患、高血壓病患、內分泌失調的人、肝硬化的人。

急性腸胃炎病人禁食。

- **糙米**的纖維質比白米高出 3 倍之多，且含有豐富的維生素 B 群，若有急性腹痛、急性腹瀉、急性大腸炎的人必須少吃。

養生食療

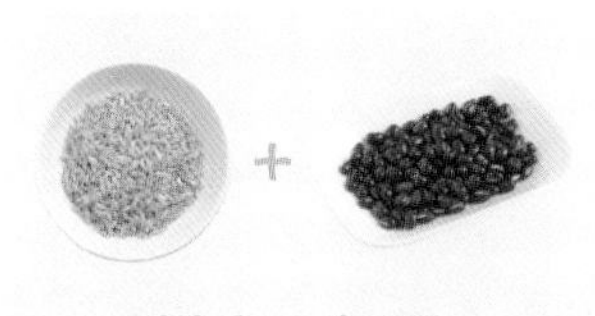

糙米＋紅豆

用法 糙米100克、紅豆50克洗淨後，加水200cc，放入電鍋中燜煮。煮熟後，直接食用。

功效：清血補血、增進腦力。

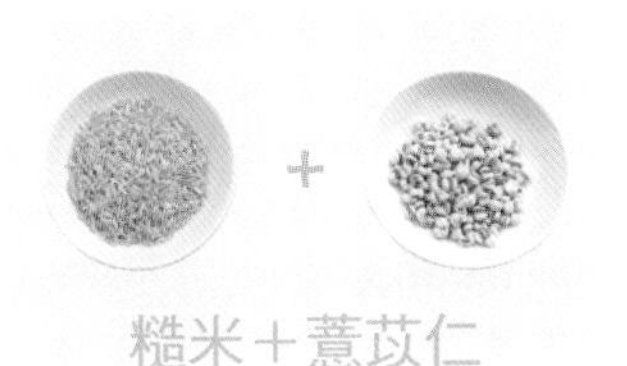

糙米＋薏苡仁

用法 糙米100克與薏苡仁50克洗淨後，加水200cc，放入電鍋中燜煮。煮熟後，直接食用。

功效：強化內臟機能、美顏、美髮。

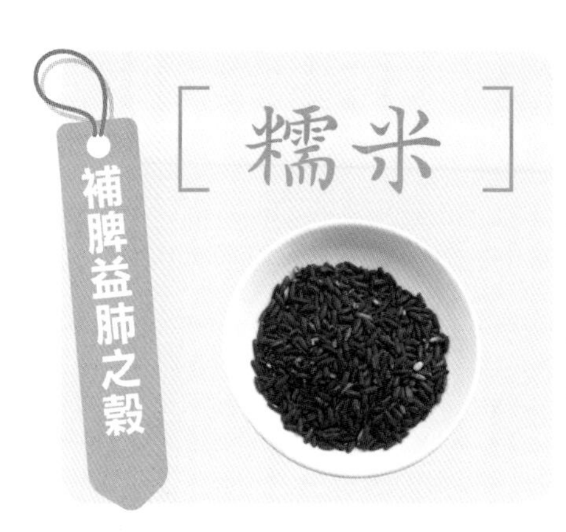

糯米

- **盛產季節**：5～10月
- **性味**：溫、甘　**歸經**：脾、胃

營養關鍵：

蛋白質、脂肪、醣類、鈣、磷、鐵、硫胺素、核黃素、尼克酸。

養生功效：

溫補、養血、止渴、止煩、健脾胃。

糯米含有豐富的營養素，並具有很好的醫療功效。糯米經煮熟可發酵為酒釀，特別具有溫補的作用，若搭配補血的食材，如龍眼肉、菠菜、櫻桃等一起燉煮，除了有補血的效果外，更可幫助子宮收縮、排出惡露，更是產後體質虛弱的婦女應該要食用的良好食物。具有可補脾肺虛寒、排除大便軟有腹瀉、減少小便頻數、阻止自汗的效用。

老少皆宜的糧食。但糯米黏性強，性溫，多吃容易生痰。

有發燒、咳嗽、痰黏稠的人不宜多食。

- **糯米**與一般白米屬性不同，煮熟後會有黏性，腸胃不好的人不能多吃，尤其是有脹氣、便秘問題的人必須少吃。

養生食療

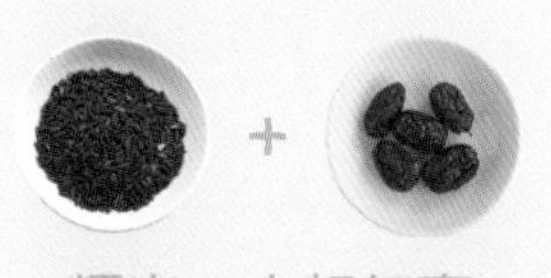
糯米＋去籽紅棗

用法 糯米100克與去籽的紅棗50克，加水500cc，一起煮粥。直接食用。

功效：對於慢性胃腸炎、胃部隱隱作痛、下腹微痛會有改善。

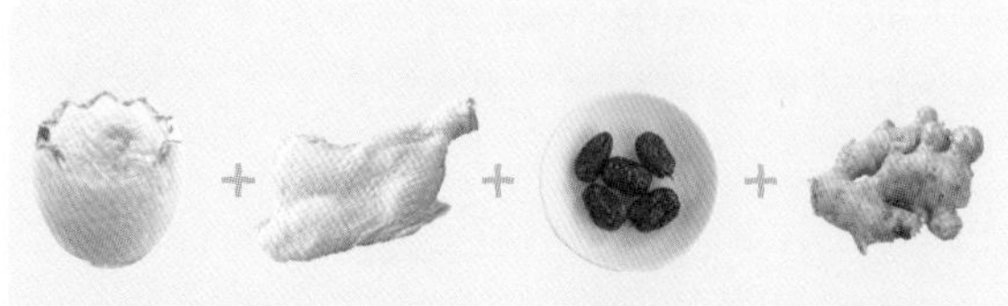
酒釀糯米＋雞肉＋去籽紅棗＋生薑

用法 用酒釀糯米100克、雞肉100克、去核的紅棗50克及生薑20克，加水500cc，一起蒸至雞肉熟爛即可。

功效：可改善體虛、心慌、心悸，對於產後體弱者尤有補益作用。

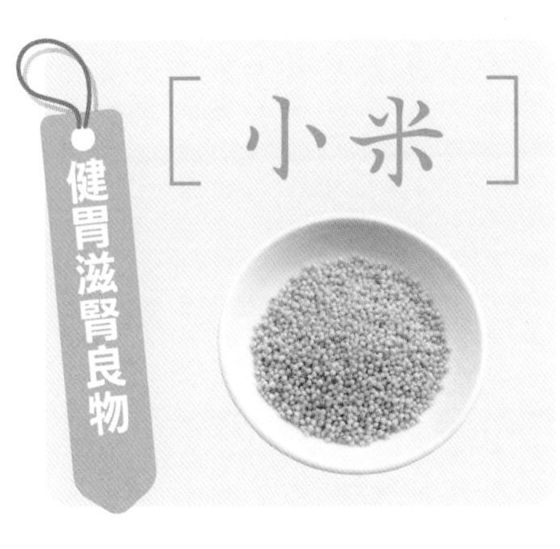

〔小米〕

盛產季節： 5～7月及8、12月
性味： 鹹、甘、微寒 **歸經：** 脾、胃、腎

營養關鍵：

蛋白質、脂肪、澱粉、鈣、磷、鐵、鉀與維生素B群、E。

養生功效：

滋養腎氣、補益虛損、健脾胃、清虛熱、養心安神、增強小腸功能。

小米是禾本科植物一年生草本植物粟的種仁，又稱「粟米」、「粟穀」，是健胃滋腎的良物。《本草綱目》認為，喝小米湯，「可增強小腸功能，有養心安神之效。」小米熬粥浮在上面的一層米油，營養特別豐富。清代王士雄在《隨息居飲食譜》中謂：「米油可代參湯。」購買小米時，宜挑選顏色金黃、有光澤、氣味清香者。

兒童、老年人。

- **小米**不宜久放，盡早吃完最好。
- **小米**容易發霉，因此存放時要特別注意保持乾燥。
- **小米**與苦杏仁不要同吃，因為同吃過量會導致流口水、胸悶、噁心嘔吐、腹瀉、心悸、四肢無力等症狀。

養生食療

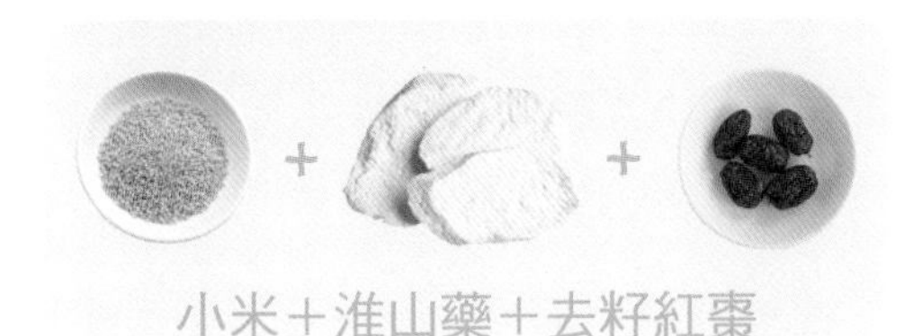

小米＋淮山藥＋去籽紅棗

用法 小米、淮山藥各25克與去籽紅棗6顆一起煮粥，直接食用。

功效：對於脾胃虛弱引起的腹瀉，會有改善。

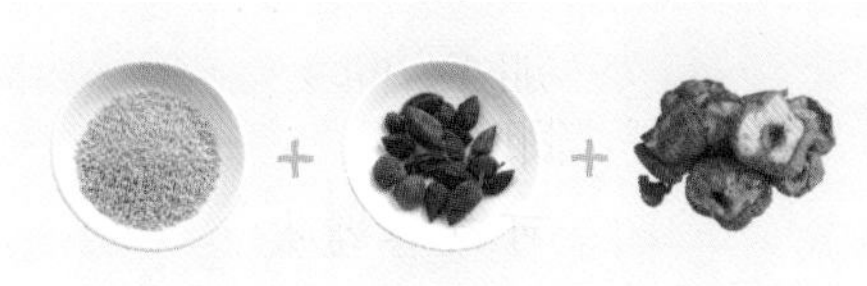

小米＋砂仁粉＋山楂粉

用法 小米100克炒熟後，研成粉末，加入砂仁粉與山楂粉各30克均勻混合。每次服用5克。

功效：對於小兒消化不良、小腹積食引起的腹痛會有改善。

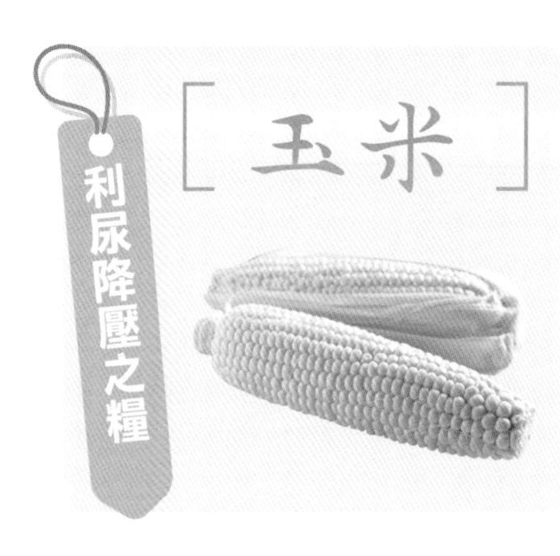

[玉米]

- 盛產季節：1～12月
- 性味：平、甘　　歸經：脾、胃、膀胱

營養關鍵：

蛋白質、脂肪、醣類、膳食纖維、鐵、磷、鈣、類胡蘿蔔素、葉黃素、玉米黃質與維生素 B_1、B_2、B_6、E。

養生功效：調脾開胃、利尿通淋、整腸、強壯、強心、降膽固醇。

玉米屬禾本科一年生玉蜀黍的種子，又稱為「玉蜀黍」、「包穀」。玉米的鬚有利尿作用，《本草綱目》中記載：「尿道結石用玉米葉和鬚治療」。

玉米營養豐富，維生素的含量是稻米、小麥的5～10倍，此外，還含有類胡蘿蔔素、核黃素、黃體素、玉米黃質等有益眼睛的營養素，所以也是抗眼睛老化、維護視力健康的優質食物。

玉米中含有大量的鈣，而鈣具有降壓作用，因此經常食用，對於高血壓有防治的作用。不過，玉米的澱粉含量比較高，1/3根的玉米相當於1/4碗的米飯，因此三餐中若有玉米入菜，就要適量減少其他主食的攝取，以免吃下太多澱粉，反而導致血糖上升或發胖。

近年來，受到韓劇風潮影響，玉米鬚茶大受歡迎，不少女性流行飲用玉米鬚茶減重。其實，玉米鬚具有利尿的效果，所以飲用玉米鬚茶，減去的不是脂肪而是水分，還是適量飲用為宜。

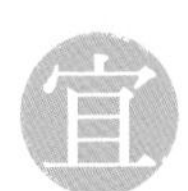

有便秘問題的人、膀胱炎病人、高血壓病人、高血脂症患者、動脈硬化患者。

- **玉米**中所含的胡蘿蔔素、黃體素、玉米黃質等營養素屬於脂溶性維生素，因此以少許油烹調反而可幫助身體吸收。

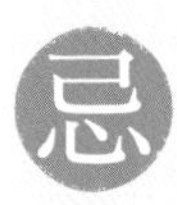

糖尿病人少食。

- 爆米花含鉛量高，如果吃過量，會對身體不利，一則爆米花的調味料丁二酮會傷害腦部迴路，其次是包裝袋含鉛，導致含鉛量過高，會引起內臟及神經中毒，都不是爆米花本身的問題。
- **玉米**不適合久放，因為放置太久便容易流失營養素與水分，也會失去原有的甜味，變得不好吃。
- **玉米**存放時要注意乾燥、避免潮濕。玉米一旦受潮，便會長出黴菌並產生具有致癌性的黃麴毒素。

養生食療

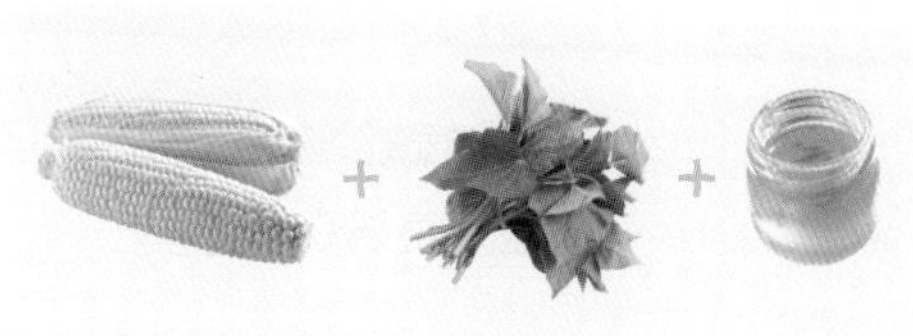
玉米＋地瓜葉＋蜂蜜

用法 玉米50克、地瓜葉30克洗淨，加水500cc煮20分鐘後，放入蜂蜜20cc，連料帶湯喝完。

功效：促進腸胃蠕動、健全腸道活動、提高消化機能、預防便秘。

中醫處方

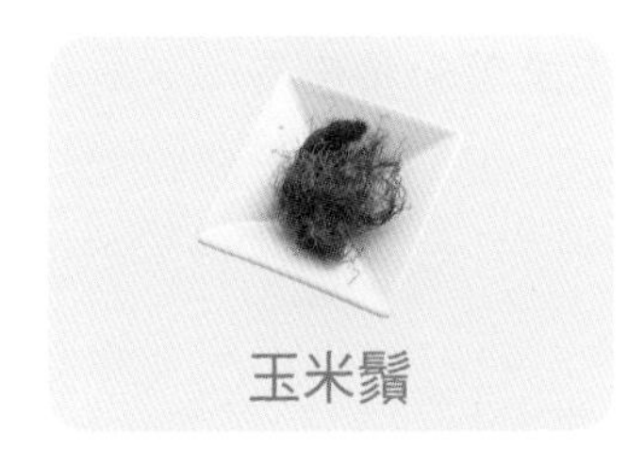
玉米鬚

改善高血壓

- 玉米鬚 60 克＋水 1000cc：煮至剩 500cc 的量即可直接飲用。

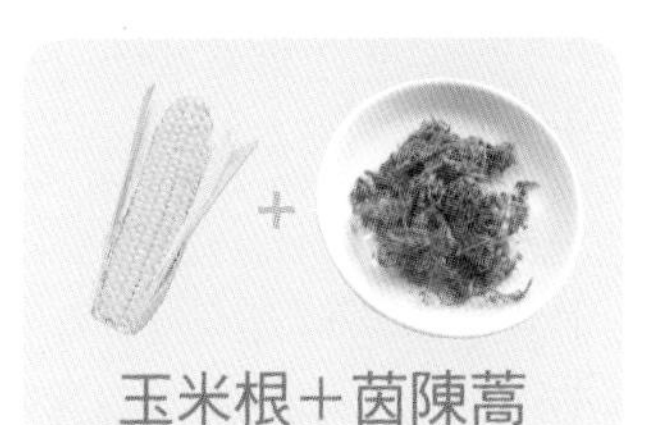
玉米根＋茵陳蒿

改善尿道結石

- 玉米根 60 克＋茵陳蒿 15 克：加水 500cc 一起煮，直接飲用。

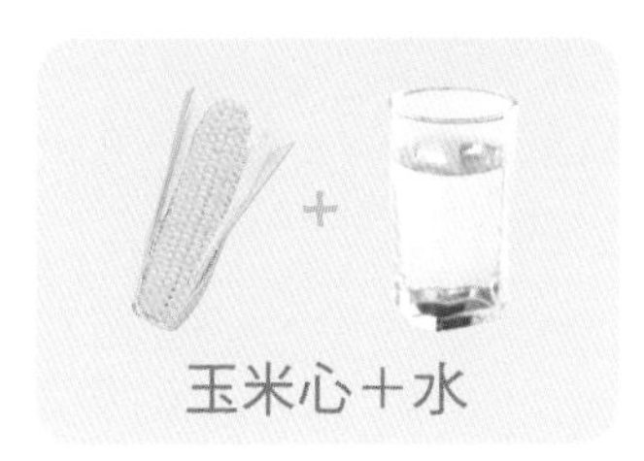
玉米心＋水

改善產後虛弱、盜汗

- 玉米心 100 克＋水 800cc：煮至剩 500cc 的量，即可直接飲用。

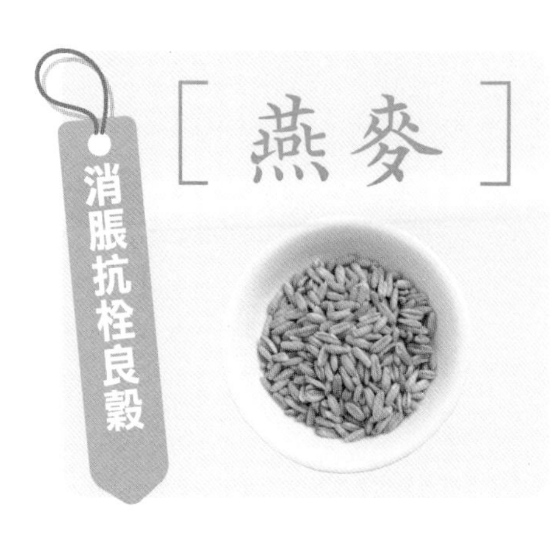

- 盛產季節：1～12月
- 性味：平、甘　歸經：肝、脾、胃

營養關鍵：

蛋白質、碳水化合物、鈣、磷、鉀、銅、鋅、錳、核黃素、膳食纖維與維生素A、B群，及少量維生素E。

養生功效：

健脾補氣、養胃整腸。

燕麥是難得的食療補品，所含營養成分十分充足，具有穀類作物獨有的皂苷，有健脾益氣、補虛止汗、養胃潤腸的功能，長期食用，膽固醇、三酸甘油脂、低密度脂蛋白都會明顯降低。

高血壓病人、高血脂症患者、動脈硬化症患者，與皮膚有老人斑、雀斑問題的人。

有營養失調、貧血的人不適合食用。

- 不可與補血藥、補氣藥、溫陽藥共同烹煮。

養生食療

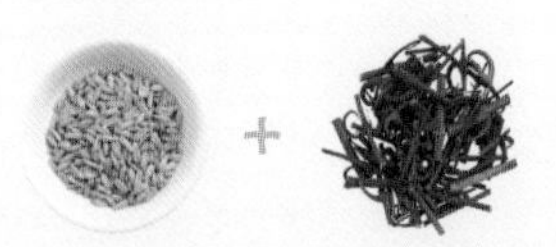
燕麥＋鉤藤

用法　燕麥30克、鉤藤10克加水300cc煮20分鐘後，去除鉤藤藥渣，加入蜂蜜20cc調勻飲用。

功效：降血壓、增加高密度脂蛋白膽固醇、減少低密度脂蛋白膽固醇。

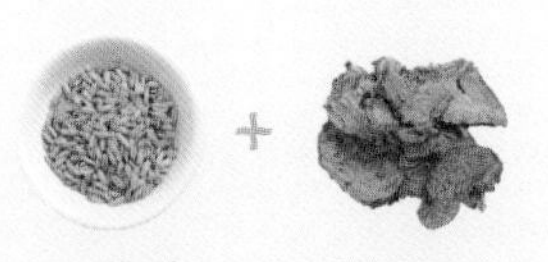
燕麥＋紅景天

用法　燕麥30克、紅景天15克加水350cc煮25分鐘後，去除紅景天藥渣，加入蜂蜜20cc調勻，直接喝。

功效：避免動脈硬化、預防血栓。

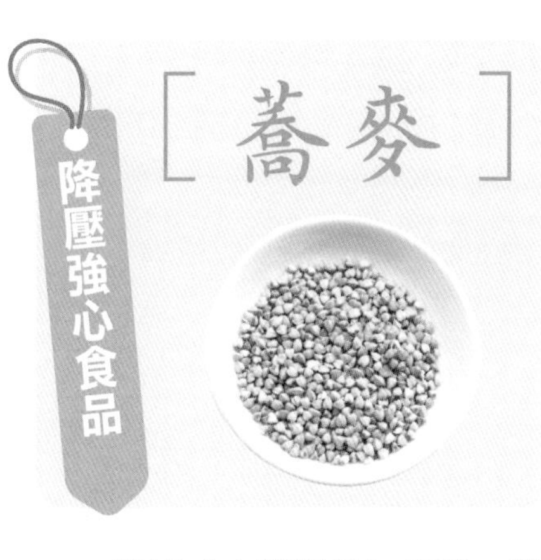

蕎麥

盛產季節：3～6月
性味：平、甘　**歸經**：脾、胃、大腸

營養關鍵：

蛋白質、脂肪、磷、鐵、鎂、賴氨酸、精氨酸、蘆丁與維生素B_1、B_2。

養生功效：

清熱解毒、健胃整腸、增進食慾、防止動脈硬化、預防高血壓及其他成人病。

根據《本草綱目》記載，蕎麥能「**降氣寬腸，解積消滯，除熱腫去風痛，除白濁白帶、脾積泄瀉。**」常食蕎麥麵，可以寬腸降氣、健胃止痢、降低血壓。蕎麥粉還可外用，用來治療「丹毒」、「瘡腫」等；蕎麥葉含有較多量的蘆丁，菸酸和蘆丁具有降血脂、降膽固醇及保護血管的重要作用，是治療心血管病的良藥，用蕎麥來製作食品或煮水常服，可預防高血壓引起的腦溢血。

蕎麥含有的蛋白質不僅不亞於米、麥，甚至賴氨酸和精氨酸的含量都超過米、麥，是人體（**尤其是兒童**）兩種不可缺少的必需氨基酸。蕎麥中的脂肪對人體有益的油酸、亞油酸含量很高，這兩種脂肪酸在人體內起這降低血油脂的作用，而且也是一種重要激素——前列腺素的重要組成部分。同時，蕎麥粉中含有的維生素B_1不比白米少，且維生素B_2與菸酸含量則明顯的高於米、麥。

有便秘問題的人、高血壓病人、高血脂症患者、動脈硬化患者。

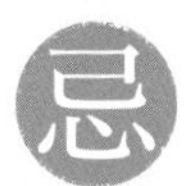

- 食用**蕎麥**食品應注意一次不可吃過多，否則會造成消化不良。
- 腫瘤患者因為食慾不振、腸子的吸收功能不好，食用蕎麥可能引起消化障礙，因此必須忌食**蕎麥**，否則會加重病情。
- **蕎麥**含有穀氨酸，對麩質過敏的人必須儘量避免食用。

養生食療

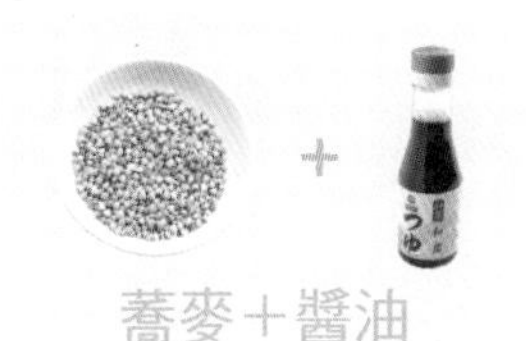

蕎麥＋醬油

用法 取湯鍋放入適量的蕎麥粉，倒入適量開水，以小火慢煮。煮的同時，以筷子攪拌均勻成濃濃的芡狀後，加入適量醬油，即可直接食用。

功效：**對於便秘、皮膚粗糙、高血壓會有改善。**

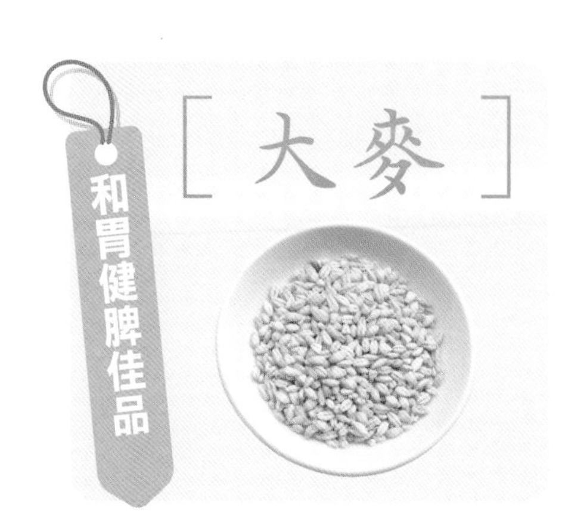

大麥

- **盛產季節**：1～12月
- **性味**：寒、甘　**歸經**：脾、胃

營養關鍵：

蛋白質、碳水化合物、鈣、磷、麥芽糖、糊精、微量元素、維生素B群、E。

養生功效：

和胃健脾、幫助消化、調整胃腸機能。

大麥是禾科一年生植物，主要用途是製作啤酒。大麥籽粒也可以用於做麥茶、麥片粥或麵包等，有助於促進消化、促進胃酸與胃蛋白酶分泌，具有降血糖、止瀉的作用。

消化不良的人、食慾不振的人、肝病患者。

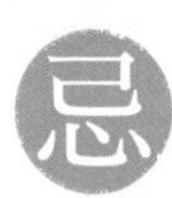

- **大麥芽**有退奶的效果，懷孕中及哺乳期間的婦女忌食，否則會減少乳汁分泌。
- 利用**大麥芽**退乳，須注意，使用量不夠或萌芽過短的話，都可能影響效果，而且出芽不夠的大麥，不但沒有退奶的效果，反而還會增加泌乳量。

養生食療

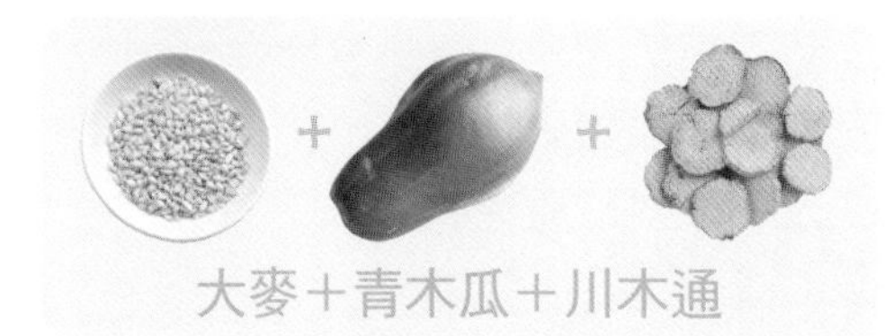
大麥＋青木瓜＋川木通

用法 大麥30克、川木通15克洗淨，與削皮的青木瓜20克，加水250cc煮20分鐘後去渣，只喝湯。

功效：預防經期乳房脹痛、產婦乳汁鬱積引起乳房疼痛。

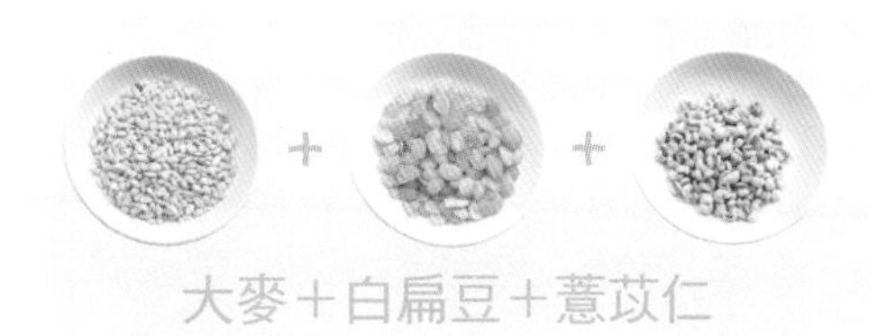
大麥＋白扁豆＋薏苡仁

用法 大麥20克、白扁豆15克、薏苡仁20克加水300cc，煮20分鐘後去渣，只喝湯。

功效：對於代謝功能不佳而引起水腫會有明顯的改善。

中醫處方

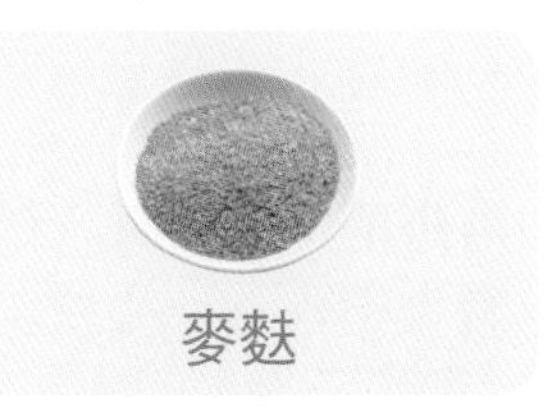
麥麩

有助於改善便秘

- 麥麩 20 克，以水煎服，直接飲用。

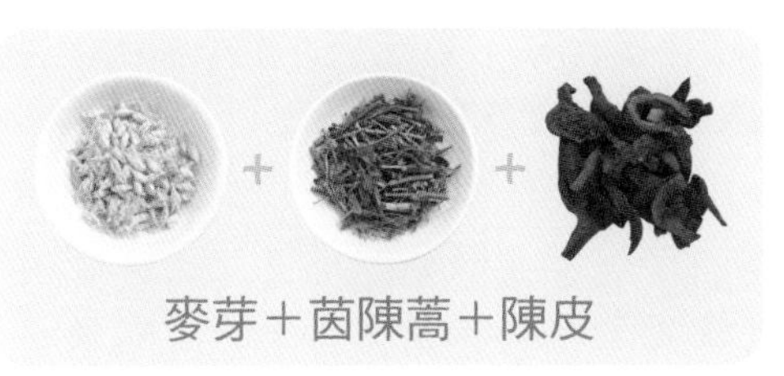
麥芽＋茵陳蒿＋陳皮

緩解急性肝炎

- 麥芽 30 克＋茵陳蒿 30 克＋陳皮 15 克，以水煎服，直接飲用。

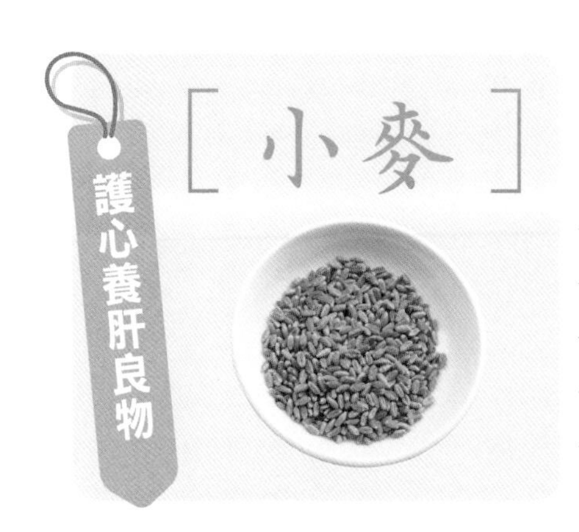

- 盛產季節：4～5月
- 性味：平、甘
- 歸經：心、脾、腎

營養關鍵：

蛋白質、脂肪、澱粉、磷、鈣、鐵、硫胺素、核黃素、菸酸與維生素A、B_1、E。

養生功效：

補心養肝、除熱、止燥渴咽乾、利小便。

小麥是禾本科植物小麥的成熟果實，常用於生食、炒用或去殼後碾成麵粉使用，用來製作麵包、餅乾、蛋糕、麵條等。《內經》將小麥視為「心穀」，罹患心的疾病（精神官能症、焦慮、更年期障礙）及白天常冒汗的人宜多吃。

小麥富含蛋白質、氨基酸、碘和其他礦物質元素，可防止心血管疾病、婦女和老年人的骨質疏鬆症，亦可抑制甲狀腺腫瘤及預防潰瘍病。

有失眠問題的人、精神官能症患者、有更年期障礙的人、常感覺焦慮的人、多汗症患者、骨質疏鬆症患者、乳腺癌患者、子宮內膜癌患者、卵巢患者、甲狀腺患者。

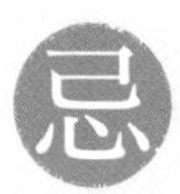

糖尿病人、肺氣病、末稍神經發炎者少用。

- 避免加工精細的麵粉。加工精細表示營養價值偏低，吃多了容易導致食慾不振、四肢無力、皮膚乾燥。

養生食療

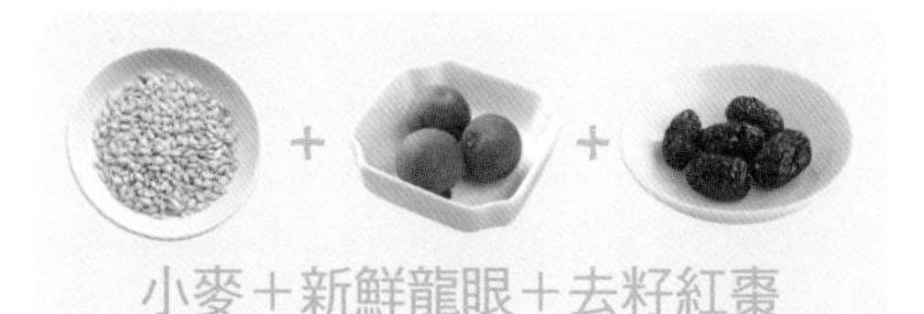

小麥＋新鮮龍眼＋去籽紅棗

用法 小麥30克、龍眼肉15克、去籽紅棗10顆、加水800cc，用中火熬煮至300cc，調入蜂蜜20cc，連湯帶料全部食用。

功效：對於多汗症會有改善。

中醫處方

對於失眠問題、情緒低落、憂鬱焦慮、睡眠障礙會有改善

- 小麥 30 克＋黑豆 30 克＋合歡花 30 克：以水 800cc 煮至 200cc，睡前飲用。

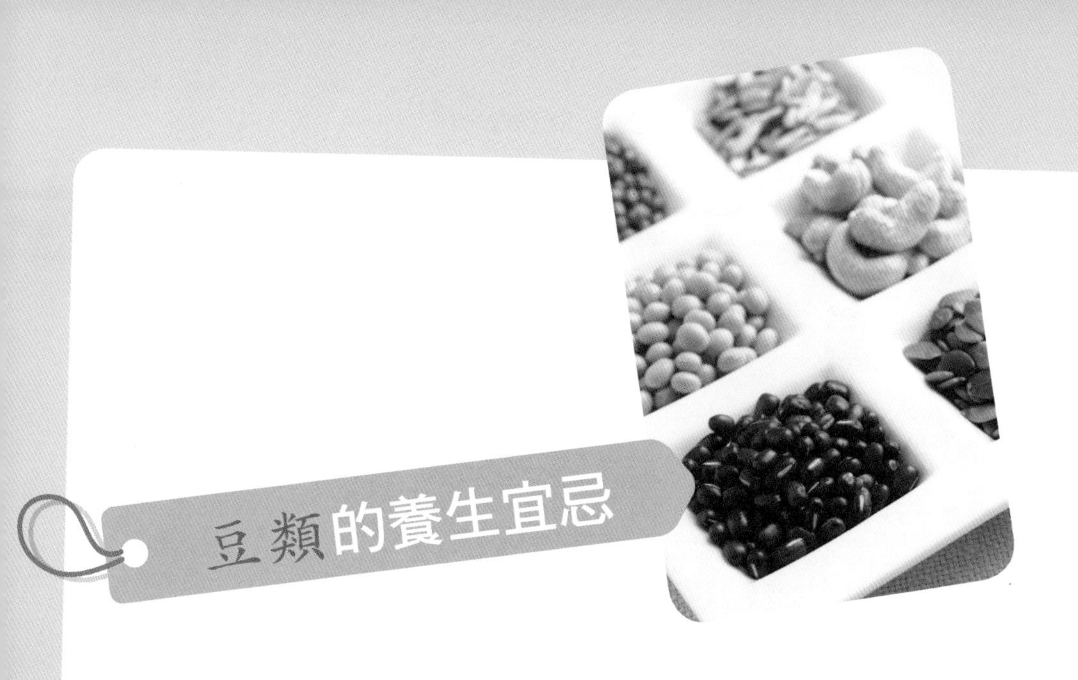

豆類的養生宜忌

豆類包括黃豆、綠豆、紅豆等，性味多半甘、平，對身體健康都很好，像紅豆可健脾利水、解毒消腫；黃豆可補腎益陰、健脾利濕、祛風除痹、解毒；綠豆則可清熱解毒、消暑利尿。

不過腎臟功能不好的人最好不要吃紅豆，因其有利水作用；中老年人不可以同時過量吃黃豆與豬肉，因豬肉的脂肪含量很高，比牛羊高約2.5倍，吃多會使人膽固醇過高，黃豆中的亞麻仁油酸不僅無法發揮降低膽固醇及三酸甘油脂的作用，且黃豆中的植酸還會影響人體對蛋白質及礦物質元素的吸收。

功能多元的好豆

紅豆

盛產季節：12～1月
性味：平、甘　**歸經**：心、小腸

營養關鍵：

蛋白質、醣類、脂肪、膳食纖維、鉀、鈣、鐵、磷、鋅與維生素B群、E。

養生功效：

養心、補血、止渴、利尿、清熱消腫。

紅豆是有鹼性的豆類，可以中和身體的酸鹼度，具有促進心臟活化及利尿的功能，身體虛弱、怕冷、低血壓、容易疲勞、午後腳會腫脹，以及有腳氣水腫、黃疸病的人常吃紅豆有很好的調節功能。紅豆的鐵質含量相當豐富，具有很好的補血功能，是婦女性貧血調經的最佳食材。

食慾不振、倦怠、心臟沉且無力、肺氣病、水腫、腎臟病。

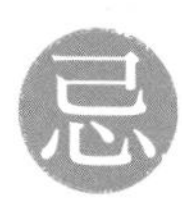

身體太瘦弱的人多吃紅豆會拉肚子，吸收不良造成消瘦。痛風病人也不適宜食用。

- **紅豆**具有溫補的作用，有口內炎、痔瘡出血、急性胃腸炎的人不適合食用。

養生食療

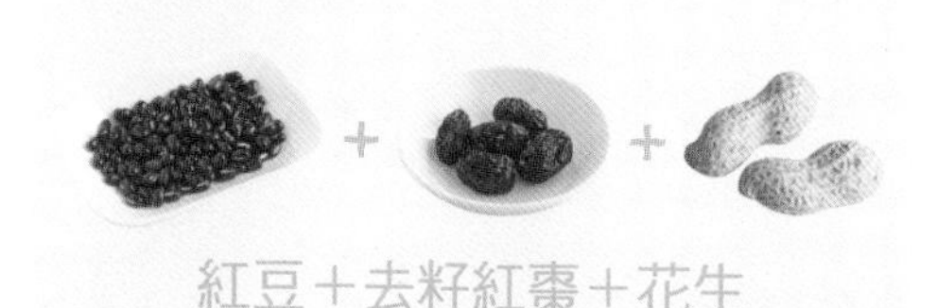

紅豆＋去籽紅棗＋花生

用法 紅豆50克洗淨，與去籽紅棗5顆、新鮮的去殼花生20克，加水500cc煮30分鐘，加入蜂蜜20cc調勻，直接食用。

功效：對腎炎水腫、肝病腹水有改善。

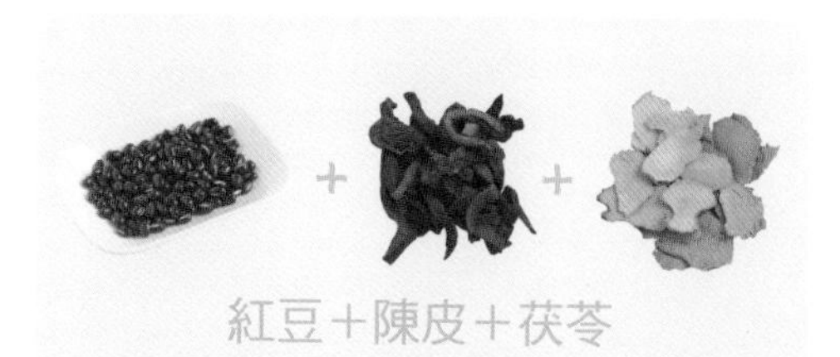

紅豆＋陳皮＋茯苓

用法 陳皮15克、茯苓20克先以800cc的水煎煮20分鐘，去掉藥渣，再加入洗淨的紅豆50克煮至熟後，加蜂蜜20cc調勻，直接食用。

功效：對於懷孕引起的水腫、腳氣，以及營養不良性的水腫會有改善。

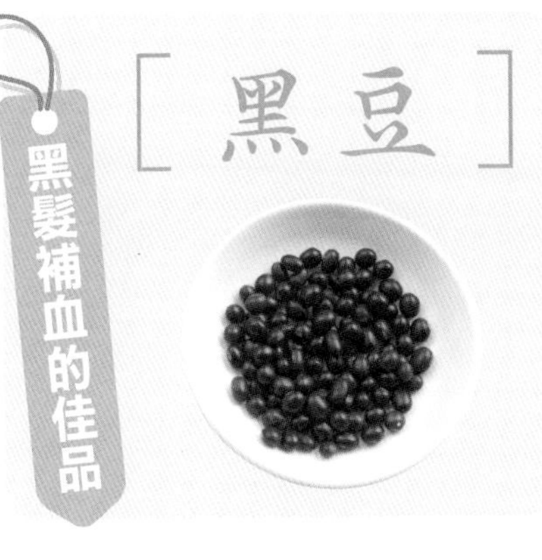

黑豆

盛產季節：12～3月

性味：平、甘、無毒　**歸經**：脾、腎

營養關鍵：

蛋白質、脂肪、碳水化合物、大豆皂苷、鈣與維生素A、B、C。

養生功效：

消除脹氣、活血解毒、解表清熱、滋養止汗。

黑豆又名「烏豆」，種皮有黑、綠兩種，以黑色的效果最佳。民間自古就有以黑豆作為治咳與氣喘之藥，呼吸系統功能不好的人可以常吃。李時珍說：「**黑豆入腎功多，故能治水，消脹，下氣，制風熱而活血解毒。**」現代科學研究證明，黑豆含大豆皂苷，具有解表清熱和滋養止汗的作用。黑豆所含的有效成分甚多，可防止皮膚產生黑斑與面皰，讓皮膚變得細致、有光澤，還可以改善畏寒虛弱症，對於精力消退與婦女產後乳汁缺乏都有幫助。

兒童、老年人、產婦、有掉髮問題的人與過敏性體質者、神經痛患者。

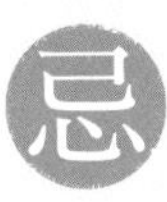

痛風及高尿酸病人應少吃。

養生食療

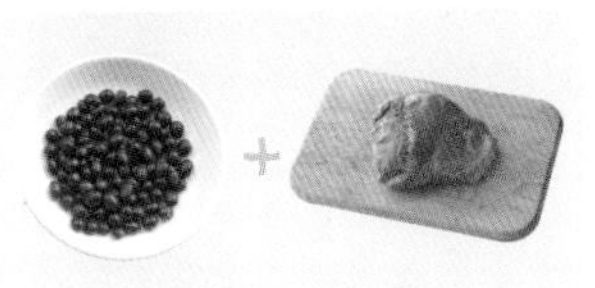

黑豆＋豬肉

用法 將黑豆100克與豬肉500克同煮至爛熟後，加少許鹽調味，即可食用。

功效：**對於老人腎虛耳聾、小兒夜尿會有改善。**

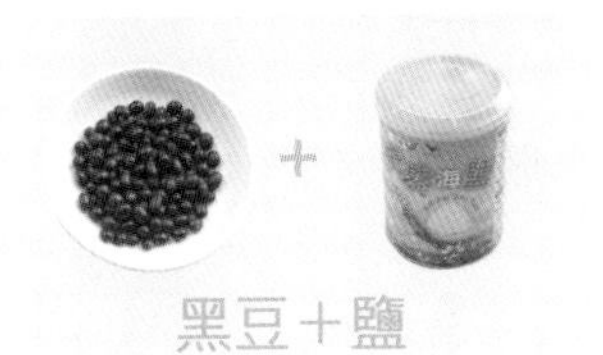

黑豆＋鹽

用法 黑豆500克洗淨，加水1000cc，以文火熬煮至熟後，取出黑豆放在盤子上，等豆粒乾時，撒細鹽少許，儲於瓷瓶中備用。每日2次，每次飯後6克，以溫開水送下。

功效：**可改善掉髮問題。**

中醫處方

改善老年白髮

- **黑豆適量**：黑豆反覆蒸熟曬乾 3 次。每日服用 2 次，每次服 5 克，經口嚼後，以淡鹽開水服用。

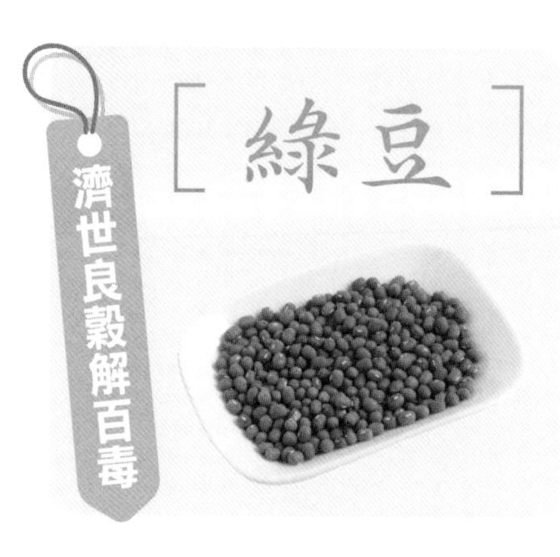

［綠豆］

- 盛產季節：8～9月
- 性味：涼、甘　歸經：心、胃

營養關鍵：

蛋白質、脂肪、醣類、鈣、磷、鐵、胡蘿蔔素及維生素 B_1、B_2。

養生功效：

清熱解毒、止渴消暑、利尿潤膚。

綠豆營養豐富、用途廣泛，被稱讚為「濟世良穀」、「食中要物」、「菜中佳品」，食用價值堪稱為穀豆中的佼佼者。最突出的用處是作為解暑飲料，可以很有效地解渴、消暑氣。把綠豆淘洗乾淨、陰乾，鍋內加水，用大火煮開後，再將綠豆放進鍋內煮，但不得在煮開時就馬上撈出，最好是將湯放冷後再加入少許蜂蜜或紅糖調味。赤日炎炎的夏天，人們在勞動之餘，汗流浹背之時，喝上一碗這種甘涼可口的綠豆水湯，頓時會覺得汗消熱解、渾身爽快。

綠豆的另一重要藥用價值是解毒。李時珍曾指出綠豆肉平皮寒，能解金石、砒霜、草木諸毒。此外，以綠豆殼做枕心，有清火、明目、降血壓的效果；綠豆花煎湯服下，可解酒精中毒（醉酒）等。

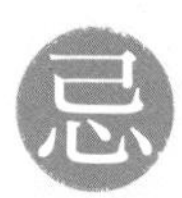

- **綠豆**較寒且有利尿效果，身體較虛弱與容易腹瀉、頻尿的人，宜酌量食用。
- **綠豆**具有解毒的效果，所以有在服用溫補中藥的人，最好避免食用，以免降低藥效。

養生食療

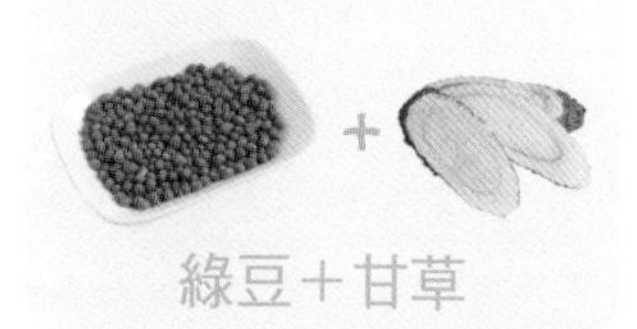
綠豆＋甘草

用法 綠豆100克洗淨，與甘草30克一起加水煎服。

功效：有助解毒、排除毒素。

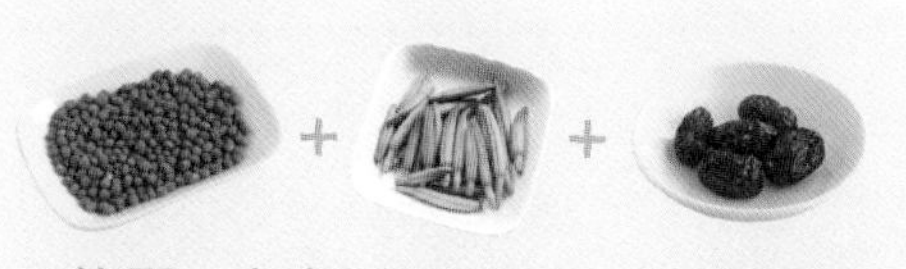
綠豆＋新鮮金針花＋去籽紅棗

用法 綠豆50克、新鮮金針花15克、去籽紅棗15克，加水500cc煎煮20分鐘後，即可食用。

功效：對於上吐下瀉會有改善。

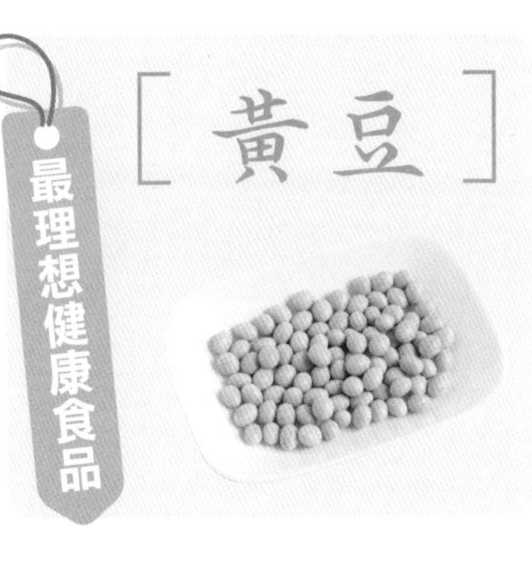

黃豆

盛產季節：1～12月
性味：平、甘　**歸經**：脾、胃

營養關鍵：

蛋白質、脂肪、卵磷質、纖維素、鈣、磷、鐵、鉀、鈉、賴氨酸、菸酸、維生素B群。

養生功效：

補胃腸、消腫、解毒、降膽固醇、防血管硬化、防高血壓、防心臟病、助神經發育與保健。

黃豆有「豆中之王」、「營養之花」的美稱，尤其豆漿是最理想的健康食品。黃豆的蛋白質比瘦豬肉高一倍多，與雞蛋、肉、奶中的蛋白質相似，含有人體必需的氨基酸，組成的比例也與人體需要的比例較為接近，在質和量上都可與動物蛋白質媲美，所以又有「植物肉」、「綠色牛乳」之譽。

黃豆含卵磷質，有益神經系統的發育和保健；黃豆中的鈣、磷、鐵，對正在發育的兒童和易患骨質疏鬆的老年人，以及缺鐵性貧血患者，特別相宜。

兒童、老年人、骨質疏鬆症患者、缺鐵性貧血患者、高血壓病人、心臟病人、動脈硬化患者。

- **生黃豆**因含有多種對人體有害的物質，如胰蛋白酶抑制物、紅血球凝集素等，會影響營養成分的消化吸收，所以不能生食，但這些物質都怕熱，隨著加熱程度和食用方法的不同，這些物質可遭到不同程度的破壞，並能提高其營養成分的利用程度。

養生食療

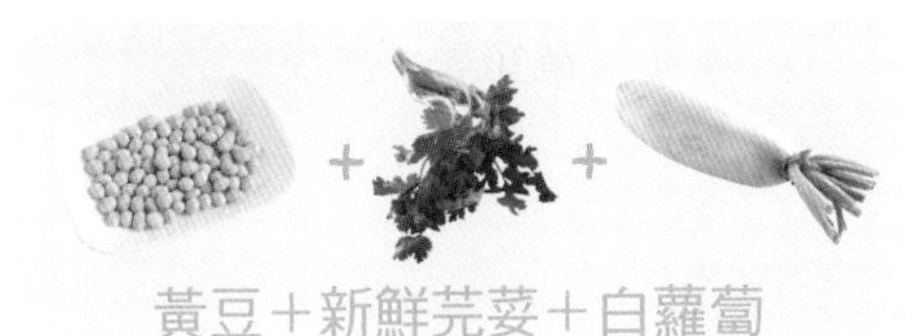

黃豆＋新鮮芫荽＋白蘿蔔

用法 黃豆50克、新鮮芫荽15克（或蔥白3根）與白蘿蔔3片與水200cc同煮，趁溫飲用。

功效：有助於防治感冒。

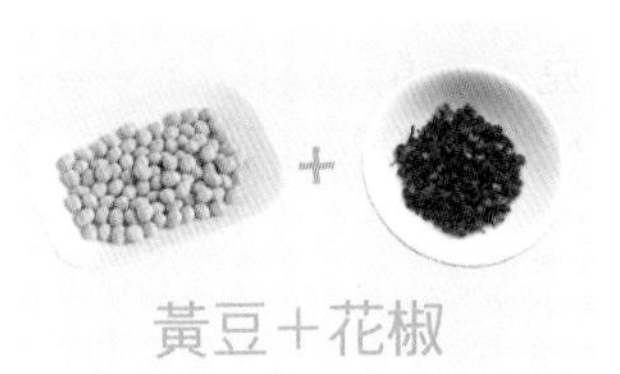

黃豆＋花椒

用法 黃豆30顆、花椒粒適量放入鍋中，加入水200cc，用小火熬煮30分鐘後，去渣取汁，直接飲用。

功效：對於胃痛會有改善。

芝麻

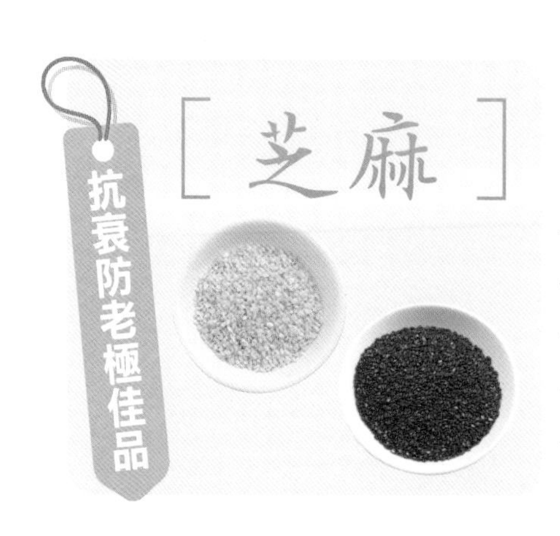

盛產季節：6～7月、9～10月
性味：平、甘 **歸經**：肝、腎、大腸

營養關鍵：

蛋白質、脂肪、鈣、磷、鐵、油酸、亞油酸、亞麻酸、維生素E。

養生功效：

開胃健脾、助消化、消飽脹、降血壓、順氣和中、平喘止咳、治神經衰弱、抗衰老。

芝麻具有多功能、抗衰老的秘密，鐵的含量驚人，是各種食物之冠，古人認為芝麻能「填精」、「益髓」、「補血」，其根據在於此。

芝麻中含有多種抗衰老物質，如油酸、亞油酸、亞麻酸等不飽和脂肪酸，其中的天然維生素E是具有重要價值的營養成分，主要生理作用是抗氧化作用，可以阻止體內產生過氧化脂質，從而維持含不飽和脂肪酸比較集中的細胞膜的完整和功能正常，也可以防止體內其他成分受到脂質過氧化物的傷害，此外還可以減少體內脂褐質的積累。這些都可以發揮延緩衰老的作用。

老年人、產婦、高血壓病人，與有皮膚枯燥、營養不良、胃寒肢冷等問題的人。

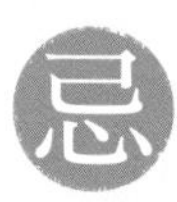

芝麻性燥熱，患有熱燥性咳嗽、腹瀉的人不宜多吃。

養生食療

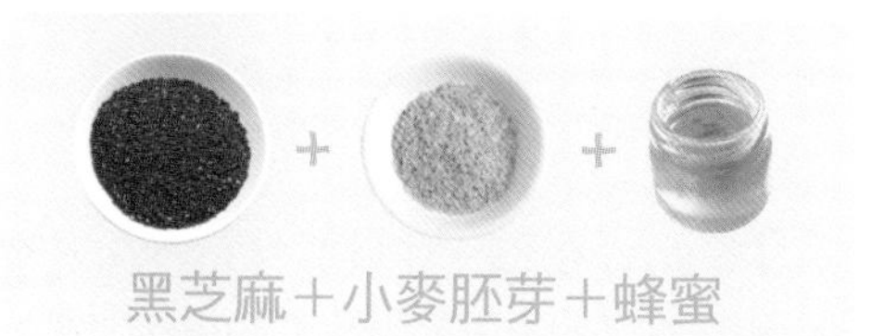
黑芝麻＋小麥胚芽＋蜂蜜

用法 黑芝麻50克、小麥胚芽30克用小火焙炒乾燥，碾成粉末，再加入蜂蜜40cc及冷開水100cc攪拌均勻即可。

功效：**具有滋養肌膚、髮絲，及預防皮膚乾燥的效果。**

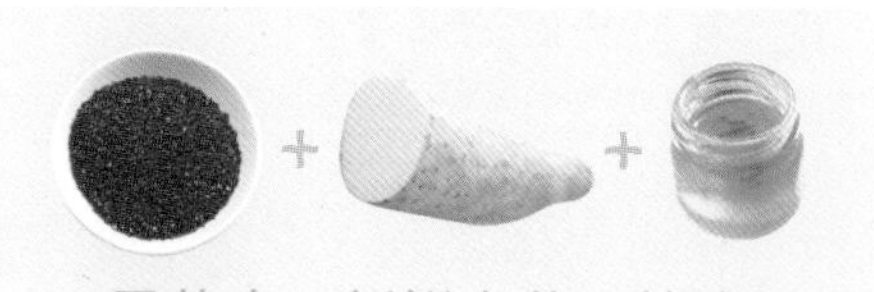
黑芝麻＋新鮮山藥＋蜂蜜

用法 黑芝麻30克、新鮮山藥20克用文火焙炒乾燥，碾成粉末，再加入蜂蜜20cc及冷開水100cc攪拌均勻即可食用。

功效：**對於頭暈、腰痠、慢性神經炎、末稍神經麻痺會有明顯的改善。**

健康小博士

富含卵磷脂的芝麻香油

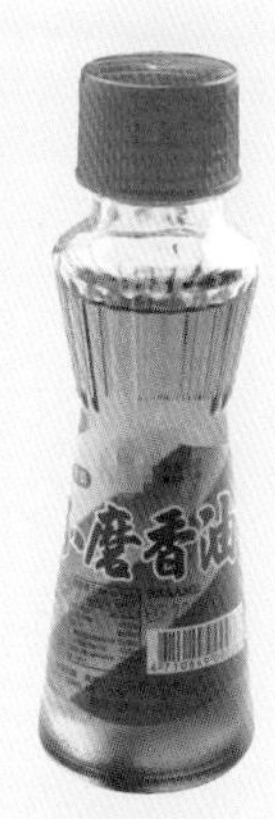

由芝麻煉製的芝麻香油色澤金黃、味美可口，是各種蒸、燉、涼拌等菜餚中最美味的調味品。

但你可能不知道，芝麻香油中含有豐富的卵磷脂，不但可以防止頭髮過早變白和脫落、維持頭髮秀美，還能夠潤膚美容，促進人體保持和恢復青春的活力，且味甘、平，具有解熱毒、食毒、蟲毒、生肌、通便等功能，而被廣泛應用於食療。

芝麻有黑芝麻和白芝麻的區別，黑芝麻色澤烏黑發亮，白芝麻色澤潔白，兩者之藥理藥效完全一致，並無差別。

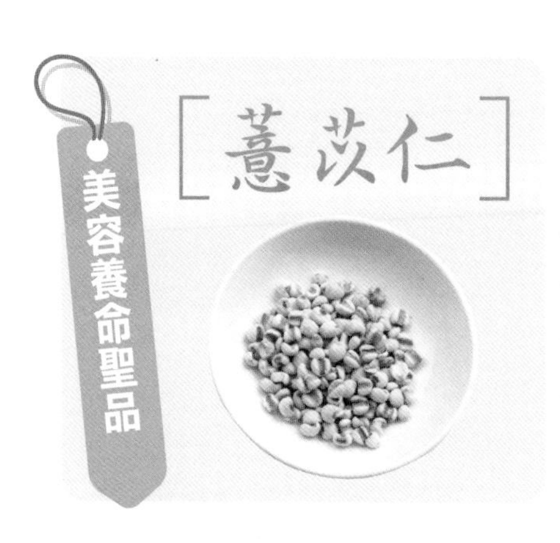

薏苡仁

盛產季節：10～12月
性味：微寒、甘　歸經：脾、胃、肺

營養關鍵：
蛋白質、脂肪、碳水化合物、薏仁素、薏仁酯、氨基酸與維生素 B_1。

養生功效：
強胃整腸、治療便秘、促進通便、淨血、排出水分、促進新陳代謝。

薏苡仁又名「薏米」，對人體的「排水機能」有相當好的調節作用，肺病患者常食可解除胸膈部位的鬱結所引起的胸悶侷促感，使肺部得以舒張。薏苡仁不但有清熱的效果，也具有去濕的作用，無論寒熱體質都適用。而《神農本草經》將薏苡仁當作養命藥，列為上品，指出有補虛、益氣、輕身的作用。薏苡仁的最大特色是補身、排出水分，所以從心臟、腎臟到水腫、腳氣病、風濕、關節炎等都廣泛使用。

現在市面上，薏苡仁有分紅、白兩種，其實營養成分都一樣，不過，根據形象學的觀念，婦女朋友為了養血、美容，購買時大多會選擇紅薏仁。

有身體水腫問題的人、風濕病人、關節炎患者。

懷孕初期的婦女須禁食薏苡仁，因為薏苡仁會引起子宮收縮，而導致流產。

養生食療

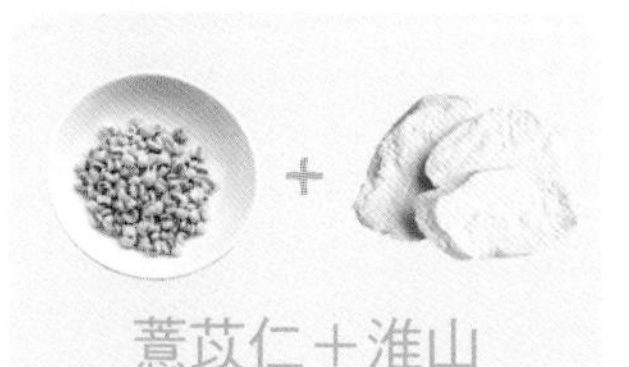
薏苡仁＋淮山

用法 將薏苡仁與淮山以3：2的比例混合、磨成粉即可。每餐前，以1大匙粉沖泡開水，直接飲用。

功效：對於糖尿病會有改善。

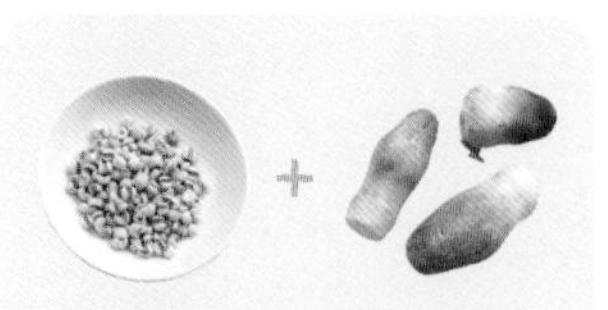
薏苡仁＋草菇

用法 薏苡仁80克、草菇10克都洗淨，加水300cc煮30分鐘後，去渣，只喝湯。

功效：具有清熱利尿的效果，對於肝炎黃疸、急慢性腎炎水腫會有改善。

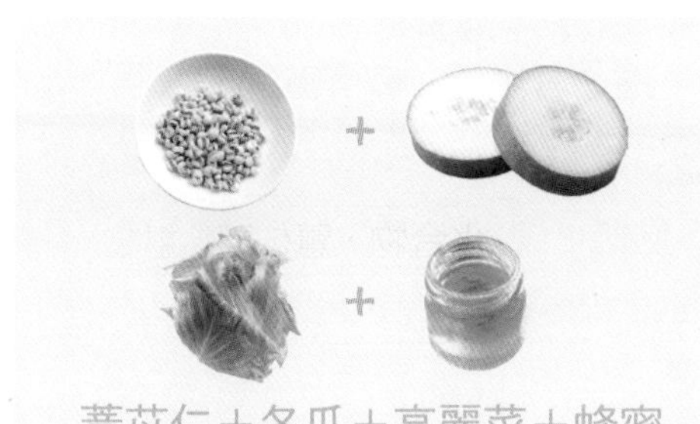
薏苡仁＋冬瓜＋高麗菜＋蜂蜜

用法 薏苡仁80克、冬瓜50克、甘藍菜30克都洗淨，加水1000cc煎煮30分鐘後，去渣取汁，加蜂蜜20cc調勻。直接飲用。

功效：含有靛基質（indoles）的化合物，可以增強腎上腺皮質功能，對於肌肉、關節的痠痛有效，更可以預防癌症。

中醫處方

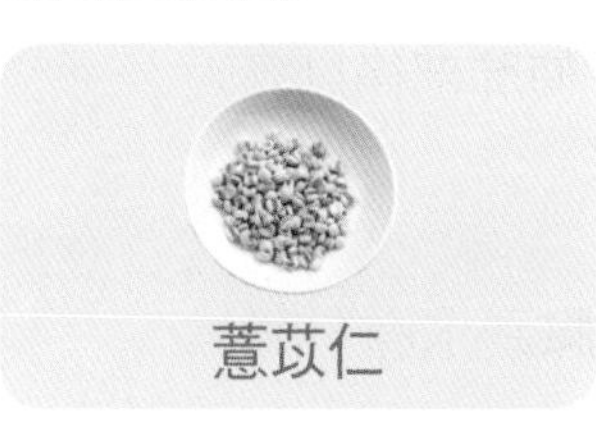
薏苡仁

有助於美肌、強壯身體

- 薏苡仁 50 公克，放在平底鍋輕炒至熱，再煮成粥即可，也可以加些米同煮粥。

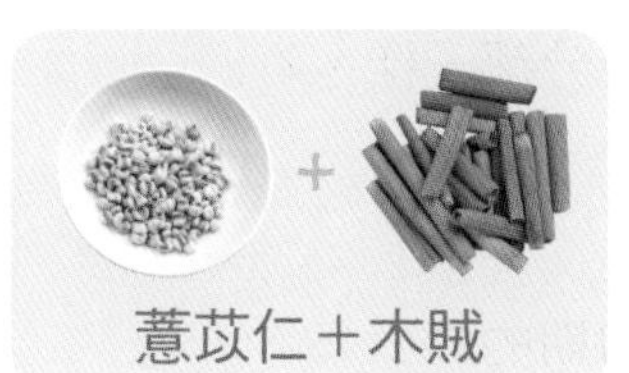
薏苡仁＋木賊

改善長疣的情況

- 薏苡仁 100 克＋木賊 50 克，加水一起煮 30 分鐘，去渣取汁，代茶隨時飲用。

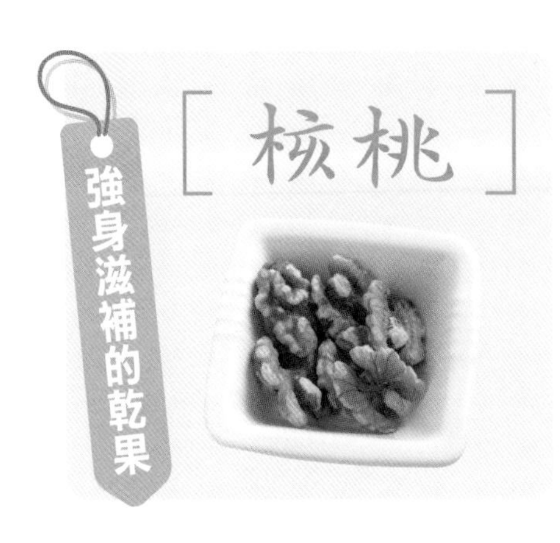

強身滋補的乾果

核桃

盛產季節：6～8月
性味：溫、甘、澀 **歸經**：腎、肝、肺

營養關鍵：

蛋白質、脂肪、碳水化合物、鈣、磷、鐵、亞油酸甘油酯、胡蘿蔔素、核黃素等。

養生功效：

滋補身體、補氣養血、潤燥化痰、溫肺潤腸、散腫消毒、強腎補腦、健體長壽、降低膽固醇。

核桃仁營養豐富，核桃仁的脂肪主要成分是亞油酸甘油酯，含少量亞麻酸及甘油酯，常食不但不會升高膽固醇，還能減少腸道對膽固醇的吸收，是非常好的滋補品。

核桃仁有很高的醫療效果，不但可在臨床上應用於治療肺腎兩虛、久咳痰喘、陽痿遺精、小便頻數，或婦女痛經、血崩、乳汁不通，治療神經衰弱、失眠多夢，以及便秘、痔瘡腫痛、頭瘡等，還可配合其他藥物，用於治療消化系統、循環系統及一些皮膚疾病。

孕婦、有便秘問題的人、有失眠問題的人、有高膽固醇問題的人。

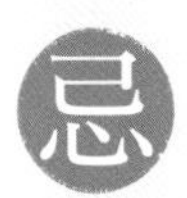

有流鼻血、腹瀉問題及痰黃內熱的人。

- **核桃仁**含油量高，有腹瀉問題的人不宜多吃，否則病情會加重。

養生食療

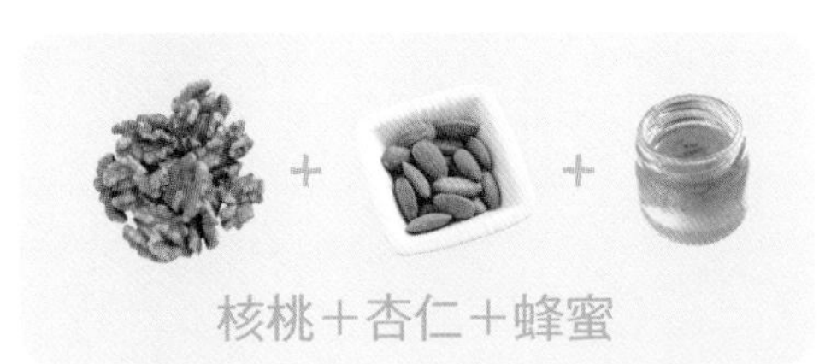

核桃＋杏仁＋蜂蜜

用法 核桃80克、韭菜花60克一起炒熟，即可食用。

功效：具有補腎壯陽的效果，對於陽痿、性功能減退、記憶力衰退會有改善。

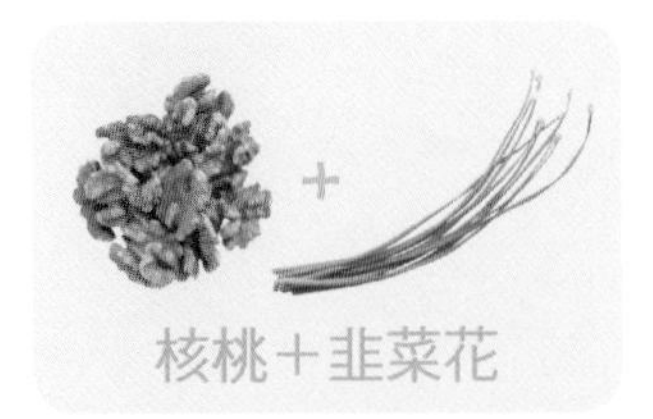

核桃＋韭菜花

用法 核桃50克、杏仁30克以文火焙炒至熟，碾成粉末，加入蜂蜜20cc及50cc的冷開水，拌勻即可食用。

功效：具有潤腸通便的效果，對於便秘、痔瘡腫痛會有改善。

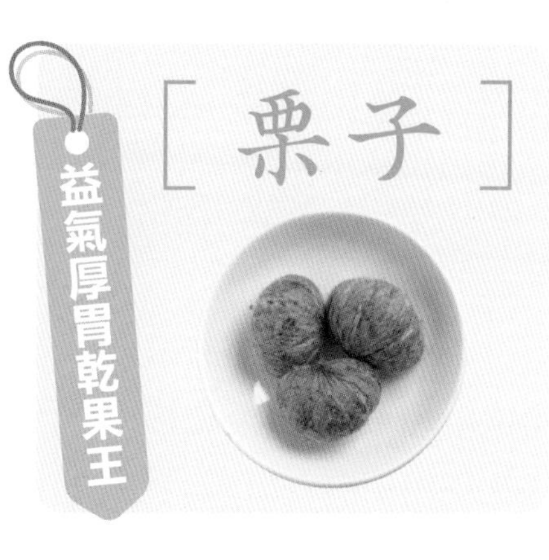

栗子

盛產季節：8～10月

性味：溫、甘　**歸經**：脾、胃、腎

營養關鍵：

蛋白質、脂肪、澱粉、胡蘿蔔素、菸酸及維生素 B_1、C。

養生功效：

滋補、益氣、厚胃、補腎、活血、滋補。

栗子具有很高的營養價值，被列為藥用上品，對人體有較好的滋補功能，價格卻很低廉。

每天早晚各吃**新鮮栗子**1～2顆，細嚼慢咽，久之可治老年腎虧、小便頻數；**栗子炒熱**，適量常食，可治口角炎、舌炎、唇炎、陰囊炎等核黃素缺乏症；**栗子磨粉**煮粥加糖，可治幼兒腹瀉；**新鮮栗子搗泥**，日食數枚，可治小兒腳軟無力。

宜：兒童、老人、核黃素缺乏症患者。

忌：糖尿病人以及有病態性肥胖、脂肪肝、心臟肥大等問題的人要少吃。

養生食療

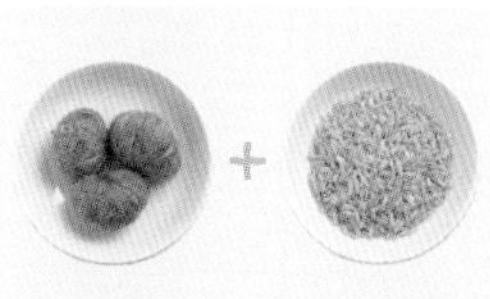

新鮮栗子＋糙米

用法 栗子80克、糙米40克加水1000cc煮到熟後，加入蔥白及鹽少許，即可食用。

功效：對於消化不良、咳嗽氣喘會有改善，亦能補腎、強筋壯骨。

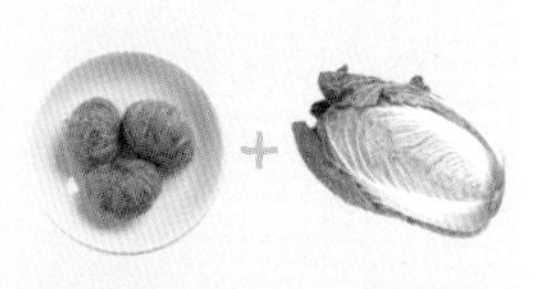

新鮮栗子＋大白菜

用法 新鮮栗子100克煮至半熟，剝殼、切對半；大白菜100克洗淨、切小片。取湯鍋放入橄欖油50cc，先放入栗子炒熟，再加入大白菜炒熟，加水500cc及適量的鹽、醬油煮到湯滾即可食用。

功效：有補脾益腎、止血的效果，對於脾胃虛弱、消化不良、腎虛腰膝無力會有改善。

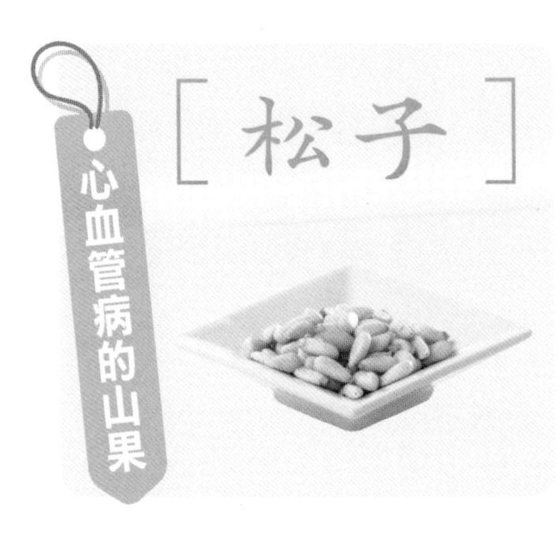

[松子]

盛產季節：10～12月 **性味**：溫、甘、無毒 **歸經**：肝、肺、大腸

營養關鍵：

蛋白質、脂肪、碳水化合物、鈣、磷、鐵、維生素。

養生功效：

祛風澤膚、潤肺止咳、潤腸通便、預防心血管疾病、滋補強身、延年益壽。

松子既是美味食品，又是食療佳品，歷來受到推崇。《隨息居飲食譜》讚譽它：「補氣充飢，養液熄風，耐飢溫胃，通暢辟濁，下氣香身，當益老人，果中仙品。」其醫療價值在我國醫書上屢有記載。例如，《名醫別録》說：「松實主風痹、塞氣、虛羸、少氣，補不足。」《開寶本草》說，松子主治「骨節風，頭暈，去死肌，變白，散風氣，調五臟，不飢。」李時珍則說，松子可「潤肺，治燥結咳嗽。」

松子雖非「仙品」，但其營養和藥用價值確實非比一般。松子所含的脂肪，大部分為油酸、亞麻油酸等不飽和脂肪酸，對人體有益無損，對預防心血管疾病尤有良好作用，經常適量吃些松子，不但可以增加營養，而且可以收到滋補強身、延年益壽的功效。

老年人、有便秘問題的人、有心血管疾病的人、風濕病人。

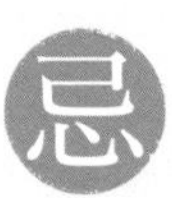
遺精及濕痰患者忌食。

養生食療

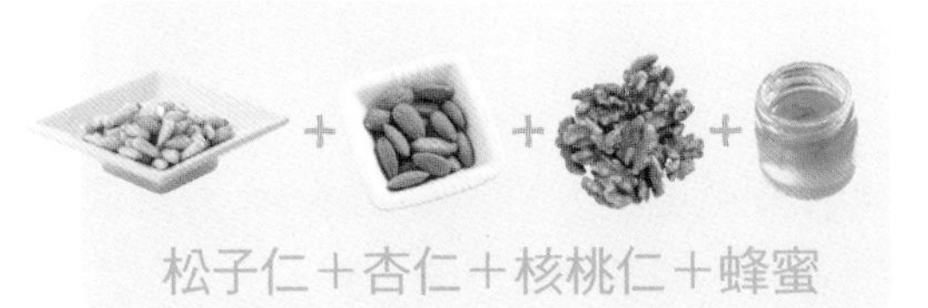
松子仁＋杏仁＋核桃仁＋蜂蜜

用法 將松子仁、杏仁、核桃仁各30克以文火焙炒至熟，碾成粉末，加入50克蜂蜜，混勻後，放入乾淨的瓶內。每日服用2次，每次6cc，飯後以開水送服。

功效：改善肺燥咳嗽、乾咳無痰者。

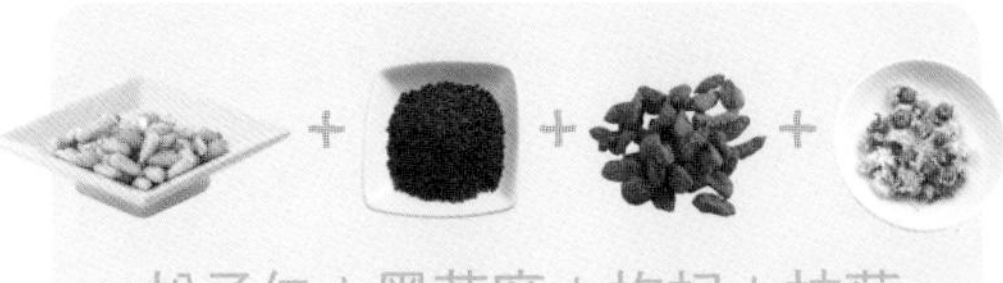
松子仁＋黑芝麻＋枸杞＋杭菊

用法 松子仁、黑芝麻、枸杞、杭菊各15克加適量的水一起煮30分鐘。每日1劑。

功效：對於肝、胃虛引起的頭暈眼花會有改善。

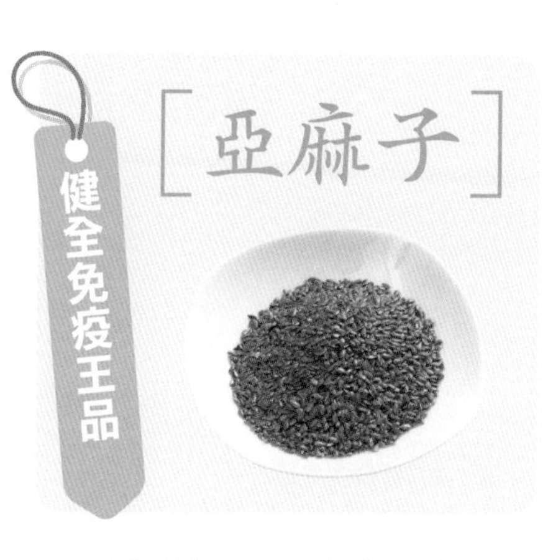

健全免疫王品

亞麻子

盛產季節：6～8月
性味：平、甘　**歸經**：肝、胃、大腸

營養關鍵：

ω-3多元不飽和脂肪酸、鎂、纖維、木酚素、植物固醇、酚酸、植酸。

養生功效：

降膽固醇、減少三酸甘油脂、預防血栓、調節免疫力、健全細胞膜。

從亞麻子（仁）萃取出來的亞麻仁油含有豐富的纖維質，可軟化大便、預防便秘，幫助排便順暢，且其纖維質能清除腸道黏液，避免消化道被黏液堵塞，維護黏膜及大腸的健康，減少膽固醇與三酸甘油脂的吸收，維持理想體重。重要的是，其中所含的ω-3多元不飽和脂肪酸是人體不可或缺的必需脂肪酸，是降低血脂與血壓、健全細胞膜及人體內合成各種荷爾蒙必要的營養素。

兒童、青少年、中老年人等及有肥胖問題的人。

消瘦、體弱者及有缺鐵性貧血的人。

- **亞麻仁油**有「健康魚油」之稱，忌高溫炒炸必須冷藏。

養生食療

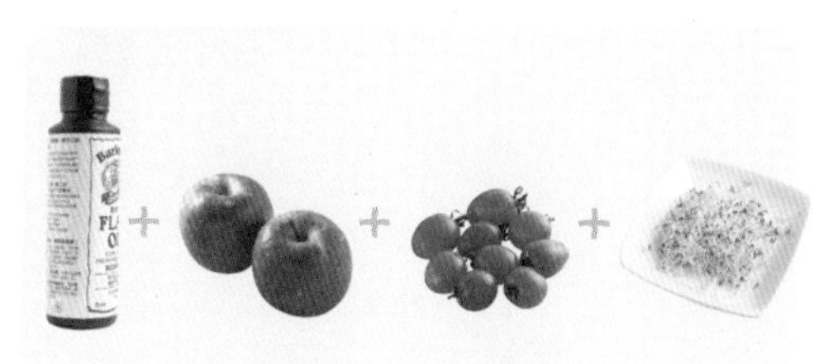

亞麻仁油＋蘋果＋小番茄＋苜蓿芽

用法 蘋果1/2顆削皮、切塊，與亞麻仁油20cc、小番茄6顆、苜蓿芽50克、冷開水300cc，放入果汁機攪打成汁即可飲用。

功效：具有降低膽固醇及三酸甘油脂、活化腦細胞、增強記憶力的效果。

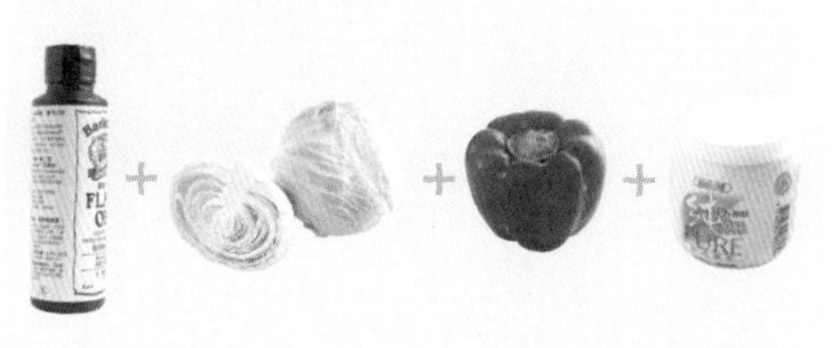

亞麻仁油＋高麗菜＋紅甜椒＋優格

用法 適量的高麗菜、紅椒洗淨、切細絲放在盤子上，淋上優格（選擇喜愛的口味）與亞麻仁油即可食用。

功效：具有消除疲勞、提升抗病力、排出體內廢物、減重輕身的效果。

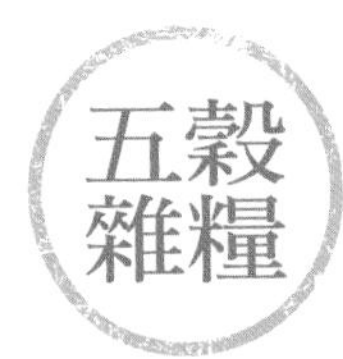

補虛正氣湯〔治身體虛損、補元氣、健脾胃〕

適應症 勞倦內傷、五臟虛衰、年老體弱、久病消瘦、心慌氣短、體虛自汗、慢性腹瀉、脾虛久痢、食慾不振、氣虛浮腫等氣衰血虛之症。

服　法 每天早、晚餐前空腹食用。以5日為1療程，每次療程必須間隔2～3日。

禁　忌 1〉有體內發炎、發燒症狀的人忌食。
2〉服粥期間，忌食白蘿蔔。

材　料
- 糙米……50克
- 水……500cc

藥　材
- 炙黃耆片……20克
- 人參片……5克

調味料
- 砂糖……適量

做　法

1〉糙米洗淨，浸泡冷水一個晚上，隔日瀝乾水分，備用。

2〉將黃耆片、人參片以冷水沖淨，用冷水100cc浸泡30分鐘後，再加水500cc，放入鍋內煮30分鐘煮出濃汁後，除去黃耆藥渣、取汁。

3〉再與糙米一同加水煮粥，粥熟後，加入砂糖拌勻，即成。

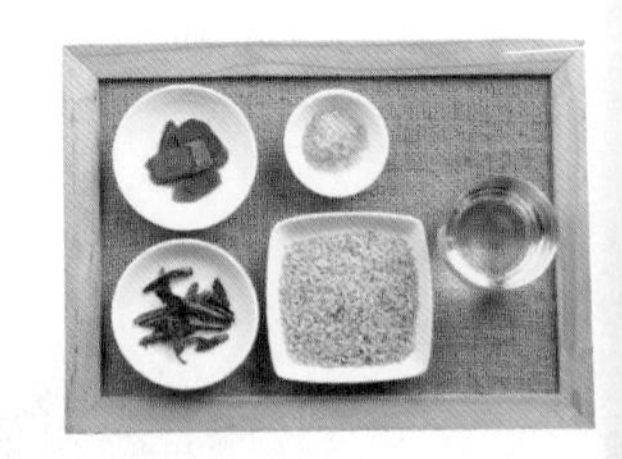

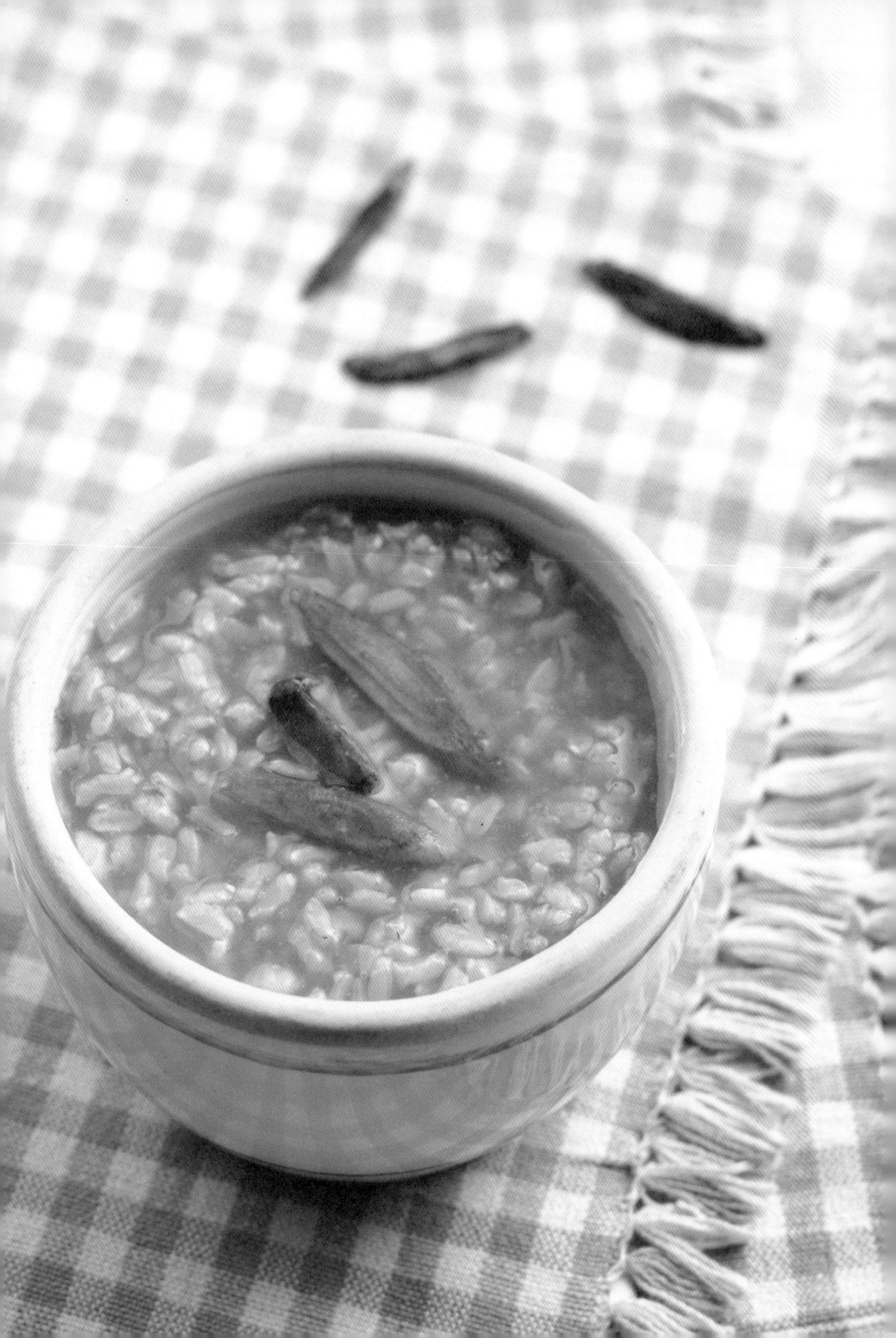

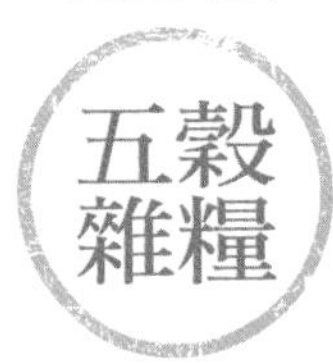

三穀桂圓粥〔健脾開胃、補益氣血〕

適應症 脾胃虛寒、營養不良、體質虛弱、消渴多尿、自汗便溏等症。有體質虛弱、營養不良問題的人不妨長期服用，會有不錯的效果。

服　法 每日早、晚食用，可作為主餐食用。

禁　忌 有便秘及消化性潰瘍的人少吃。

材　料

- 薏苡仁……30 克
- 紫米……60 克
- 燕麥……60 克
- 桂圓（龍眼乾）25 克
- 水……適量

藥　材

- 去籽紅棗……9 顆

調味料

- 紅糖……20 克

做　法

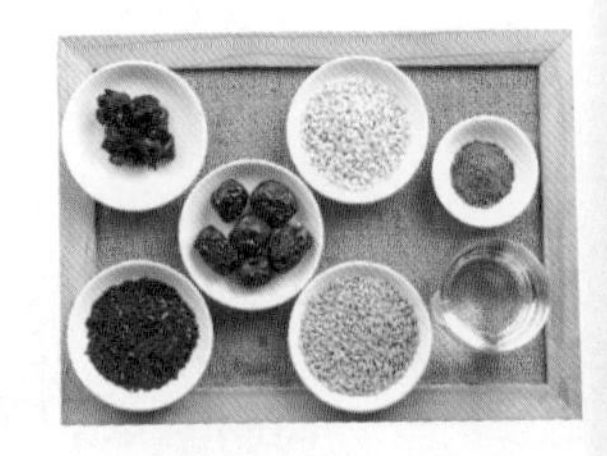

1〉將薏苡仁、紫米、燕麥分別淘洗乾淨，浸泡冷水 4 ～ 6 小時，瀝乾水分，備用。
2〉去籽紅棗洗淨，切成 4 瓣。
3〉薏苡仁、紫米、燕麥加入清水一起煮沸，以小火煮至米熟，加入紅棗、桂圓（龍眼乾）、紅糖，一起熬煮成粥，即成。

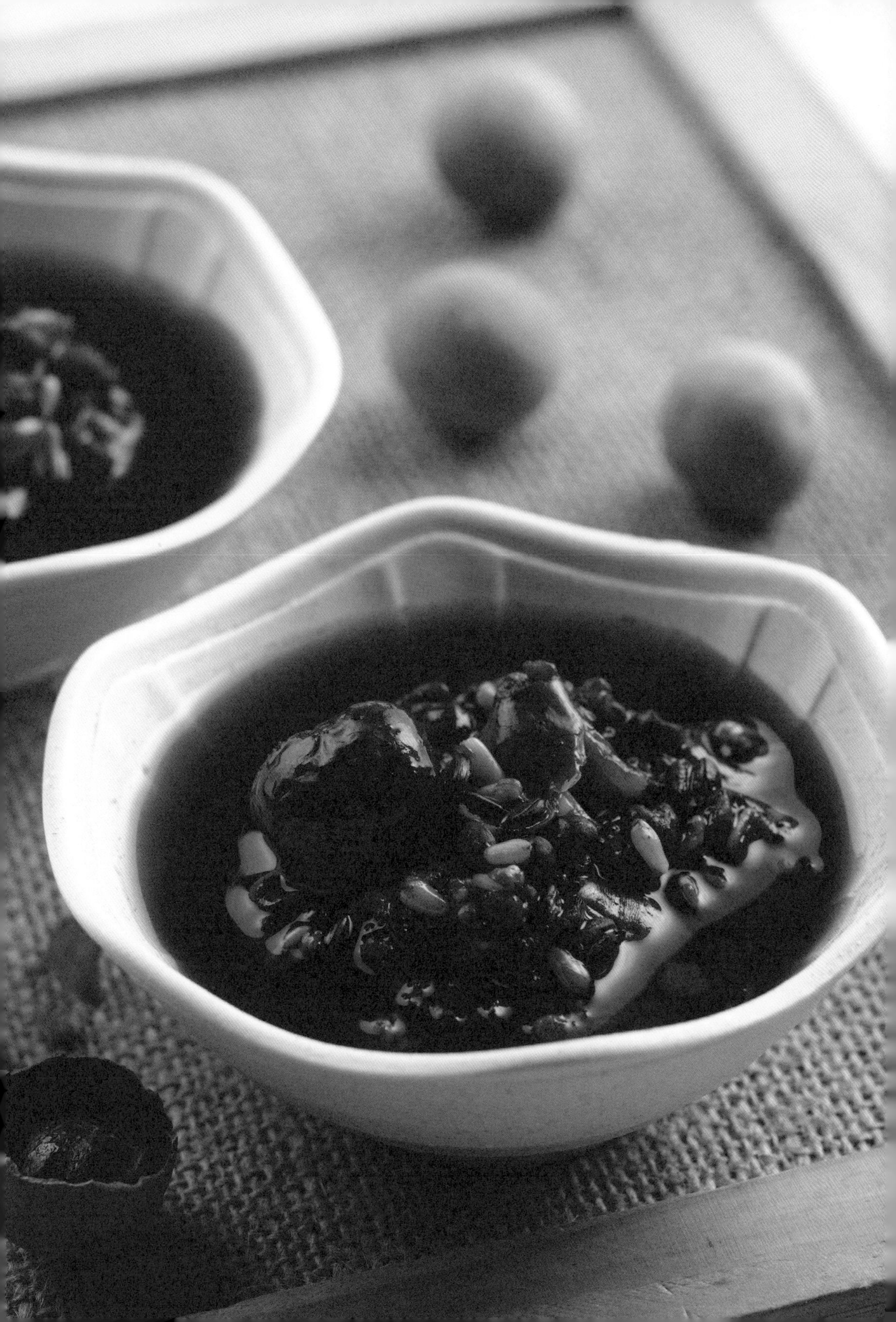

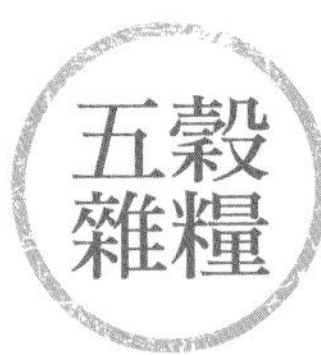

參耆蕎麥粥〔益氣健脾〕

適應症 年老體虛，或病後氣虛、神疲倦怠、食慾不振、氣短心悸問題的人；有慢性腹瀉及婦女月經先期、色淡量多的人也適合服用。

服法 每日早晚服用 1 次，可連續服食 7 日。

禁忌 有急性或慢性胃腸炎的人忌服。

材料

- 蕎麥……30 克
- 小米……30 克
- 水……500cc

藥材

- 人參……6 克
- 黃耆……20 克
- 去籽紅棗……10 克

調味料

- 紅糖……20 克

做法

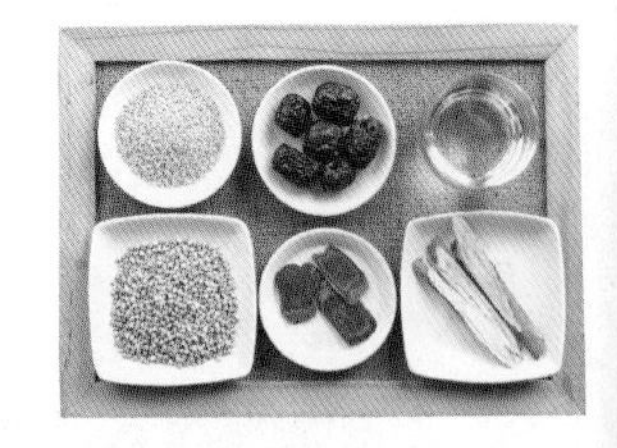

1〉人參、黃耆以冷水沖淨，加水 500cc，以文火燉煮至剩約 350cc 的份量，除去藥渣。
2〉蕎麥洗淨，浸泡冷水約 3 小時，瀝乾水分，備用。
3〉取藥汁，加入紅棗、蕎麥、小米一起煮至爛熟成粥狀，即可食用。

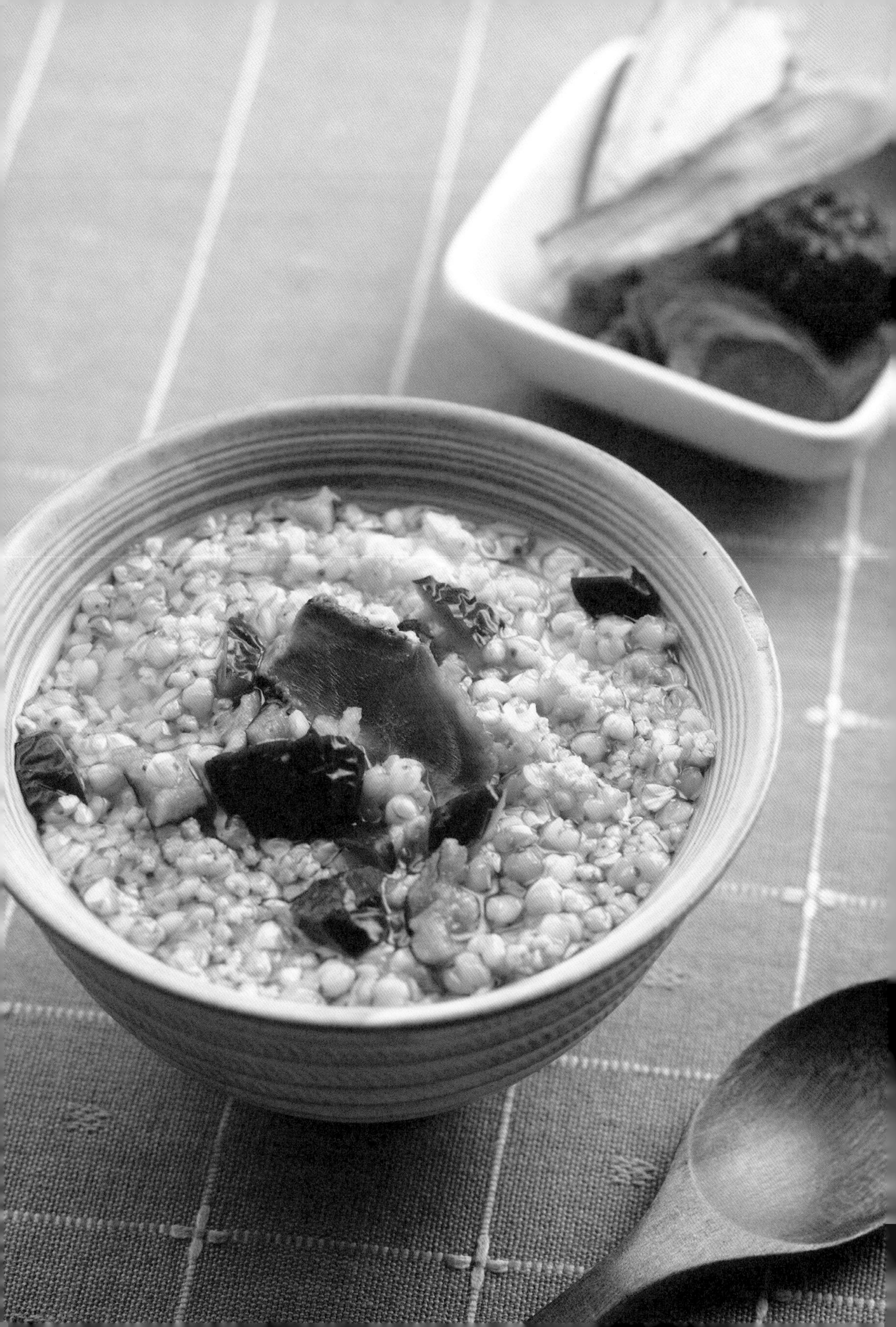

專屬您的養生筆記

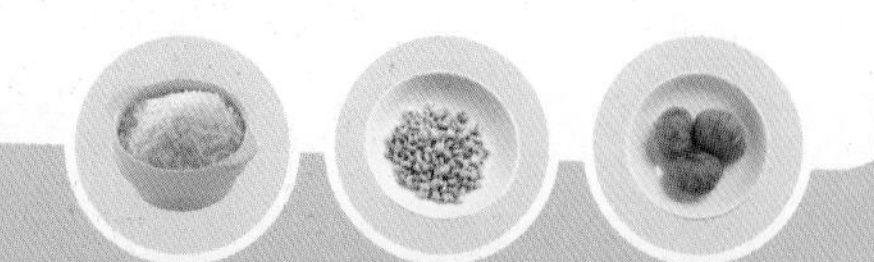

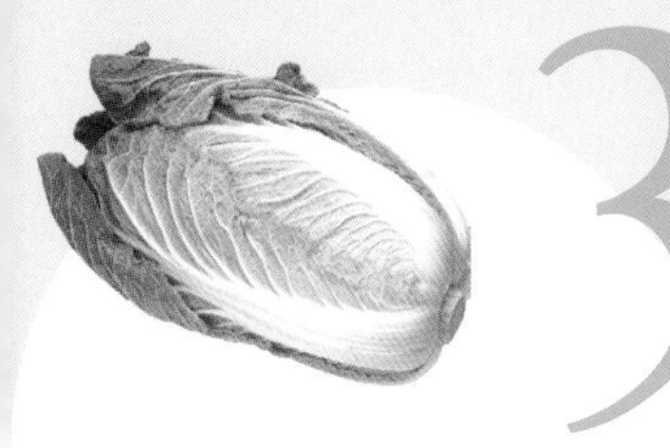

3 PART 當令蔬菜健康吃

從古至今，農民們就是依循著四時節氣的變化，栽種適合季節的作物，避免農害，又能豐收。古諺有云：「正月蔥、二月韭、三月莧、四月蕹（空心菜）、五月匏（葫蘆瓜）、六月瓜（絲瓜）、七月筍、八月芋、九芥藍、十芹菜、十一蒜、十二白（大白菜）。」

現代農業發達，靠著新技術，一年四季都可以吃到非當季的蔬果，其實，過早或過晚出現在市場裡的蔬果違背了大自然時序的定律，對人們食用的效果會大打折扣。農夫種植非當季的農作物，為了讓作物更容易存活，就必須使用更多的農藥、肥料，才能養得好。真正自然、健康的蔬果作物應該生長在適當的氣候下、土壤中，飽飲天地間自然的精華，營養充足了，就會長得又結實又新鮮，價格也會因為當季盛產的關係而便宜。

購買或食用新鮮的、在地的、當季 的蔬果，無論對環境或對健康，都是一種環保的態度。隨著四季變化，吃當季、本地的蔬菜，才是最美的滋味！

當季蔬菜營養又美味

依照自然運行的法則，當季盛產的蔬菜是含有最豐富的營養素，也最適合當時的節令氣候食用，即使不是當季的蔬菜，會使用化學或生物科技方式來幫助其生長，對人體也必然不好，所以若能夠依照當令當季取食，不僅可提供維護健康的營養素，更可幫助身體保持最佳狀態、讓體能達到巔峰！

蔬菜的養生&宜忌

如彩虹般幻麗多彩的蔬果是上天給予我們最大的寶藏，也是天地間為人類準備之最佳的天然良藥，只要每日均衡，並多樣地攝取就能幫助人體遠離大部分疾病侵害與抵抗衰老。

蔬菜富含各種營養素與纖維質，能夠幫助內臟機能的活化，並加速排除人體內的老舊廢物、淨化血液、提升人體的免疫力。想要預防疾病、排除體內毒素，何必拚老命吞維他命呢！其實，只要三餐多吃蔬菜、天天吃蔬果，身體自然強健，根本不怕疾病來敲門。

不過吃蔬菜也是有學問的，一年四季，蔬菜種類這麼多，怎麼吃最好，若能按照時序節令，配合身體的狀況，細心挑選當令、本地的食材是最理想的，既能讓身體在最恰當的時機獲得最需要的營養，又能避免非當令蔬菜過度用藥的侵害，輕輕鬆鬆坐享養生良效。

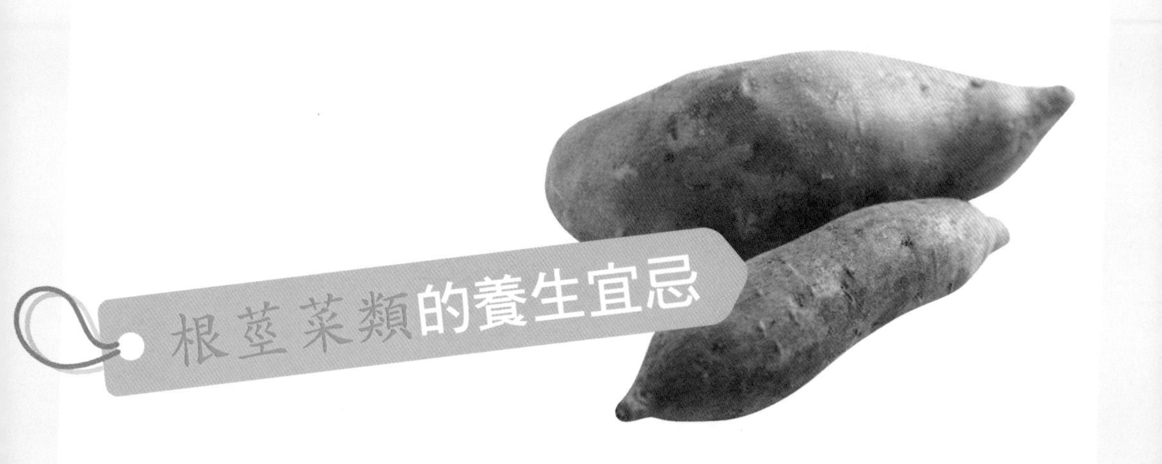

根莖菜類的養生宜忌

如果遇到氣候不好、蔬菜欠收時，根莖類蔬菜是餐桌上的最好選擇。耐久放的特質讓傳統農家裡，幾乎天天都見得到根莖類蔬菜上餐桌，有時候是新鮮現煮的，有時候是醃漬過的，既可以作為主菜、主食，如地瓜、芋頭，有時又可以當作配菜，如青蔥、胡蘿蔔。

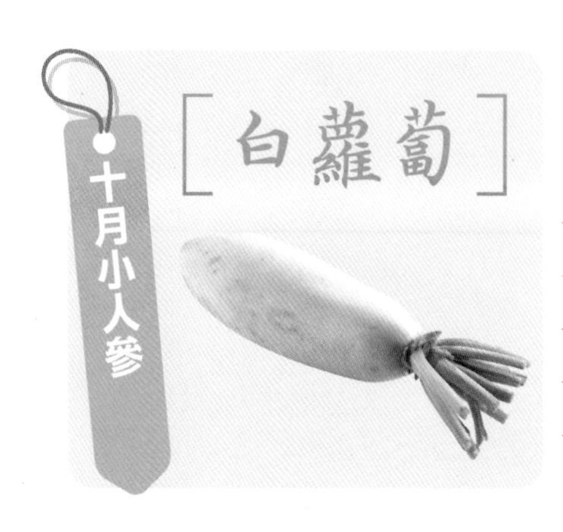

盛產季節：11～12 月
性味：涼、甘、辛　**歸經**：肺、脾、胃

營養關鍵：

蛋白質、醣類、鈣、磷、鐵、糖化酶、芥子油、木質素及維生素 A、C。

養生功效：

健胃消化、增進食慾、止咳去痰、除燥生津、清熱解毒、利大小便、促進血液循環、抗癌。

白蘿蔔素有「十月小人參」的美名，擁有很強的行氣功能，並且含有多種營養素：糖化酶能夠分解食物中的澱粉，幫助人體充分吸收、減少浪費；芥子油則可以促進胃腸蠕動、增進食慾、幫助消化，適量吃些蘿蔔，可以治療食積、胸悶及消化不良；木質素能提高人體巨噬細胞的活力，吞噬癌細胞；多種氧化酶能分解會致癌的亞硝胺，避免細胞癌化。

有便秘問題的人、有肥胖問題的人、減重者、高血壓病人、糖尿病人、癌症病人。

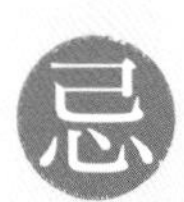

白蘿蔔性涼，脾胃虛弱的人、消化不良者、腹瀉者、腎臟病人。

- **白蘿蔔**不可與人參、地黃、何首烏同時食用，會影響藥效。
- **白蘿蔔**中所含的酵素與維生素 C 都不耐熱，生食可以保留比較完整的營養素。

養生食療

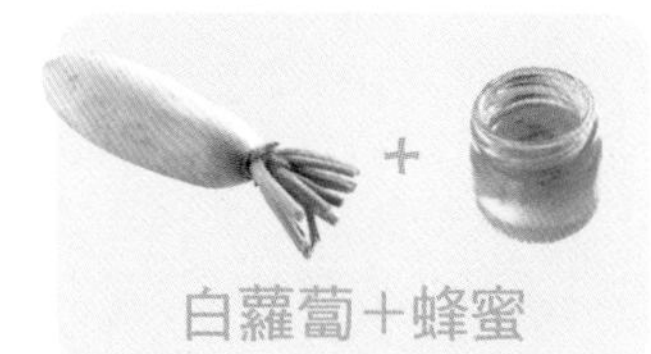
白蘿蔔＋蜂蜜

用法 白蘿蔔汁150cc煮至滾後，待冷，加入蜂蜜25cc調勻，即可飲用。

功效：對於哮喘會有改善。

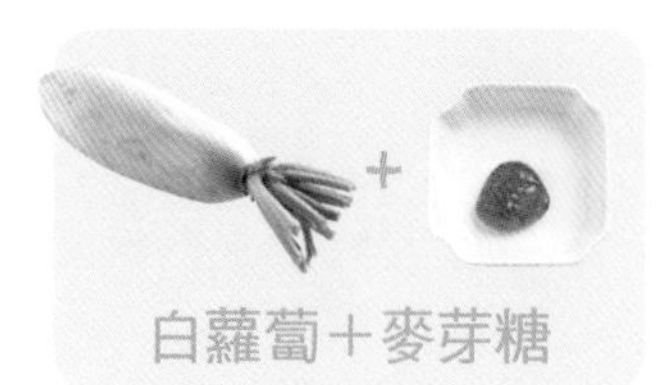
白蘿蔔＋麥芽糖

用法 新鮮白蘿蔔洗淨、搗爛，榨汁約300cc，加入麥芽糖30克，隔水加熱至熟，趁熱飲用。

功效：具有清熱化痰、止咳、潤燥的功效，有助於改善支氣管炎、風熱咳嗽、咽喉炎。

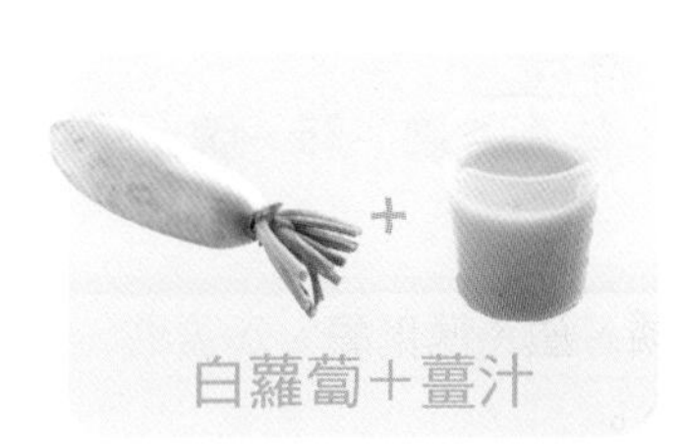
白蘿蔔＋薑汁

用法 白蘿蔔汁80cc、薑汁5cc混合調勻，餐後飲用。

功效：對於喉嚨痛、聲音沙啞及胃痛會有改善。

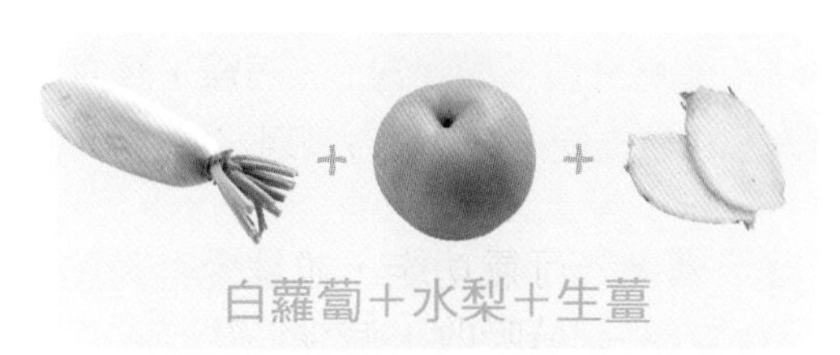
白蘿蔔＋水梨＋生薑

用法 白蘿蔔10克、水梨10克、生薑10克全部切片，加水800cc煮30分鐘後取汁。代茶飲用。

功效：對於咳嗽痰多會有改善。

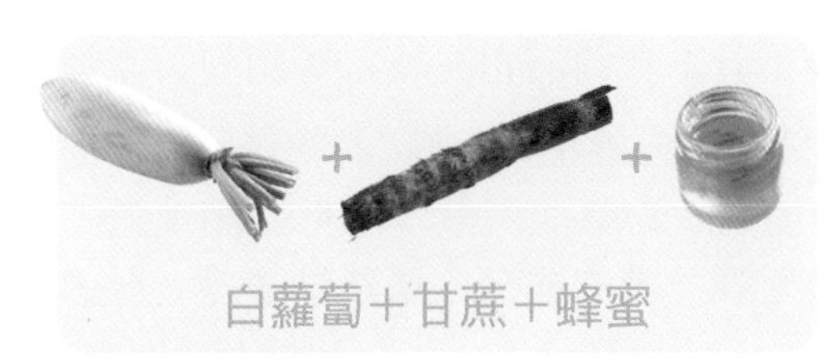
白蘿蔔＋甘蔗＋蜂蜜

用法 白蘿蔔汁25cc、甘蔗汁10cc、蜂蜜20cc混合調勻飲用。每日3次。

功效：對於聲啞失聲、扁桃腺炎、百日咳會有改善。

中醫處方

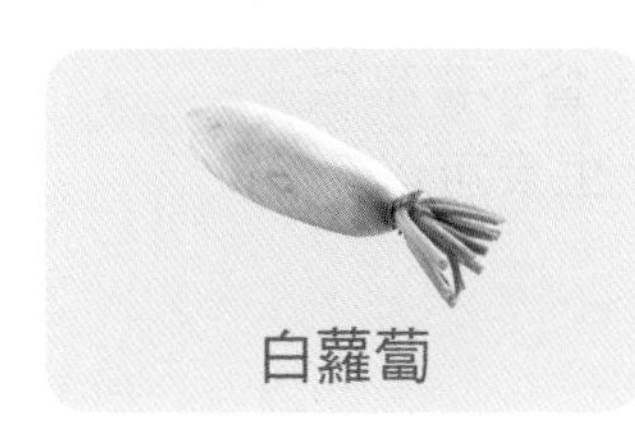
白蘿蔔

改善高血壓

- 白蘿蔔適量，洗淨、削皮、切塊，直接打成汁。每日飲用 2 次，每次 20cc。

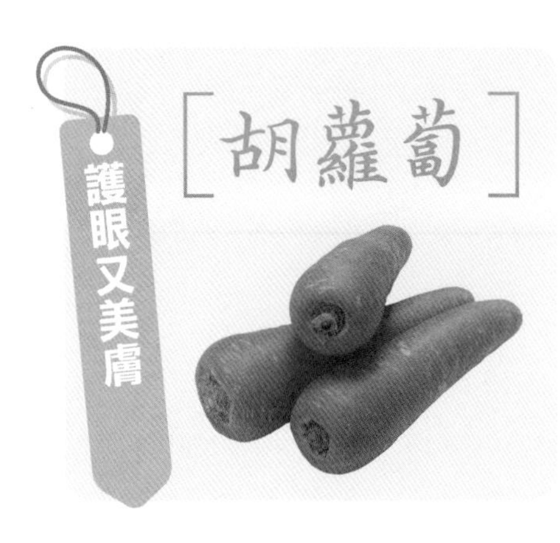

盛產季節：2～3月
性味：平、甘　歸經：肺、肝、脾

營養關鍵：

蛋白質、脂肪、醣類、鈣、鐵、葉酸、木質素、胡蘿蔔素及維生素 B_1、B_2、C。

養生功效：

舒氣補中、寬胸利膈、調腸胃、安五臟、降血壓、強心臟、降血糖、抗癌。

胡蘿蔔中的胡蘿蔔素極容易被人體吸收、轉變為維生素後，可維護眼睛和皮膚的健康。即使是胃部機能較弱的人也可以常吃，是優良的營養健胃食品。

胡蘿蔔中的葉酸、木質素都可以提高身體抵抗癌症的免疫力，每天吃一定量的胡蘿蔔，可以大大降低肺癌的發病率，甚至是已轉化的癌細胞也能阻止其繼續發展，或使其逆轉。胡蘿蔔還含有一種與組成維生素P有關的物質，能促進維生素C加速作用，改善微血管功能、增加冠狀動脈血流量、降低血脂及膽固醇，有降血壓、強心臟的效能；並且還含有降血糖的成分，更是糖尿病者最適合的蔬食良藥。

有便秘問題、胃部機能較弱、夜盲症、濕疹、異位性皮膚炎、水痘、麻疹、慢性支氣管炎、百日咳、高血壓、糖尿病、高膽固醇、高血脂症等問題及癌症患者。

養生食療

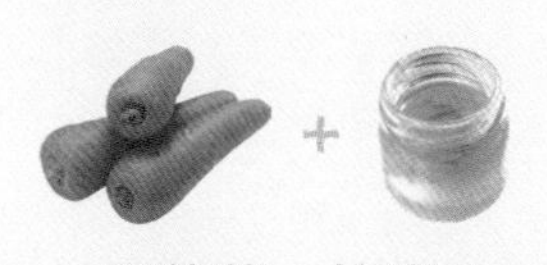

胡蘿蔔＋蜂蜜

用法 胡蘿蔔300克榨汁，加入蜂蜜20cc調勻。1天內飲用完畢。

功效：改善夜間視物不清及眼睛模糊現象，對夜盲症及便秘有改善。

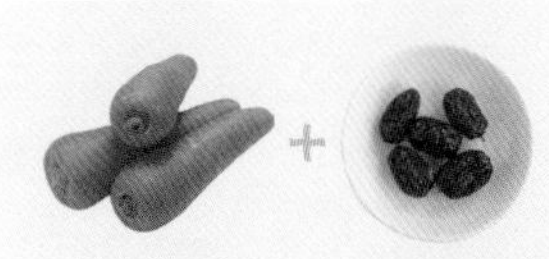

胡蘿蔔＋去籽紅棗

用法 胡蘿蔔250克洗淨、削皮、切小塊，與去籽紅棗10顆，加水1000cc煮至剩800cc。一日分3次服用。

功效：具有健脾、生津、解毒、潤肺、止咳的效果，對於慢性支氣管炎、百日咳會有改善。

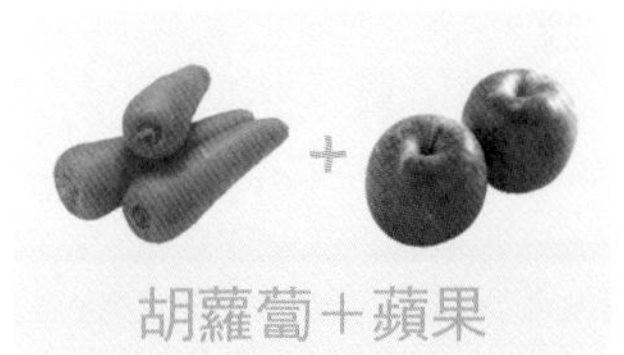
胡蘿蔔＋蘋果

用法 中型胡蘿蔔1根（約300克）、蘋果1顆，洗淨、削皮後打成汁。1次喝完，或分2次喝完。

功效：**此道果汁能促進腸胃消化機能、幫助皮膚和黏膜細胞的蛋白質結合、修補受傷組織、增強皮膚新陳代謝，並緩解濕疹、異位性皮膚炎。**

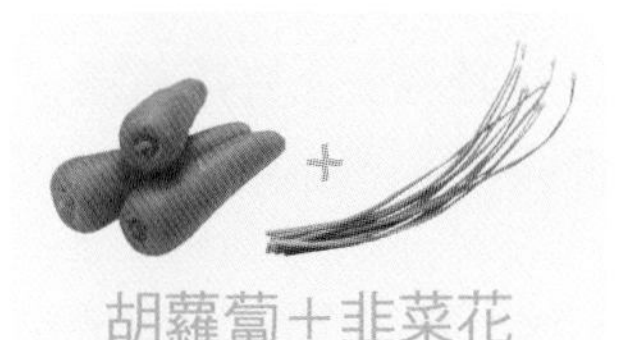
胡蘿蔔＋韭菜花

用法 胡蘿蔔100克洗淨、削皮、切小塊，與切小段的韭菜花放入滾水中汆燙，待冷，一起放入果汁機中攪打成汁。每日飲用。

功效：**有助於強精、改善性功能障礙、強化虛弱體質。**

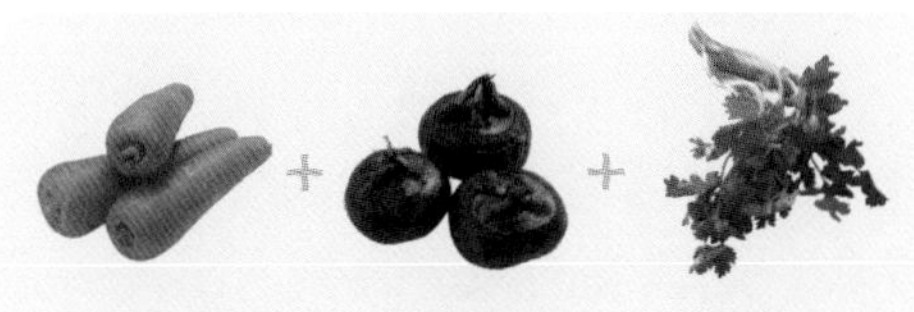
胡蘿蔔＋荸薺＋新鮮芫荽

用法 胡蘿蔔、荸薺各100克洗淨；芫荽30克洗淨，一起加水1500cc煮沸，代茶隨時飲用；也可冰涼後飲用。

功效：**具有清熱解毒、養陰生津之效，對於水痘、麻疹會有改善。**

中醫處方

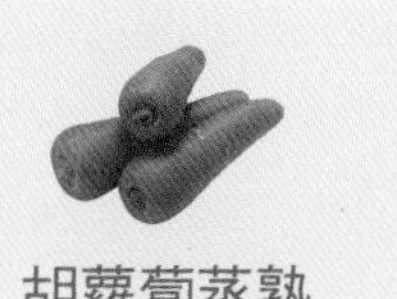
胡蘿蔔蒸熟

改善貧血、頭暈、小兒營養不良

- 胡蘿蔔 200 克洗淨、削皮、蒸熟，直接吃。每日吃 1 根，連吃 7 日。

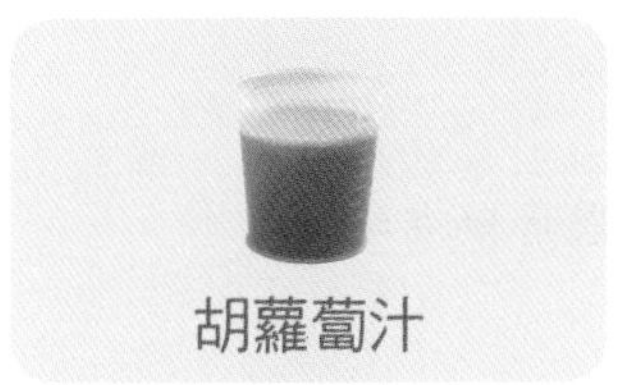
胡蘿蔔汁

改善高血壓

- 胡蘿蔔 300 克洗淨、削皮、切小塊，直接榨汁生飲。每日喝 2 次。

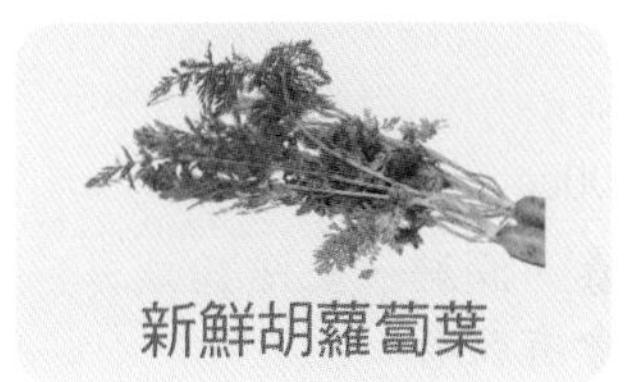
新鮮胡蘿蔔葉

預防肝炎

- 新鮮胡蘿蔔葉 200 克洗淨，加水 600cc，煮 20 分鐘，去渣取汁。每日飲用，連喝 7 日。

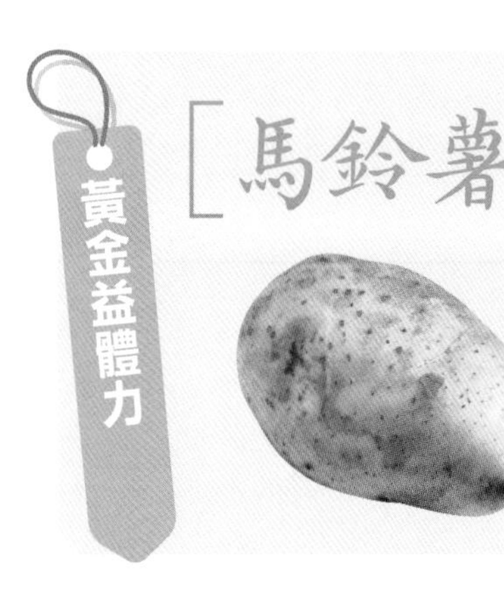

盛產季節：1～2月
性味：平、甘　歸經：胃、大腸

營養關鍵：

蛋白質、脂肪、醣類、粗纖維、鈣、磷、鐵、鉀及維生素A、B、C。

養生功效：

和胃調中、健脾益氣、治療胃弱、腰痠背痛、體虛、便秘、預防壞血病、防止結腸癌。

馬鈴薯可當蔬菜，也可作糧食，含有豐富的營養成分，頗受讚譽，或稱譽它為「第二麵包」，也有人讚揚它是「植物之王」。美國農業部農業研究所認為，「每餐只吃全脂牛奶和馬鈴薯，可以得到人體所需要的一切營養素。」

目前，歐美部分國家都還以馬鈴薯作為一種主食，在歐美、蘇聯、波蘭等地稱馬鈴薯為「黃金食物」，不僅當作主食，而且還用來治療疾病，是療法特殊的植物之王，其所含的熱量低於穀類糧食，是理想的減肥食物。出海、遠行，吃些馬鈴薯，可預防壞血症；經常食用馬鈴薯，可防止結腸癌。

馬鈴薯的食用方法很多，炒、炸、燒、煮、煨、蒸、煎等均可，可做成四百多種味道鮮美、形色各異的食品，著名的有馬鈴薯泥、日式咖哩燉肉、美國的炸馬鈴薯條、巧克力馬鈴薯糕、油炸馬鈴薯片、法國的馬鈴薯夾心麵包、馬鈴薯肉餅、西德的油炸馬鈴薯條以及中國的拔絲土豆、土豆燉肉等。

養生食療

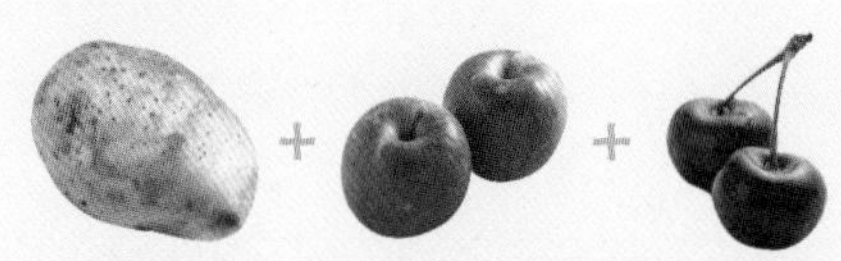

馬鈴薯＋蘋果＋櫻桃

用法 馬鈴薯150克洗淨、去皮，再加入蘋果、櫻桃（去籽）各50克一起攪打成汁，直接飲用。

功效：對於貧血引起的頭暈眩、四肢乏力、手足冰冷等症狀會有改善。

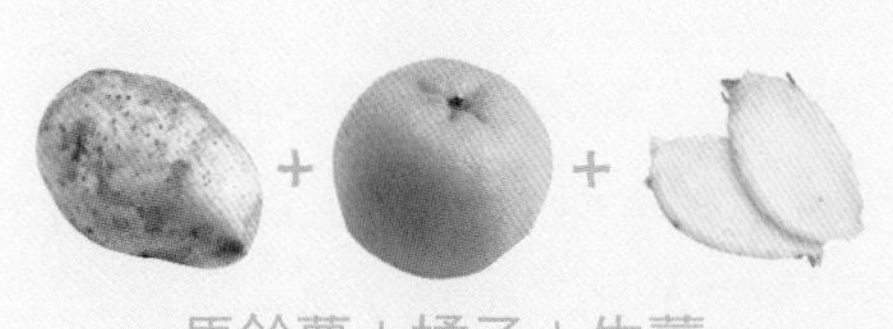

馬鈴薯＋橘子＋生薑

用法 馬鈴薯100克洗淨、去皮；生薑8克洗淨，與橘子果肉15克一起榨成汁，去渣取汁，直接飲用。

功效：對於胃神經官能症引起的食慾不振、嘔吐、噁心、反胃有很好的改善效果。

有便秘問題的人、減重者、胃潰瘍患者、十二指腸潰瘍患者。

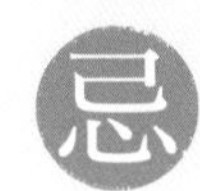

- 食用**馬鈴薯**時，應特別注意去皮，不能含皮吃，若有發芽或腐爛現象，切記不能食用，其所含的「龍葵毒素」會影響身體健康。
- **馬鈴薯**中有許多營養素容易溶於水，所以去皮或切開後，盡量不要再泡水，以免流失營養素。
- **馬鈴薯**中含有少量的阿托品，煮過之後更少，但仍不宜吃過量，否則可能導致喉嚨乾渴、瞳孔散開，類似中毒的症狀。一般而言，生馬鈴薯汁一次不能超過半顆，若為熟食則比較無妨。

中醫處方

增強腸道蠕動，改善慢性長期便秘

▸ 馬鈴薯 300 克，洗淨、去皮，打汁，連渣一起喝。每日早、午餐前各喝 1 次

改善濕疹

▸ 馬鈴薯適量，洗淨、去皮、搗碎如泥狀，直接敷於患處，每隔 1 小時換 1 次。約敷 10 次。

健康小博士

「馬鈴薯」知識小百科

馬鈴薯又名「土豆」，與稻、麥、玉米、高粱一起被稱為世界五大作物，原產於南美洲西部的安地斯山脈，貫穿委內瑞拉、哥倫比亞、厄瓜多爾、秘魯、玻利維亞、智利、阿根廷，一直到拉丁美洲的最南端。

十五世紀時，該地區屬於印加帝國，十六世紀時被西班牙征服後，馬鈴薯才傳入歐洲，從此成為歐洲各國的主食之一。

馬鈴薯在不同的國家有不同的名字（如下說明），鑒於名稱混亂，後來植物學家才給它取了今世界通用的學名——馬鈴薯。

蘇聯→「荷蘭薯」
義大利→「地豆」
美國→「愛爾蘭豆薯」
法國→「地蘋」
德國→「地梨」
中國→「山藥蛋或土豆」

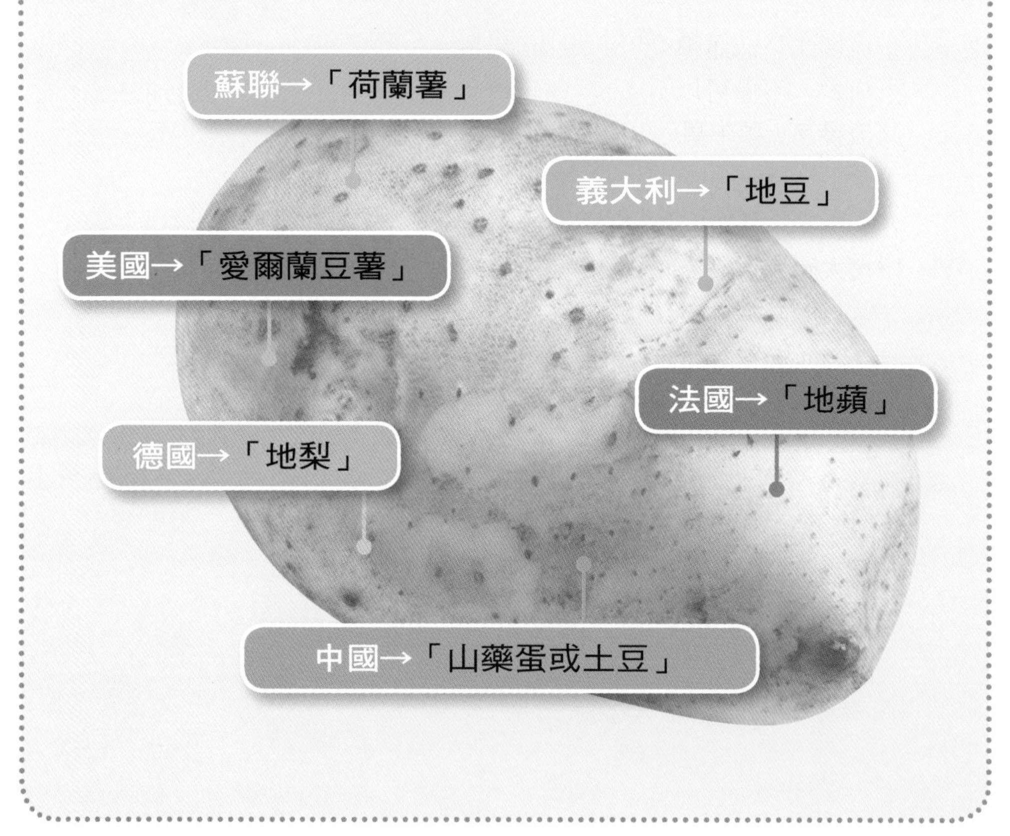

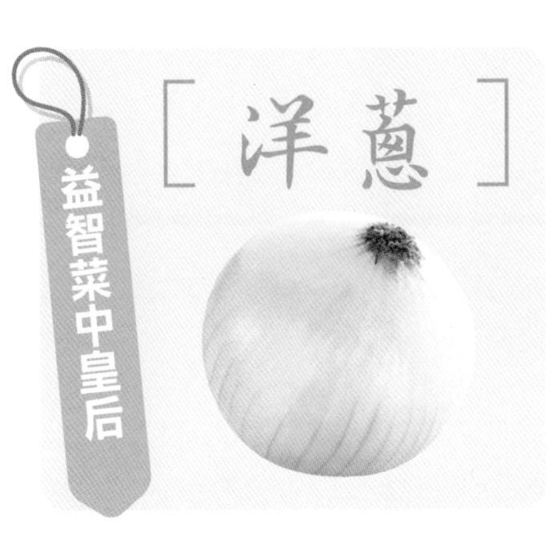

盛產季節：1～3月　性味：甘、辛
歸經：肺、肝、脾、胃

營養關鍵：

蛋白質、碳水化合物、鈣、磷、鐵、硫胺素、尼克酸、前列腺素 A_1、胡蘿蔔素、維生素。

養生功效：

舒張血管、降血壓、降血脂、降血糖。

洋蔥因為含有二硫化丙烯和硫化丙烯的緣故，所以切洋蔥時會讓眼睛很不舒服，不過這二種成分卻可以促進胃液分泌、增加食慾。

洋蔥含有營養豐富的營養，是譽馳歐美的菜中皇后，也是聰明益智的首選蔬菜，因為幾乎不含脂肪，卻含有可降低高血脂的硫化合物之混合物，以及蔬菜中極少見卻能降低血壓的前列腺素A_1，這是一種能降低血壓的物質；加上洋蔥甜潤而白嫩，不僅可以單獨烹調成菜（如炸洋蔥圈），又可以作為調味的底料，因此被譽為「菜中皇后」。

據說，洋蔥在戰爭中也曾發揮過重要的作用，譬如十字軍遠征時，洋蔥就是兵士作戰的精力來源；美國內戰時，格蘭特將軍向國防部發出告急信，信中說不要增援大砲或彈藥，而是要洋蔥。

洋蔥不含脂肪，卻含有對舒張血管、降低血壓有重要作用的物質，因此是對高血脂、高血壓等心血管病患者而言是最佳的健康良藥。

糖尿病人、風濕病人、高血脂症患者、高血壓病人、高膽固醇患者。

皮膚癢及眼睛充血的人應忌食。

- **洋蔥**辛辣、揮發性大，容易產生氣體，食用過量則會導致肚子脹氣與排氣，所以請勿一次吃太多。

養生食療

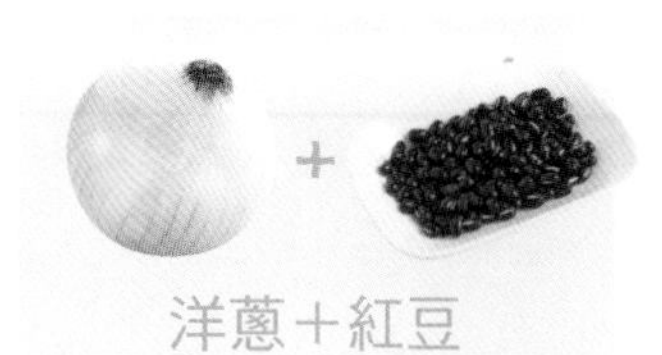
洋蔥＋紅豆

用法 洋蔥1顆去皮與紅豆120克，加水250cc一起煮湯，煮至全熟，即可食用。

功效：具有利尿、消除浮腫的效果。

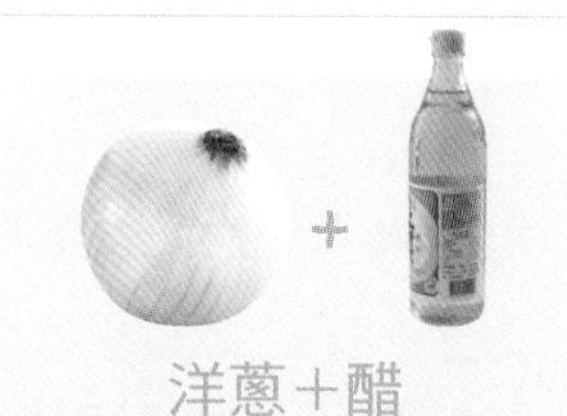
洋蔥＋醋

用法 新鮮洋蔥30克去皮榨汁與醋5cc混合調勻後飲用。

功效：對於咽喉發炎會有改善。

中醫處方

有助於緩解糖尿病

- 洋蔥 1/2 顆（約 50 克），去皮、切絲，直接生吃或炒熟食用均可。每日食用。

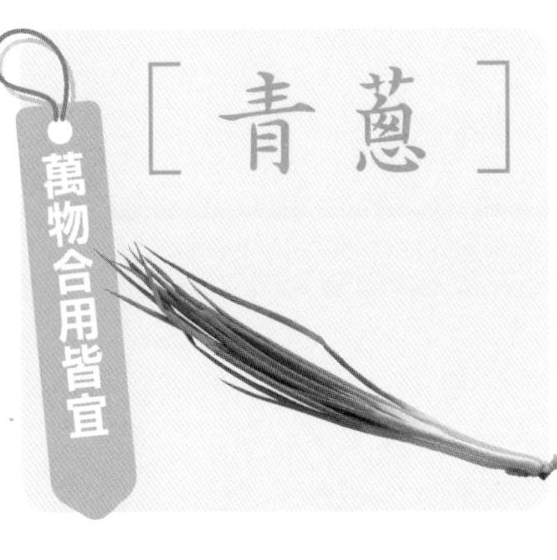

青蔥

- **盛產季節：**1～12月
- **性味：**溫、辣　**歸經：**肺、胃

營養關鍵：

蛋白質、脂肪、醣類、蔥辣素、鈣、磷、鐵、鎂及維生素A原、B、C。

養生功效：

發汗、袪寒、健胃、促進消化、增進食慾、抑制神經系統亢奮、改善血液循環、抑菌。

青蔥是驅邪護臟的病菌剋星，在民間有「菜伯」及「和事草」之稱，加入各種菜餚調味，更增清香美味。青蔥的主要成分為蔥辣素，也叫植物殺菌素，具有相當強的殺菌作用，特別是對痢疾桿菌、皮膚真菌的抑制作用更強。

青蔥作藥用時，大多採取白色部分，蔥白有通宣表理、透散寒邪、發汗退熱等效能，可主治傷風感冒初起的表症。傳統中醫認為蔥的功能為「辛溫通竅，專主發散。凡對一切表邪之病，大都能發汗逐邪，疏通關節。蓋風寒濕之氣，感於皮膚經絡之間，而未深入臟腑之內，宜速去之，開發毛竅，放邪氣出去，則營衛通暢，可消解感冒風寒之氣。」以蔥榨汁，加入少許米酒，滴入鼻子裡，可治流鼻血不止。

蔥為溫熱類蔬菜，肺胃陰虛、火熱陽盛體質者不宜。

- 有病毒性肝炎、支氣管哮喘、病毒性心肌炎、胃及十二指腸潰瘍、腎炎、甲狀腺機能亢進、癲癇等問題的患者也不宜食用。

養生食療

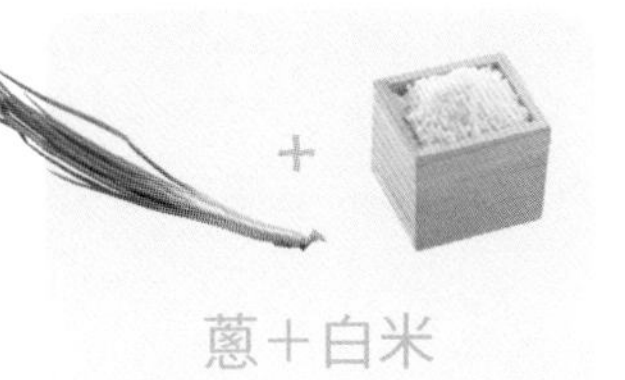

蔥＋白米

用法 白米煮成粥後，再加入切碎的蔥白適量。

功效：對於感冒或預防流感會有改善。

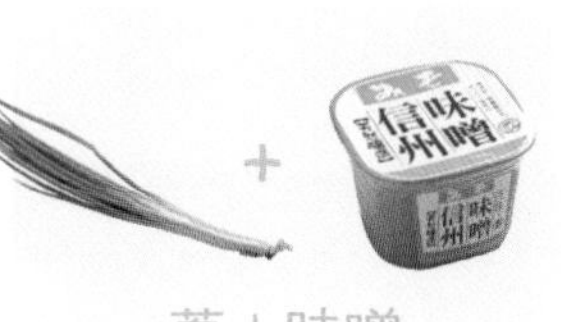

蔥＋味噌

用法 蔥白適量，切碎，加入味噌湯中一起食用。

功效：對於流行性感冒會有改善。

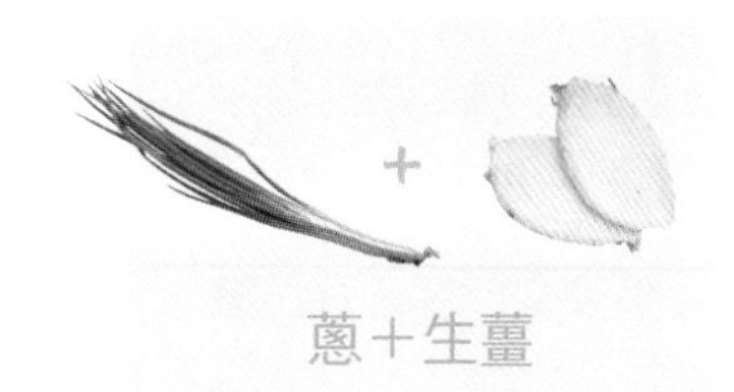

用法 蔥白50克、生薑20克洗淨、切碎，加入水400cc煮至剩250cc。趁熱飲用。

功效：對於感冒、胸脅疼痛會有改善。

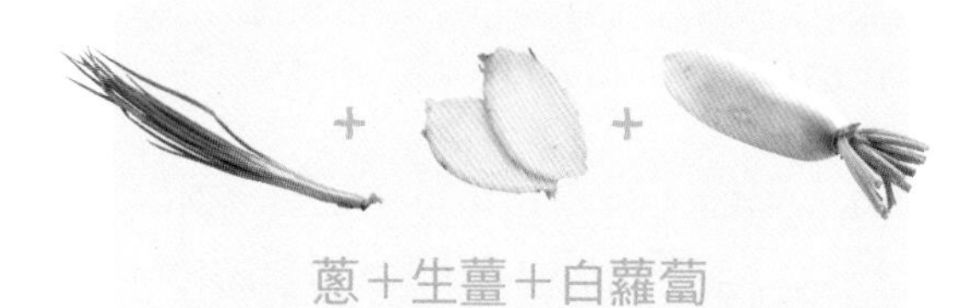

用法 蔥白5根、生薑5片、白蘿蔔5片，一起加水300cc同煮。

功效：對於流行性感冒、呼吸不順、胸脅疼痛會有改善。

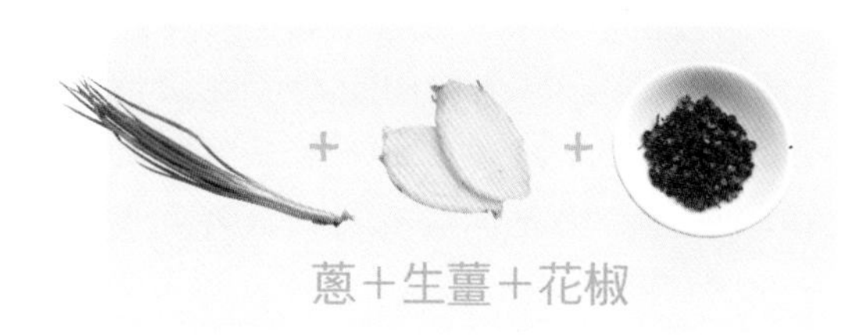

用法 蔥50克、生薑10克、花椒2克，一起加水300cc同煮。

功效：對於四肢麻木會有改善。

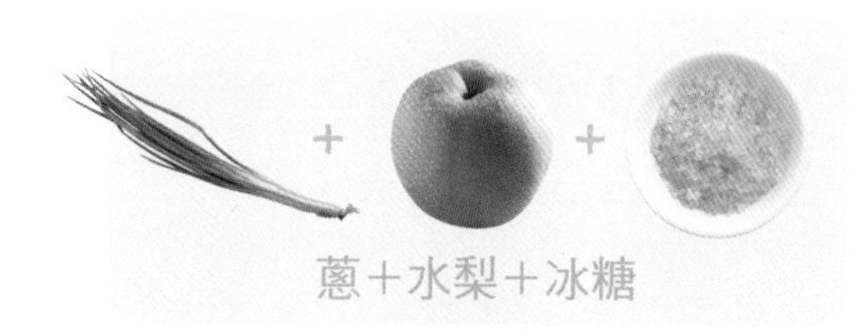

用法 蔥白連鬚5根，水梨1顆削皮、切片，冰糖30克，加水500cc放入電鍋燉煮。吃蔥、梨，喝湯。每日食用2次。

功效：對於咳嗽、咽喉有痰會有改善。

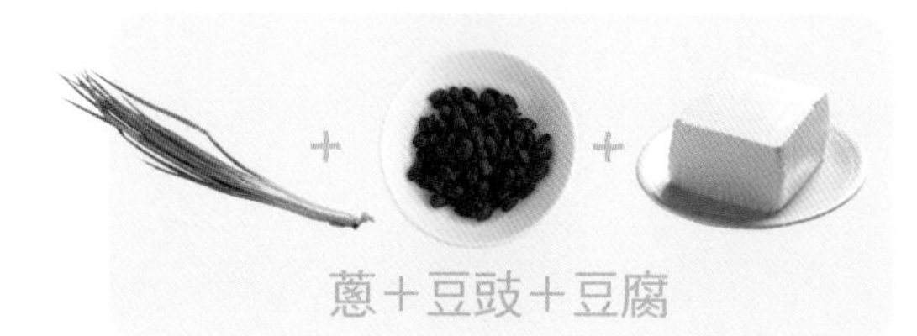

用法 豆腐2塊略煎，再放入蔥白10克、淡豆豉10克，加水500cc同煮，煮沸後取汁，趁熱食用（蔥、豆腐、淡豆豉可以不吃）。吃完，蓋上被子，悶到身體微微出汗為止。

功效：對於外感風寒、鼻塞流鼻涕、咽癢咳嗽會有改善。

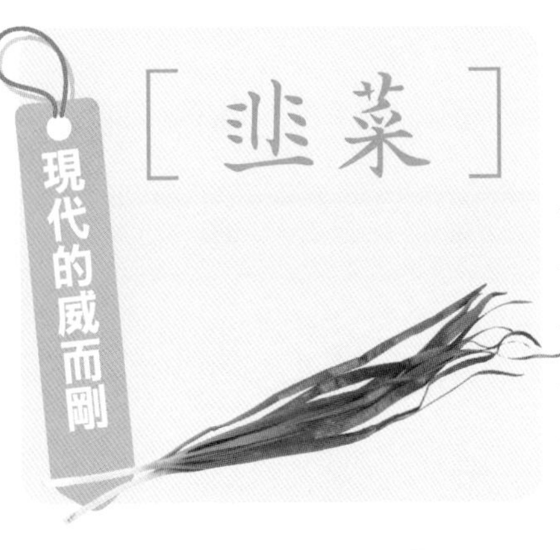

韭菜

盛產季節：1～12月
性味：溫、甘、辛　**歸經**：肝、腎、胃

營養關鍵：

蛋白質、脂肪、碳水化合物、胡蘿蔔素、纖維素、揮發性精油、含硫化合物、鈣、磷、鐵、維生素C。

養生功效：

補腎、健胃整腸、降血脂、預防腸癌、治白帶。

韭菜是嬌嫩鮮美的「起陽草」，也是天然的「威而剛」，對於溫補肝腎、助陽固精的作用也很突出，對於流鼻血、吐血、反胃嘔吐、糖尿病、尿血、痔漏以及創傷瘀腫等症，有相當不錯的緩解作用。不但是調味的佳品，也是富含營養的佳蔬良藥，其胡蘿蔔素與維生素C的含量，在蔬菜中領先群倫。

韭菜不僅是常用蔬菜，而且具有藥用價值。現代醫學研究發現，韭菜中豐富的纖維素能夠增強腸胃蠕動，對於預防腸癌有極好的效果；其所含的具揮發性精油及碳水化合物，則具有降低血脂的作用，經常食用，對高血脂及冠心病患者頗有好處。

韭菜葉、**根**有散瘀、活血、止血、止瀉補中、護肝通經等功效，適用於鼻血、吐血、胸痛、噎嗝反胃、腸炎、跌打損傷等症；**韭菜子**則有固精、助陽、補腎、治帶、暖腰膝的功能，適用於陽萎、早泄、遺精、多尿等症。

有便秘問題的人、痔瘡患者、高血脂症患者、冠心病患者、有性功能障礙者。

陰虛火旺、胃虛有熱與消化性潰瘍、紅斑性狼瘡、麻疹、淋病患者。

- 夏季生產的**韭菜**纖維多、口感粗糙，不容易消化，且夏季時，我們的胃腸功能普遍低落，**韭菜**吃多了，便會引起胃腸不適或腹瀉，所以夏季時不可多食。此外，**韭菜**雖有強精作用，但吃過量，可能會引起腎虧、流眼屎等症狀，所以也不適合天天食用。

養生食療

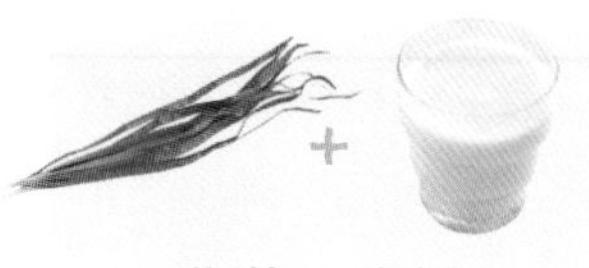

韭菜＋牛奶

用法 韭菜連根洗淨、切小段、搗汁，取韭菜汁30cc加入牛奶30cc一同加熱至70度。飲用時緩緩吞下，隨時啜飲。

功效：對於胃食道逆流、打呃會有改善。

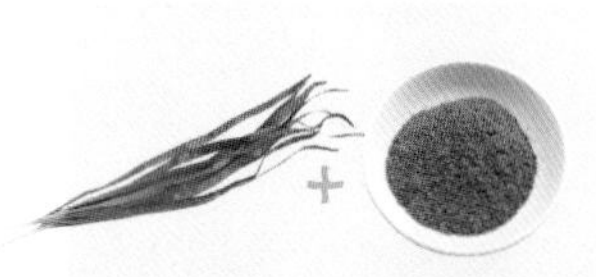

韭菜＋黑糖

用法 韭菜榨汁約50cc，再以黑糖水150cc沖韭菜汁後一起飲用。飲用後，須俯臥30分鐘。

功效：對於痛經會有改善。

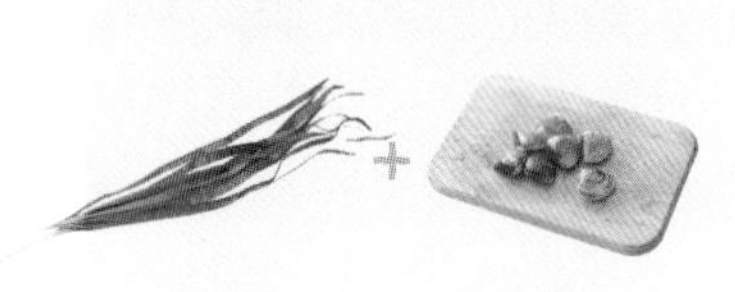

韭菜＋蛤蜊

用法 韭菜100克、蛤蜊肉150克，加水500cc煮熟、調味。可經常食用。

功效：具有滋陰降火、健胃強脾、止盜汗的效果，對於陰虛盜汗、糖尿病會有改善。

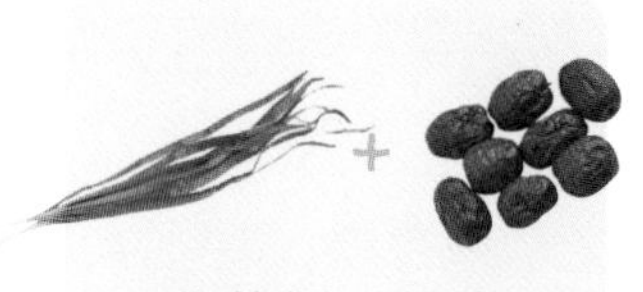

韭菜根＋紅棗

用法 韭菜根35克、紅棗100克，加水500cc一起煮約30分鐘，去渣、取汁。代茶隨時飲用。

功效：對於咳嗽、慢性支氣管炎會有改善。

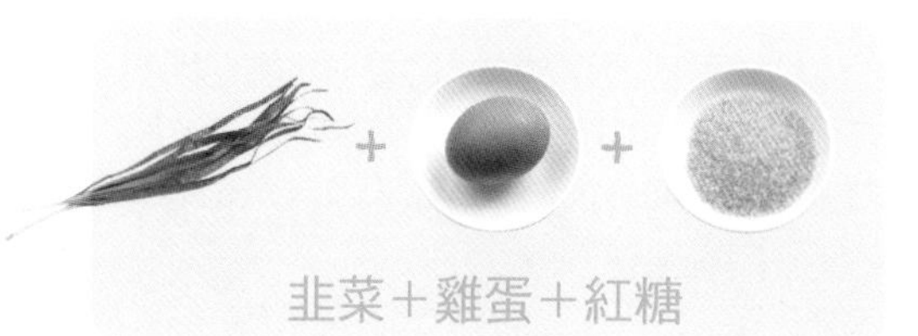

韭菜＋雞蛋＋紅糖

用法 韭菜連根適量洗淨，切小段，用水300cc煮熟，打入雞蛋1顆，加入紅糖30克拌勻。連吃5天。

功效：對於白帶過多會有改善。

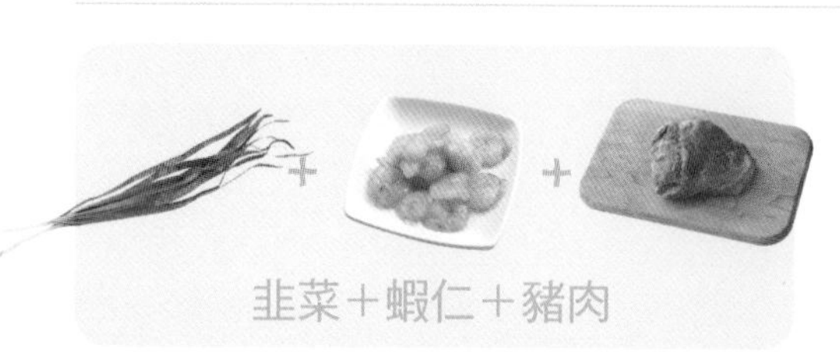

韭菜＋蝦仁＋豬肉

用法 以韭菜20克、蝦仁20克、豬肉40克的比例加適當的調味料做成餃子餡，包在水餃內食用。

功效：對於精力減退會有改善。

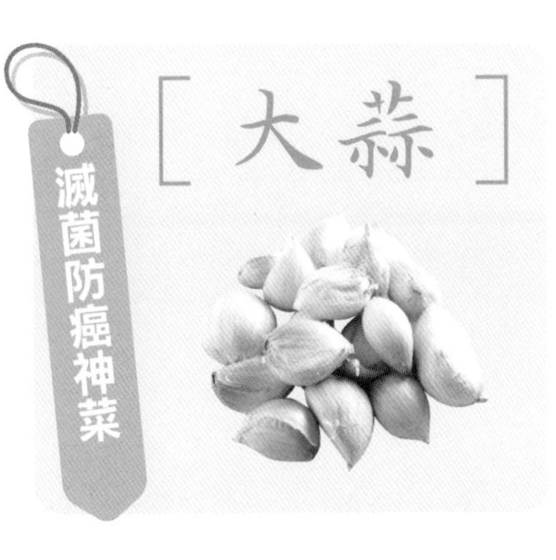

- 盛產季節：2～3月
- 性味：溫、辛　　歸經：肺、脾、胃

營養關鍵：

蛋白質、脂肪、醣類、鈣、磷、鐵、蒜辣素、含硫化合物、菸酸與維生素 B_1、B_2、C。

養生功效：

幫助消化、健胃、抗菌、降血壓、降膽固醇、降血脂症、增進免疫力、降低胃癌發生率。

大蒜具有多種治病、防病的作用，是調味滅菌的多功能菜。生吃香辣可口、開胃提神，是人們常用的蔬菜之一。

大蒜含有揮發性的蒜辣素，具有很強的殺菌作用，可以殺死流行感冒病毒、金黃色葡萄球菌、腦膜炎雙球菌、傷寒桿菌、痢疾桿菌、大腸桿菌、霍亂弧菌、百日咳嗜血桿菌、阿米巴原蟲、蟯蟲、鉤蟲等。蒜辣素中含硫化合物，對高血脂有明顯的防治作用，有高膽固醇、高血脂問題的人只要每天吃一些大蒜，血液中的膽血醇含量就會明顯降低。

研究證明，大蒜中還含有激發人體巨噬細胞的作用，能強化人體的免疫功能。長期食用生大蒜，對致癌物亞硝胺有一定的抑制作用，也可以降低胃內亞硝酸鹽的含量，可降低胃癌發生率。此外，常吃大蒜還有刺激胃液分泌、增進食慾、幫助消化的良好作用。

感冒病人、高膽固醇患者、高血脂症患者。

有輕度胃炎或胃潰瘍問題的人。

- 選購時，宜挑選外皮呈紫色、捏起來感覺結實者為上品。
- **大蒜**雖有多種用途，對健康有益，但也不可濫吃。醫學研究證明，過量食用**大蒜**，會加重心臟病、高血壓、糖尿病、肥胖症、痛風等；使患有輕度胃炎或胃潰瘍的病人腹痛；會殺死對人體有益的細胞，影響對維生素 B 的吸收。再者，長期生吃**大蒜**有可能會引起表淺性胃炎。

養生食療

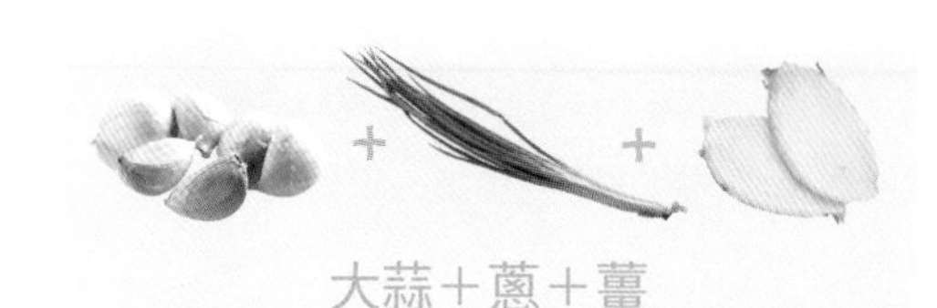
大蒜＋蔥＋薑

用法 大蒜、蔥白、薑與水300cc一起煮30分鐘，去渣、取汁，趁溫熱時飲用。

功效：可防治感冒初期之症狀。

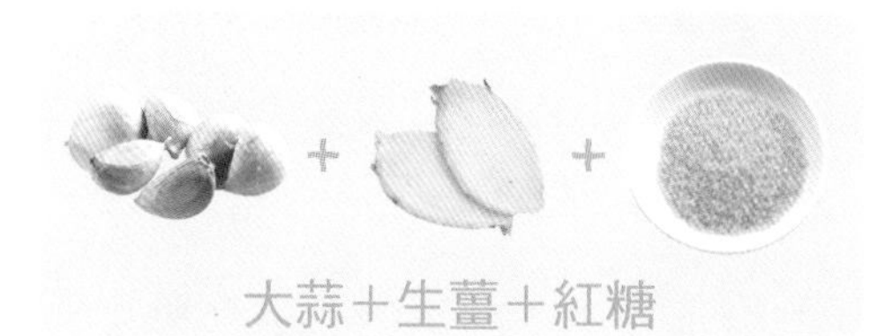
大蒜＋生薑＋紅糖

用法 大蒜頭10克、生薑10克，切成片，加水100cc煮至剩約50cc，放入紅糖１大匙拌勻，睡前服用。

功效：對於感冒、頭痛、惡寒會有改善。

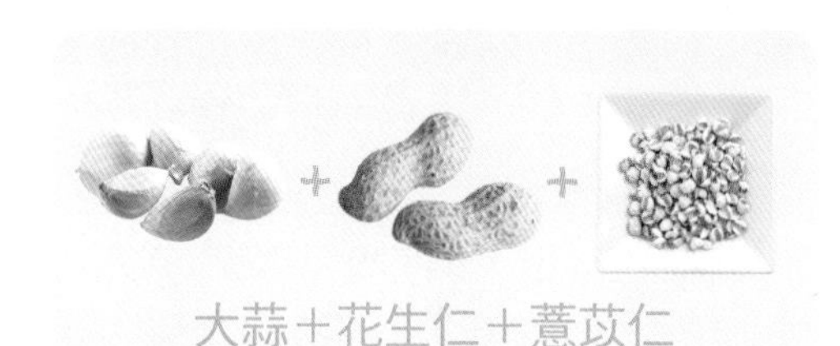
大蒜＋花生仁＋薏苡仁

用法 去皮大蒜頭50克、花生仁100克、薏苡仁50克，加水500cc煮熟即可食用。

功效：對於脾虛寒濕、下肢水腫、腳氣、紫癜、慢性牙齦出血、流鼻血會有改善。

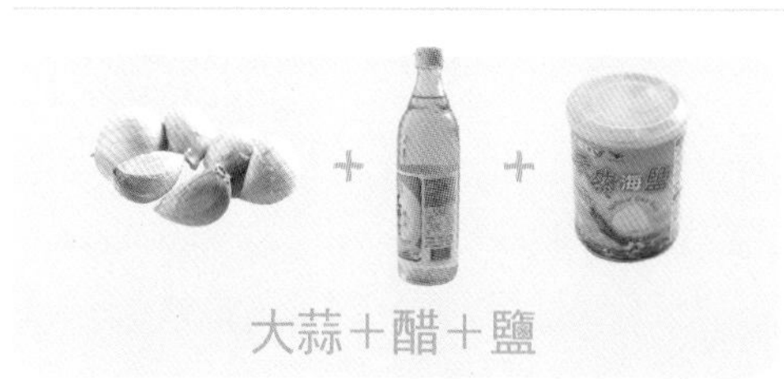
大蒜＋醋＋鹽

用法 大蒜7顆、醋10cc、鹽1克，加水300cc煮沸，即可食用。

功效：對於胃痛會有改善。

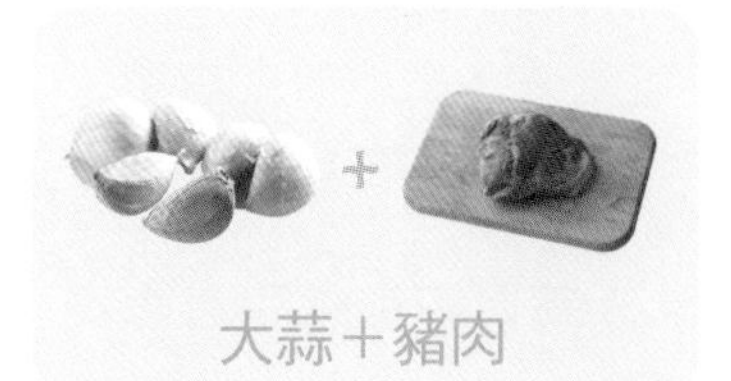
大蒜＋豬肉

用法 去皮大蒜30克、豬肉250克切塊，加水適量，以文火燉熟，再放入少許食鹽調味。

功效：有暖腰膝、補腎氣的效果，對於腎虛陽萎、腰膝冷痛會有改善。

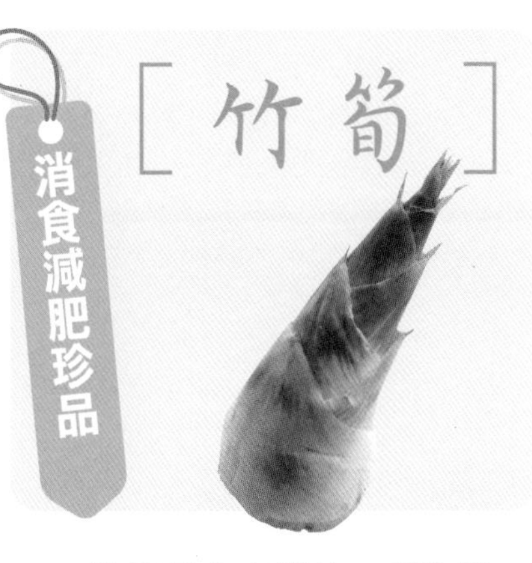

盛產季節：3～10月　**性味**：寒、甘、微苦　**歸經**：肺、胃、大腸

營養關鍵：

蛋白質、胡蘿蔔素、酪氨酸與維生素 B_1、B_2、C。

養生功效：

清熱消痰、促進腸道蠕動、幫助消化、去除積食、預防便秘、幫助減肥、活化腦細胞。

竹筍具有高纖維、低脂肪、低糖的特點，常吃不僅能促進腸道蠕動、幫助消化、消除脹氣、減少便秘，且竹筍纖維質豐富，也是肥胖者減肥的聖品。

此外竹筍還擁有很好的藥用價值，有清熱消痰、寬胸爽胃、消渴益氣等功效。並且竹筍的酪氨酸含量特別豐富，常吃竹筍可以補充較多的酪氨酸，從而刺激、活化腦細胞，使我們的大腦功能更靈活運作。

有便秘問題的人、有肥胖問題的人、減重者、糖尿病人。

有嚴重胃潰瘍、胃出血、腎炎、尿結石、肝硬化、慢性腸炎、腹瀉脫肛的人。

- **竹筍**性屬寒涼，又含有較多的粗纖維及難以溶解的草酸鈣，腸胃功能差或是有結石的人應該慎食。

養生食療

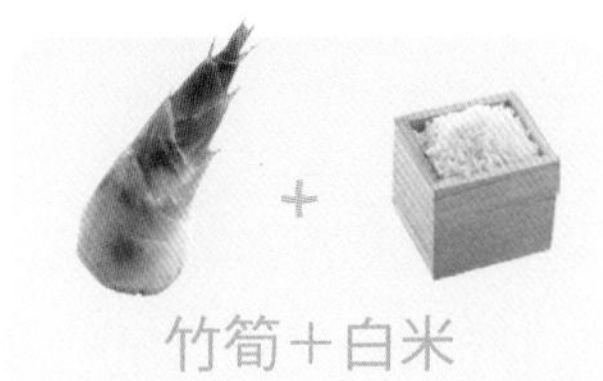

竹筍＋白米

用法 新鮮竹筍洗淨，剝殼，切小絲150克，與洗淨的白米150克，加入水1000cc一起煮成粥食用。

功效：對於治久瀉、久痢、脫肛會有改善。

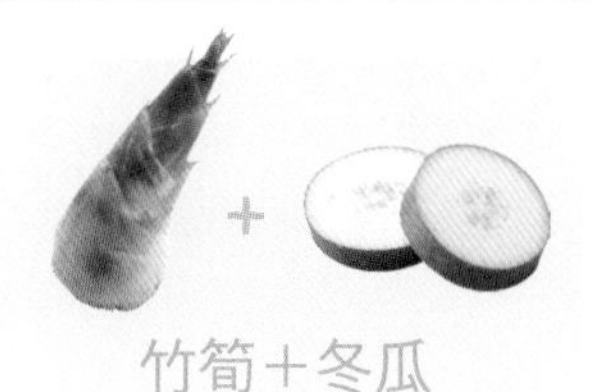

竹筍＋冬瓜

用法 竹筍200克、冬瓜皮100克，加入水800cc煮約30分鐘，去渣、取汁，只喝湯汁。

功效：對於因腎炎、心臟病、肝臟病引起的浮腫、腹水有明顯的消除作用。

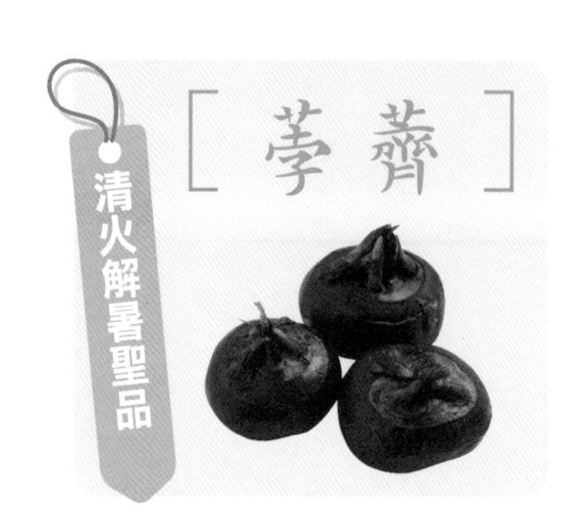

［荸薺］

- **盛產季節**：5～9月
- **性味**：寒、甘
- **歸經**：肺、胃

營養關鍵：

蛋白質、澱粉、水分、鈣、磷、鐵及維生素A、B_1、B_2、C。

養生功效：

清熱止渴、利濕化痰、溫中益氣、祛風解毒、抑菌、降血壓、防治癌症。

荸薺又名「馬蹄」，除了含有豐富的營養素外，還有不耐熱的抗菌成分及有效防治癌症的成分，對於金黃色葡萄球菌、大腸桿菌及綠膿桿菌等，具有一定的抑制作用，對於降血壓也有不錯的效果。荸薺生長在泥地裡，容易有寄生蟲吸附，食用時一定要徹底洗淨、刨除外皮，煮透才可食用。

有便秘問題的人、高血壓病人。

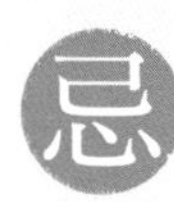

脾腎虛寒及血虛者。

- 有脾胃功能障礙、貧血、肺炎、小兒遺尿等問題及糖尿病人都不宜食用。

養生食療

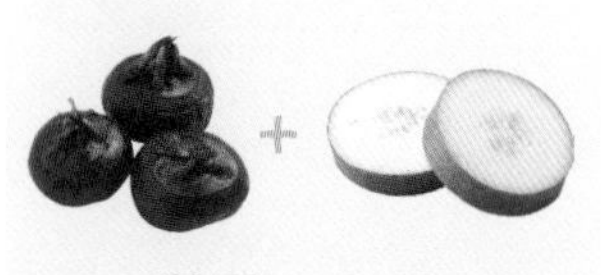

荸薺＋冬瓜

用法 荸薺30克洗淨、削皮，與冬瓜25克洗淨，加水250cc煮熟後，食用。

功效：對於皮膚病、蕁麻疹、痘疹會有改善。

中醫處方

消除咽喉腫痛

- 荸薺 30 克洗淨、削皮，用果汁機攪打成汁後，濾渣，取汁漱口，再緩緩吞下。

對於肝、胃、肺燥患者有清火解熱的效果

- 新鮮的荸薺 50 克徹底洗淨、削皮，榨汁飲用。

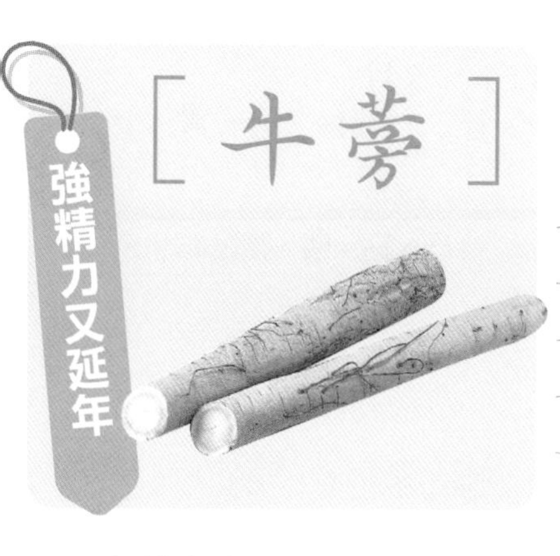

［牛蒡］

盛產季節：2～4月
性味：寒、甘　歸經：胃、大腸、腎

營養關鍵：

蛋白質、醣類、鈣、磷、鐵、鉀與維生素A、B_1、C等。

養生功效：

改善風熱感冒、促進腸道蠕動、預防便秘、排除體內毒素、降低膽固醇、預防中風與癌症。

牛蒡含有豐富的膳食纖維，能夠促進胃腸蠕動、防止便秘。牛蒡中含有「菊糖」，有助於腸內益菌繁殖，達到預防大腸癌的效果；此外，還含有精氨酸，能增強體力、使人體筋骨發達並壯陽。

有便秘、膽固醇偏高、中風後遺症、靜脈曲張、性功能障礙等問題的人。

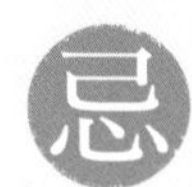

剛生產後、正在經期中、經量少的女性，體質虛寒者，以及有慢性腸胃炎、腹瀉問題的人

- **牛蒡**含鐵量高，削皮後容易氧化，應浸泡在冷開水中，或在水中加醋以防氧化變色，但浸泡時間不宜太久。

養生食療

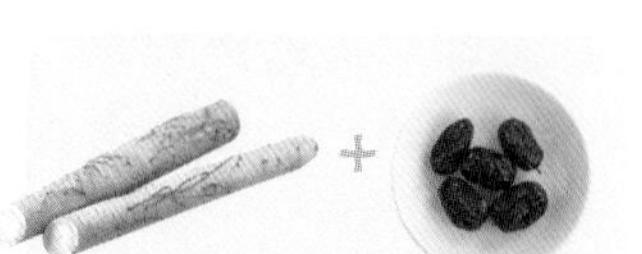

牛蒡＋去籽紅棗

用法 牛蒡30克洗淨、去皮、切片，去籽紅棗50克洗淨，加水300cc煮約20分鐘，連湯帶料吃完。

功效：具有增強免疫力、預防感冒及止咳化痰的效果。

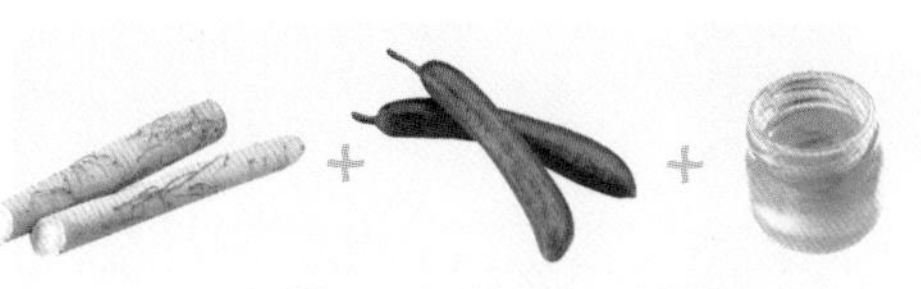

牛蒡＋小黃瓜＋蜂蜜

用法 牛蒡30克去皮、洗淨，小黃瓜30克洗淨、切小片，加水300cc煮20分鐘後，加入適量蜂蜜調勻，即可飲用。

功效：具有健胃整腸、促進排便、活化筋骨的效果。

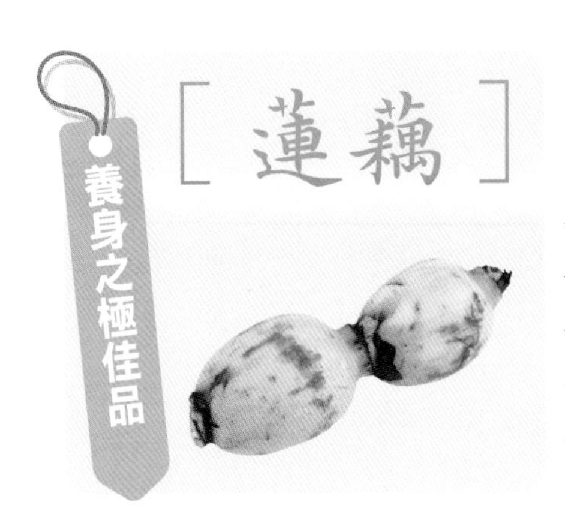

蓮藕

- **盛產季節**：9～12月
- **性味**：寒、甘　**歸經**：心、肝、胃

營養關鍵：

蛋白質、澱粉、膳食纖維、黏汁、鈣、磷、鐵、天冬胺酸、卵磷脂、單寧酸、生物鹼、蓮心鹼、鞣質、多種維生素及微量元素。

養生功效：

消炎、潤肺、促進血液循環及新陳代謝。

蓮藕的營養價值非常高且具藥用價值，每100克的蓮藕就含有55毫克的維生素C，幾乎與檸檬相同，可抑制活性氧對人體傷害作用。

新鮮的蓮藕能入心、肝、脾、胃四經，是祛瘀血、生新血之品。**生藕**有消瘀涼血、清熱止渴、開胃的作用；**熟藕**擅於補脾胃，有養胃滋陰的效果，對於輕微發燒引起的口渴、食慾不振等特別有效。民間常將蓮藕製成藕粉來食用，是清火開胃的妙品，也是老幼婦孺、虛弱病患的良好補品。而蓮子用文火清燉，滋味鮮美，「八寶蓮子粥」更是一道獨具風味的名食。

蓮藕的主要成分是黏汁、澱粉、天冬胺酸、卵磷脂等，黏汁是蛋白質的一種，與天冬胺酸一樣有強壯的作用；蓮藕折斷後，可「牽絲」很長，可見其韌性之高，國人一向認為有黏性、黏液的食物具強壯作用，對緩解、修補腸胃潰瘍有相當作用，若每天吃藕節不方便，燉蓮藕湯喝，效果一樣好。至於卵磷脂，則可促進脂肪在體內燃燒、預防脂肪堆積，從而達到健腦、保持年輕、增強精力、促進新陳代謝的作用。

蓮藕有孔竅，又富含鐵質及微量元素，因此多數中醫師都認為其可通竅、令人反應變快，無論年輕人或中老年人都應常吃。蓮藕的黏液遇到熱會消失，生食效果比較好。新鮮蓮藕只要洗淨、切薄片，用少許鹽與醋浸泡一下即可食用，清脆爽口，稍微冰涼一下，口感更佳。

老幼婦孺、病後體虛者、減重者、容易流鼻血或內出血（即容易瘀青者）、痔瘡患者、腸胃潰瘍、高血壓病人。

易脹氣的人、細菌感染引起水瀉或下痢者、消化性潰瘍患者、大腸激躁症患者、糖尿病人。

養生食療

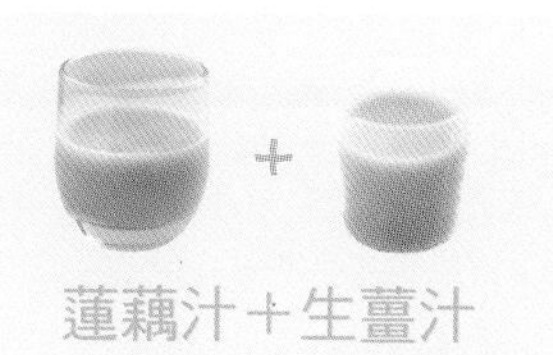
蓮藕汁＋生薑汁

用法 新鮮蓮藕榨汁350cc與生薑汁20cc混合調勻。1日內分數次喝完。

功效：可緩解夏季腸胃型感冒或腸炎、發熱、嘔吐、腹痛、腹瀉等症，對於腸胃型感冒會有改善。

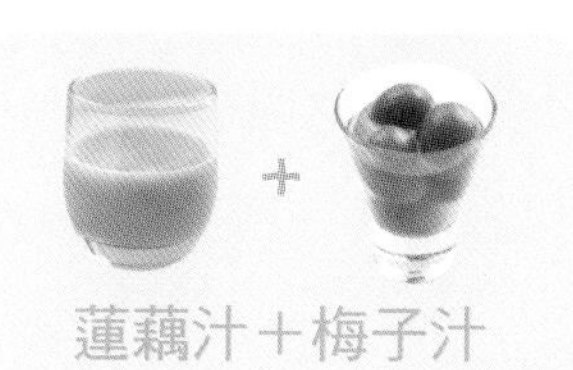
蓮藕汁＋梅子汁

用法 新鮮蓮藕榨汁，再加入酸梅汁（或酸梅肉）各適量混合調勻。每日早餐及睡前各喝1小杯。

功效：對於痔瘡流血會有改善。與酸梅汁或酸梅肉搭配，防治痔瘡、肛裂出血的功效更佳。

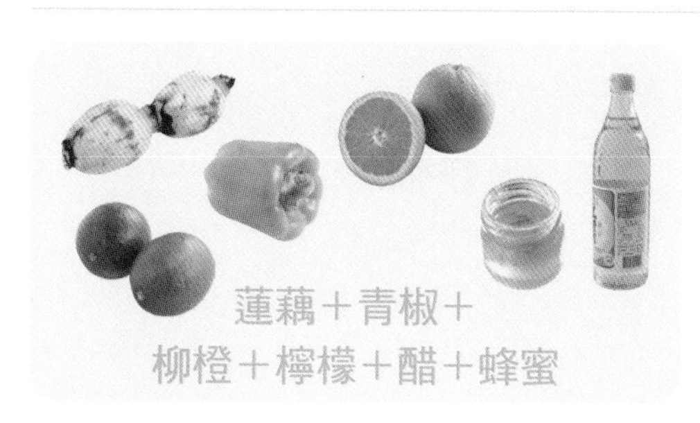
蓮藕＋青椒＋
柳橙＋檸檬＋醋＋蜂蜜

用法 取新鮮蓮藕1節（約10公分長、直徑約5公分，以鮮嫩多汁者為佳）洗淨，浸泡食用醋一晚，隔日取出，與青椒2個、柳橙1顆、檸檬1/2顆、蜂蜜1大匙一起攪打打汁。早餐時飲用。

功效：具有保健防癌的效果。長期飲用，可保持肌膚亮麗、預防感冒。

中醫處方

有助於止瀉、改善痱子與濕疹（具有清熱、消炎效果）

- 新鮮蓮藕 1 節（約 350 克），切片後，加水 500cc，以小火慢煮約 30 分鐘，至剩 1/2。分 3 次，於三餐後當湯汁飲用。

改善皮膚發紅、發癢的濕疹（具消炎效果）

- 新鮮蓮藕 1 節（約 350 克），切片後，加水 500cc，以小火慢煮約 30 分鐘，至剩 1/3，將藕汁塗抹在痱子或發紅、發癢的濕疹上。

預防腸胃潰瘍復發（具修復胃腸黏膜的作用）

- 新鮮蓮藕 1 節（約 350 克），切成 1 公分厚的圓片，煮熟。每天吃 7 片，嚼爛後，再吞下。

改善失眠、頭昏、高血壓

- 蓮子心 5 克，加水 100cc 煮約 30 分鐘，去渣、取汁。代茶隨時飲用。醋漬藕片用來下酒，不但美味，且不容易喝醉。

健康小博士

蓮藕整株皆是「寶」

藕節	含有豐富的單寧酸，有收縮血管的作用，可以止血，臨床上都將其炒成炭用，常用於治療吐血、咳血、尿血、便血、流鼻血及子宮出血等症。
蓮子	有補脾止瀉、清心養神益腎的作用，可以治療心悸失眠，男子遺精、滑精，婦女月經過多、白帶過多及脾胃虛弱、腹瀉等症。
蓮子心	含有生物鹼，有清熱、安神、固精的功效，可治高熱、煩躁、心神不寧、夢遺、滑精等症。因其有降壓作用，所以對於高血壓病有抑制效果。
蓮葉	含蓮心鹼、鞣質等，有清暑解熱的作用，可治暑熱、胸悶、腹瀉等症。

藕粉 DIY

藕粉的做法很多，可先蒸熱再曬乾、磨粉，或直接將新鮮蓮藕磨成粉再曬乾，以下教您如何簡單自製藕粉。

- **步驟 1**：將藕節洗淨，不削皮，切薄片。
- **步驟 2**：蒸2～3分鐘後，取出，日曬至完全乾燥。
- **步驟 3**：以擂缽或果汁機研磨成粉狀，即成。

藕粉美味變化

傳統吃藕粉都是直接沖熱水攪成粉糊來吃，其實您還可以這麼吃：

- **變化吃法 1**「加入葛根粉」：蓮藕粉加入葛根粉1大匙，放入黑糖水調味即可。
- **變化吃法 2**「揉成糯米湯圓」：以藕粉：糯米粉=1：5的比例揉和，製作成糯米湯圓。如同日常煮湯圓，待浮起即可撈起，可搭配糖水，或是沾蜂蜜食用。

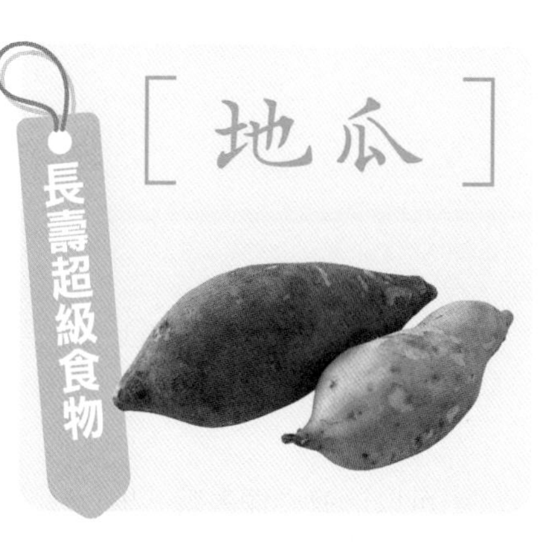

地瓜

盛產季節：3～9月

性味：平、甘　**歸經**：脾、胃、大腸

營養關鍵：

澱粉、纖維素、黏蛋白、氧化酶、β-胡蘿蔔素、維生素A。

養生功效：

解除便祕、防止動脈硬化、潤滑消化道、防止腸癌、防止膽固醇形成、預防冠心病。

地瓜又稱「番薯」、「甘藷」，是物美價廉的健康長壽食品。台灣早年經濟困苦時，許多人都以地瓜為主食，但經濟改善之後，很多人都忘了當年的功勞，甚至漸漸不想再吃，莫怪乎老一輩的人都說：「地瓜救人無恩情」。

地瓜含有豐富的營養素及多種維生素，尤以胡蘿蔔素含量極為豐富，是糧食和蔬菜中的佼佼者，也是舉世公認物廉味美、老少咸宜的健身長壽食品。各種芋類中，胡蘿蔔素含量最多的是馬鈴薯，其次是地瓜與芋頭，但因為地瓜的熱量只有米飯的1/3，吃了比較不易發胖，可以安心食用。

地瓜還含有一種具有特殊功能的黏蛋白，這種黏蛋白不但能維持人體心血管壁的彈性、阻止動脈硬化發生、減少皮下脂肪、防止肝腎中結締組織萎縮、預防膠原病（Collagen disease）發生，並且對呼吸道、消化道、關節腔與漿膜腔也有很好的潤滑作用。

地瓜是一種生理鹼性食品，能與肉、蛋、米、麵所產生的酸性物質中和，調節人體的酸鹼平衡，對維持人體健康有很好的效果。地瓜還擁有豐富的澱粉與纖維素，吃下肚、進入腸道後會大量吸收水分、增加糞便體積，不僅能夠預防便祕、減少腸癌發生，還有助於防止血液中膽固醇的形成，以及預防冠心病發生。

有便秘問題的人、有肥胖問題的人、減重者、高膽固醇患者、動脈硬化患者、心臟病人。

- **地瓜**含有氧化酶與粗纖維，在人腸胃內會產生大量二氧化碳，且含糖量高，因此**忌食過量**以免產生胃酸，引起腹脹、胃酸逆流等。
- **地瓜**含有大量澱粉粒，外面包裹著一層堅韌的細胞膜，**不能生食**，必須煮熟蒸透，人體才能夠消化吸收，並能破壞大部分的氧化酶，減少二氧化碳氣體產生。

養生食療

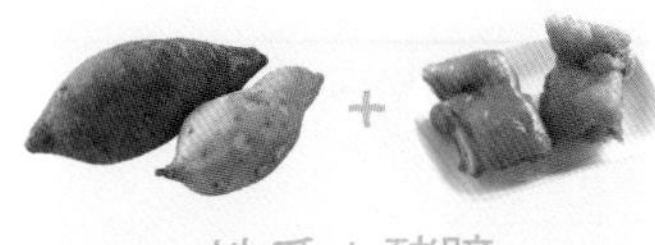
地瓜＋豬蹄

用法 取新鮮地瓜100克洗淨、削皮，與洗淨的豬蹄一隻（約20克），加米酒20cc、鹽少許，以水350cc燉煮約1小時，吃肉喝湯。連吃7日。

功效：**具有促進乳汁分泌的效果，哺乳中的婦女宜多吃，尤其有缺乳者更需要。**

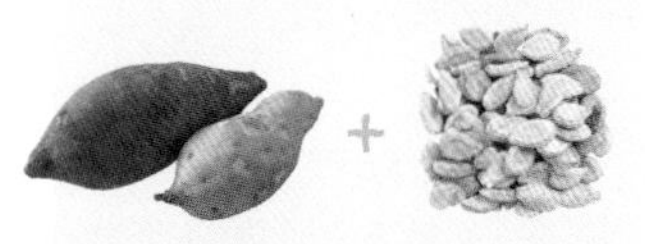
地瓜＋冬瓜仁

用法 新鮮地瓜100克、冬瓜仁10克，以水200cc煮30分鐘後，取汁飲用。每日1次。

功效：**宜糖尿病人服用，對於高血糖問題會有改善。**

健康小博士

一顆地瓜含有雙倍維生素A的效果

地瓜煮熟後呈現黃色，而幾乎黃紅色的食物中均含有胡蘿蔔素。黃色胡蘿蔔素可分為兩種，紅色胡蘿蔔素也分為兩種，其構造式與維生素Ａ幾乎相同，β-胡蘿蔔素與兩個相似的維生素A構造式連結在一起，亦即有雙倍維生素A的功效。

四十年前的台灣，生活水準不佳、飲食也不均衡，因此人們的小毛病特別多，譬如維生素A不足的夜盲症、維生素B_1不足的腳氣病、維生素C不足的壞血病、維生素D不足的佝僂病……。時至今日，雖然營養過分充足，但上述健康問題並未消失，僅差別在原因不再是飲食不均衡所致，而是因為偏食或過度攝取加工速食品、或因忙碌而三餐不定、或為了節食而強迫自己少食，才導致諸如夜盲症、皮膚或黏膜上皮組織異常，以及眼睛模糊、容易疲勞等健康問題。

自然食物中富含維生素Ａ者最為人熟知的蔬果，如地瓜、胡蘿蔔、菠菜等，另外，動物肝臟、鰻魚、牛乳、奶油、起司等也擁有豐富的維生素A。除了維生素A外，地瓜的β-胡蘿蔔素含量也很豐富。西元1831年，研究者發現胡蘿蔔中有一種色如紅寶石的結晶體，對人體有很不錯的功效，則稱之為β-胡蘿蔔素，其中不僅胡蘿蔔素而已，還含有葉綠素等多種色素，顏色特別誘人，南瓜、芒果、地瓜等的含量都很豐富。

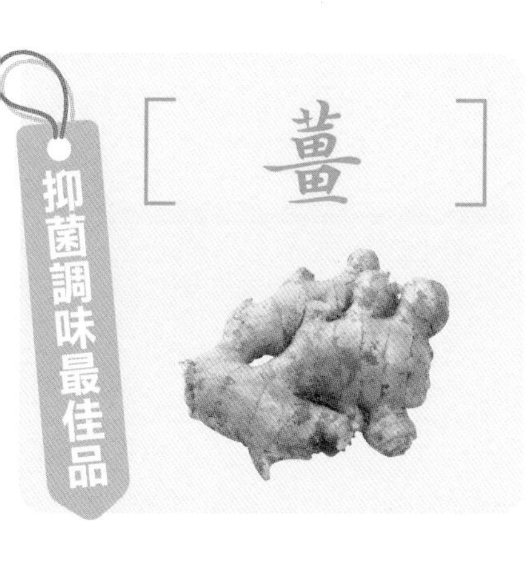

薑

- **盛產季節**：5～10月
- **性味**：溫、辣　**歸經**：肺、脾、胃

營養關鍵：

蛋白質、脂肪、醣類、鈣、磷、粗纖維、胡蘿蔔素、薑辣素與維生素。

養生功效：

止吐、去痰、消水腫、發汗、健胃、刺激胃液分泌、幫助消化、抑菌、增強與加速血液循環。

薑的藥效非常廣泛，在漢方中，新鮮的叫生薑，乾燥的叫乾薑，而藥膳使用的多半是生薑。臨床證明，生薑液能有效地抑制葡萄球菌，對陰道滴蟲及皮膚真菌也有明顯的抑制作用，所以生薑的醫療作用實在很大。

感冒病人、孕婦、陰道滴蟲症患者、胃潰瘍患者、坐骨神經痛患者。

- **腐爛的生薑**會產生一種毒性很強的有機物——**黃樟素**，可能使肝細胞變性，甚至誘發肝癌與食道癌，所以已經發霉、腐爛的薑切勿食用。尤其是有肝炎病史的人，更不能食用腐爛的生薑。

養生食療

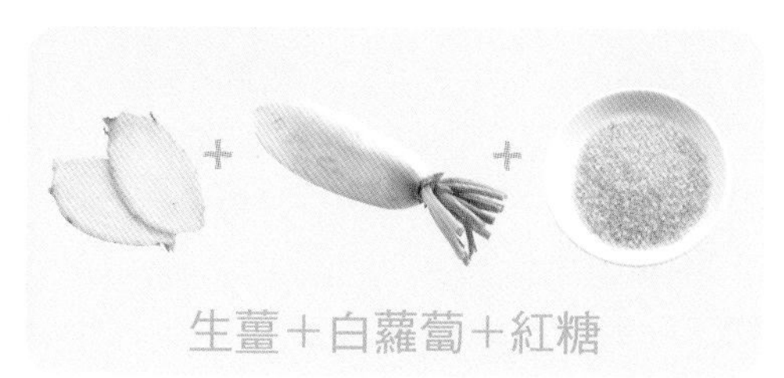

生薑＋白蘿蔔＋紅糖

用法 生薑20克、紅糖10克，加水100cc一起煮，或以生薑20克、白蘿蔔30克、紅糖10克加水200cc一起煮20分鐘，取汁飲用。

功效：**有助於改善感冒、頭痛，大大減輕風寒感冒的症狀。**

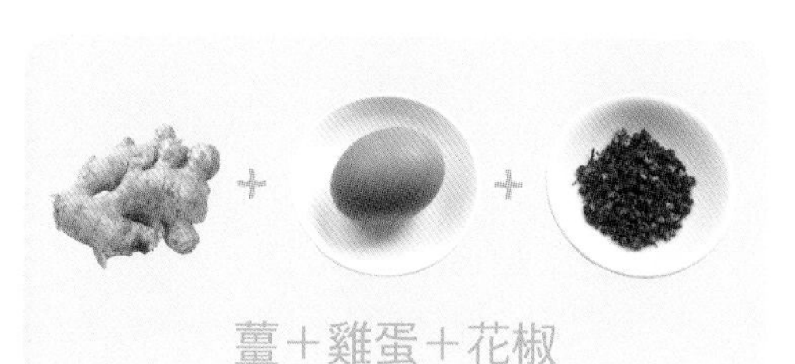

薑＋雞蛋＋花椒

用法 薑30克、花椒粒5克，加水600cc，以中火煮10分鐘，再以紗布過濾，打入雞蛋2顆拌勻食用。

功效：**可緩解坐骨神經痛及肌纖維膜發炎。**

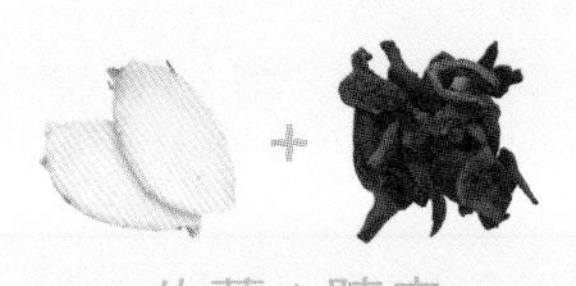

生薑＋陳皮

用法 用生薑、陳皮各15克，加水200cc一起煮30分鐘，取汁飲用。每日飲用2～3次。

功效：**有助於止痛、止嘔。**

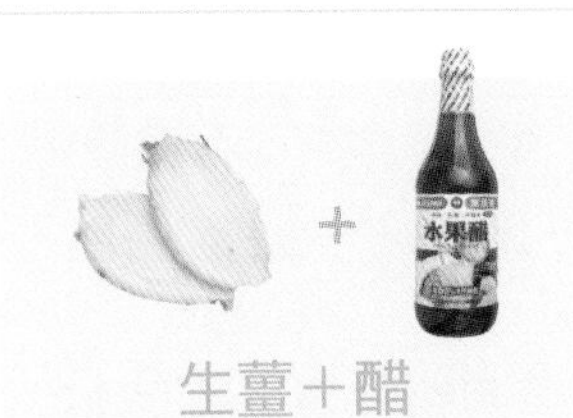

生薑＋醋

用法 生薑切細末，加水100cc煮沸，倒入醋10cc拌勻。趁熱飲用。

功效：**對於胃寒、胃痛或食慾不佳、消化不良會有改善。**

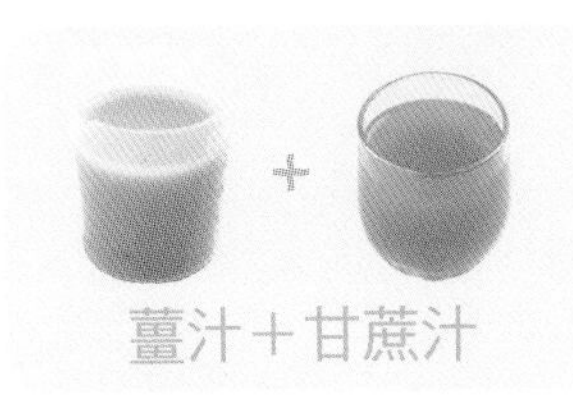

薑汁＋甘蔗汁

用法 甘蔗汁100cc，加入薑汁20cc。當茶飲用。

功效：**對於妊娠後荷爾蒙變化引起的嘔吐會有改善。**

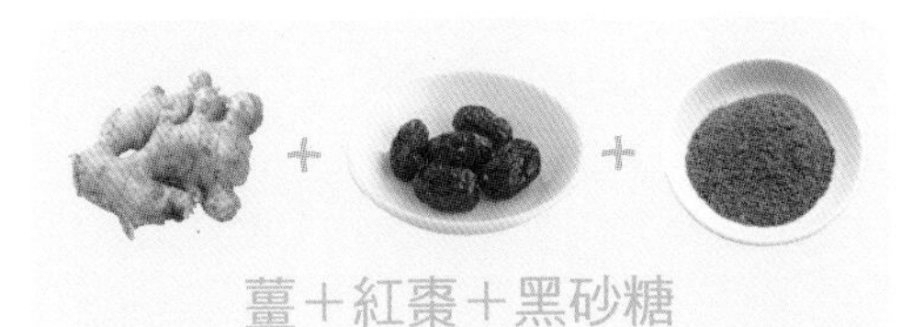

薑＋紅棗＋黑砂糖

用法 薑30克、紅棗10顆、黑砂糖30克，加水600cc一起以小火慢煮。須1日內喝完，連續喝7日。

功效：**改善寒性胃腸病或生理痛。**

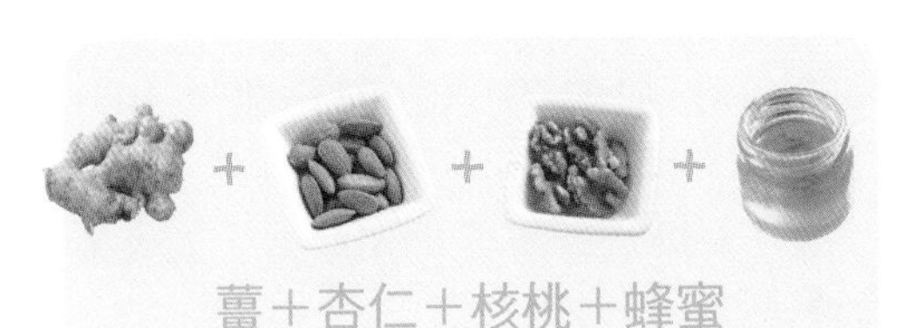

薑＋杏仁＋核桃＋蜂蜜

用法 薑4克、杏仁10克、核桃30克研磨成泥狀，加入蜂蜜30克調勻。須1日內食用完畢。

功效：**對於氣喘會有改善。**

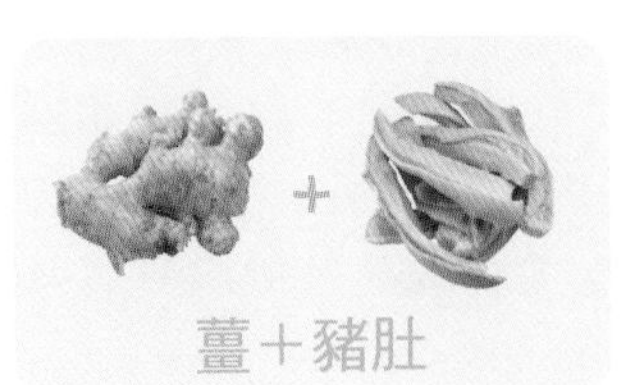

薑＋豬肚

用法 豬肚1副洗淨，塞入250克的薑，放入大碗內，以水300cc蒸至豬肚熟透，只吃豬肚。

功效：**對於胃潰瘍、十二指腸潰瘍會有改善。**

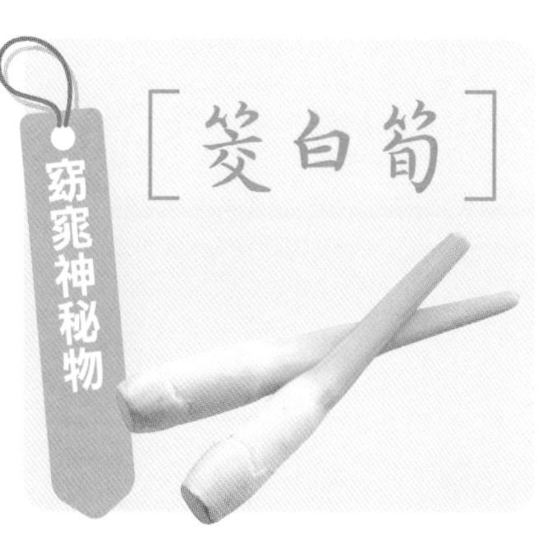

盛產季節：5～11 月
性味：寒、甘　歸經：肝、脾、胃

營養關鍵：

蛋白質、醣類、草酸鈣、磷、鐵、膳食纖維與維生素 B_1、B_2、C。

養生功效：

除煩止渴、清熱解毒、催乳降壓、通利二便、治煩熱，對黃疸、痢疾、乳房脹痛等症。

茭白筍是中國特有的水生蔬菜，具有清熱解毒的效果，可改善氣候炎熱導致的煩躁、眼紅、大小便不順暢等情形。此外，茭白筍還有促進新陳代謝、解渴醒腦的作用，尤其熱量低、水分充足，是減肥的聖品，亦稱為「美人腿」，購買時宜挑選筍肉沒有黑點的才是上品。

有便秘問題的人、高血壓病人，以及感到憂鬱焦慮、躁鬱、心胸煩悶的人。

胃寒虛弱者、嚴重腹瀉的人，有尿路結石、腎臟炎、痛風、陽痿等病症的人。

- **茭白筍**含大量草酸鈣，幼兒不宜多吃，以免影響鈣質吸收，導致消化不良、發育不良、佝僂病。
- **茭白筍**不能與豆腐等含鈣量豐富的食物同吃，容易引發結石。

養生食療

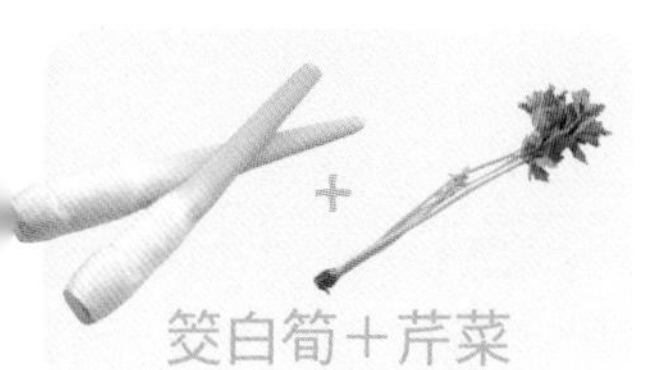

茭白筍＋芹菜

用法 茭白筍100克、芹菜30克洗淨、切小塊，加水350cc煮熟，連湯帶料吃。

功效：對於便秘、高血壓有不錯的效果。

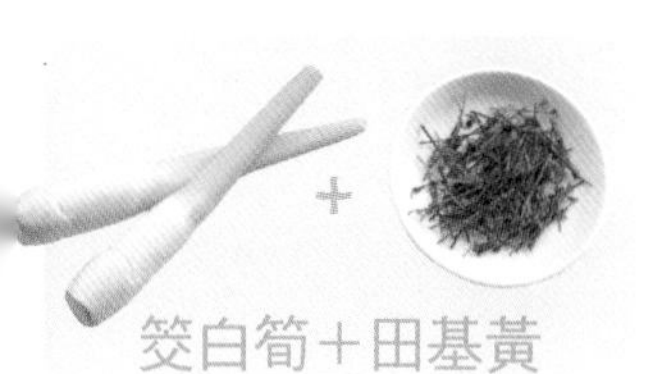

茭白筍＋田基黃

用法 茭白筍60克洗淨，加入田基黃30克、水350cc一起煮30分鐘，去渣取汁飲用。

功效：對於濕熱黃疸會有改善，可消除煩躁情緒、清心明志。

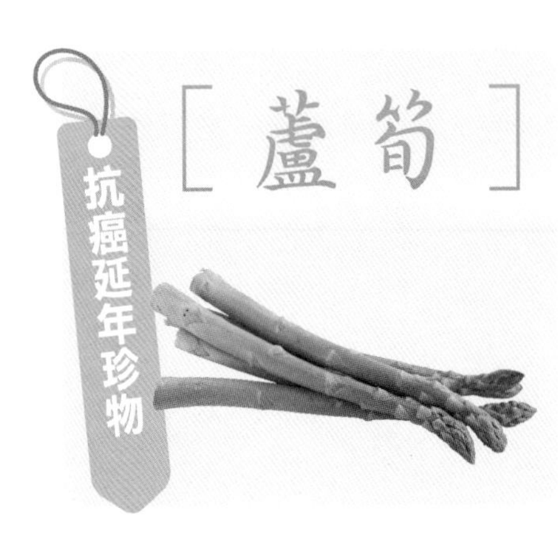

[蘆筍]

盛產季節：4～10月
性味：寒、甘　**歸經**：肺、胃

營養關鍵：

蛋白質、醣類、鈣、磷、鐵、膳食纖維、葉酸、蘆丁、甘露聚糖與維生素A、B_1、B_2、C。

養生功效：

生津解渴、化痰止咳，對於肝炎、高血壓、肝硬化、各種癌腫瘤更具效果。

蘆筍是百合科的植物，分為綠、白兩種，綠蘆筍的維生素C含量是白蘆筍的3倍，而我們所食用的部位是其莖部。新鮮的蘆筍鮮嫩好吃，燙熟後，淋點亞麻仁油和鹽就很美味。蘆筍具有預防血管、動脈硬化，及增強免疫力、降血壓、抗癌的效果，並且還含有豐富的葉酸，可幫助胎兒成長，在預防心血管疾病、保護肺臟，以及維持精神、情緒的健康方面十分突出。

高血壓病人、動脈硬化患者，容易流鼻血或有痔瘡、靜脈曲張等問題的人。

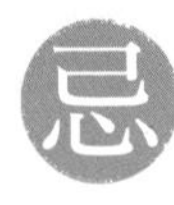

蘆筍的普林比較高，痛風及泌尿道結石的人不可食用。

- 服用巴豆中藥材時，不宜食用蘆筍，會引發中毒。

養生食療

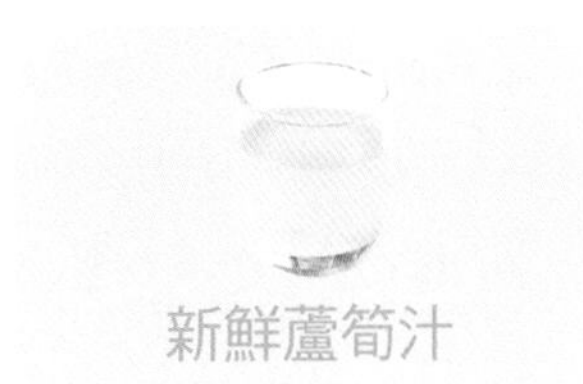
新鮮蘆筍汁

用法 蘆筍500克洗淨、切段，加入水1000cc煮30分鐘後取汁，放入砂糖50克拌勻，即可飲用。

功效：經常喝，有助於降血壓、清熱利尿，也適合作為癌症病人化療期間的飲品。

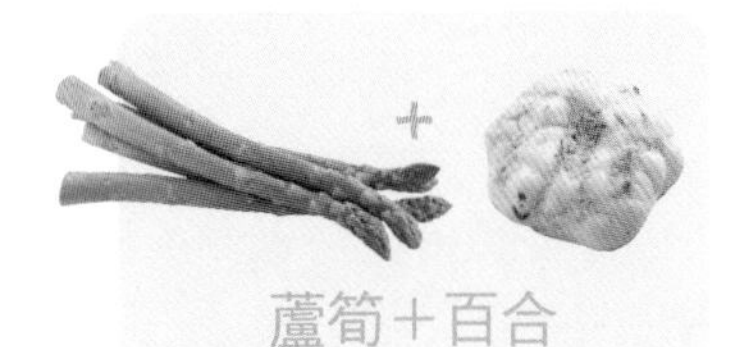
蘆筍＋百合

用法 蘆筍100克洗淨、切段，新鮮百合洗淨、剝開，一同放入鍋內炒熟，加鹽調味，即可食用。

功效：對於肺熱咳嗽、高血壓、糖尿病會有改善。

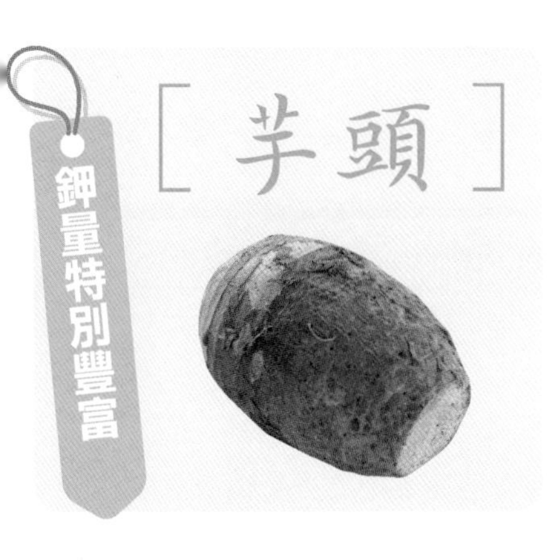

盛產季節：11～4月
性味：平、甘、辛　歸經：胃、大腸

營養關鍵：

蛋白質、澱粉、鉀、鎂、鐵、鈣、磷、半纖維素、果膠與維生素 B_1、B_2、C。

養生功效：

促進腸道健康、預防大腸直腸問題、預防痔瘡、緩解焦躁情緒、改善失眠、預防高血壓。

芋頭有一種獨特的黏汁、糖分，可以保持身體溫暖、促進身體排出多餘的鈉，經常食用芋頭，可以為健康帶來益處：

- **促進腸道健康**：芋頭富含果膠、半纖維素及水分，能夠促進腸子裡的益菌繁殖、排出腐敗菌；且半纖維素及果膠進入腸道後，能吸附腸子內的殘餘物質，快速排出體外，避免痔瘡等症發生。
- **緩解焦躁情緒、改善失眠**：芋頭特有的黏液有升高體溫的作用，所以削過皮的芋頭會讓手部發癢；寒性體質、煩躁、常失眠的人可多吃芋頭。
- **防治高血壓**：芋頭含有豐富的鉀，每克約有611毫克。鉀的最大功效是可以排擠掉造成高血壓的元凶——鈉，因此嗜鹹的人若能常吃芋頭與富含鉀的蔬菜是最理想的。

有便秘問題的人、痔瘡患者、失眠者、寒性體質者、嗜重口味者。

咳嗽帶痰者忌吃，芋頭的黏液會刺激喉頭的黏膜，引起劇烈咳嗽。

- **芋頭**含有特殊黏液，去皮後，如果黏液沾到皮膚會發癢，最好趕快洗掉。萬一不小心沾染到以致皮膚發癢，可用火輕烤，或以生薑塗擦就可以緩解癢感了。

養生食療

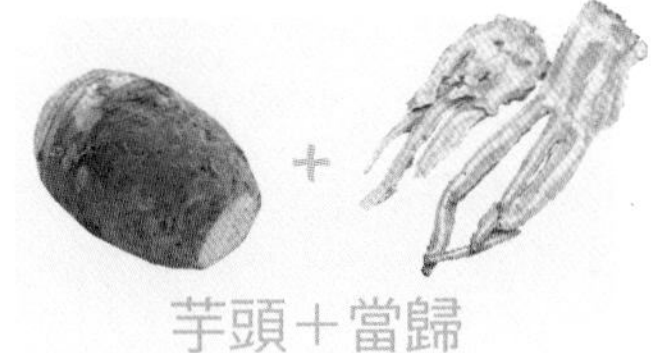
芋頭＋當歸

用法 芋頭100克洗淨、削皮、切小塊；當歸15克洗淨，用過濾袋包好加水500cc煮35分鐘，去除藥渣，留芋頭及湯汁，加冰糖50克拌勻，即可食用。

功效：產後惡露排出不順暢者，與經血量少且難排出者有明顯效果。

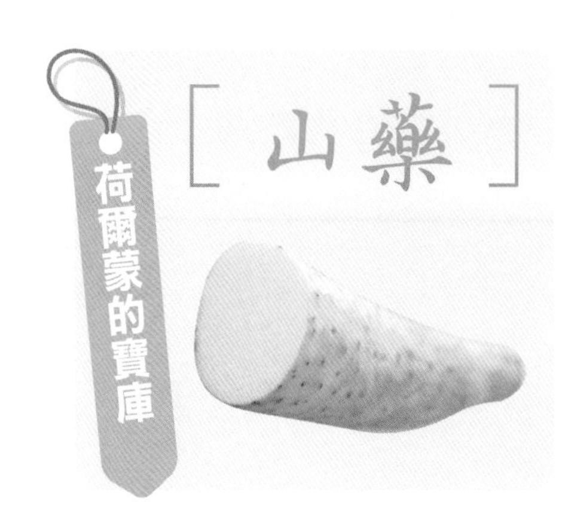

盛產季節：9～4月
性味：平、甘　歸經：肺、脾、腎

營養關鍵：

蛋白質、脂肪、醣類、鈣、磷、鐵、碘、甘露糖、纖維素、皂苷與維生素A、B_1、B_2、C。

養生功效：

增強男性荷爾蒙，預防感冒、氣喘、便秘、糖尿病，降血壓、改善異位性皮膚炎及濕疹。

山藥就是中藥的淮山，又名「薯蕷」或「山薯」等，食用時，通常以鮮品為主，藥用則多經過乾燥處理。山藥與馬鈴薯、芋頭、地瓜等同屬於芋類，不同的是，其他三種都種植於較淺的土壤中，而山藥的根會竄得比較深，必須種植於較深厚的土壤處，這也是一般人認為山藥可以壯腰腿的原因之一。

中醫認為山藥有補脾益腎、養肺的功效，以中醫的觀點，皮膚也屬於肺的管轄範圍，若有異位性皮膚炎或濕疹，常吃山藥可以改善。而中醫的腎也不只是腎臟而已，生殖及泌尿系統都包括在內，連小孩子頻尿，也歸屬於腎的範圍，常吃山藥也是有幫助的。

除此之外，山藥也能預防感冒、氣喘，但首先必須遠離過敏原、預防被感冒傳染，同時注意不要過度疲勞，因為疲勞易讓各種病毒有可乘之機。一面用心預防、一面吃山藥，健康才能更有保障。

日本山藥光滑完整、無根鬚、不乾枯、不裂根、顏色均勻潔白、口感脆滑，適合生食；而台灣山藥依產地不同，形狀就不同，且質地不均、澱粉黏性不足、常有黑點，宜煮熟後食用。

兒童、有便秘問題者、有肥胖問題者、減重者、異位性皮膚炎患者、濕疹病人、糖尿病人、高血壓病人。

體質極為燥熱、便秘、腸道容易脹氣的人建議少吃。

養生食療

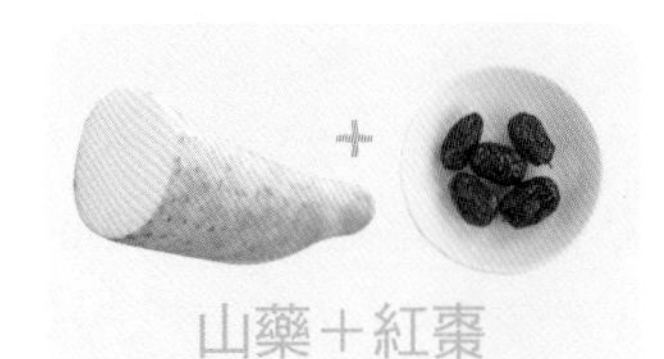
山藥＋紅棗

用法 新鮮山藥100克洗淨、削皮、切小塊，紅棗20克洗淨，加水500cc煮30分鐘後食用。

功效：對於再生不良性貧血、多痰氣喘、心腹虛脹、消化不良會有改善。

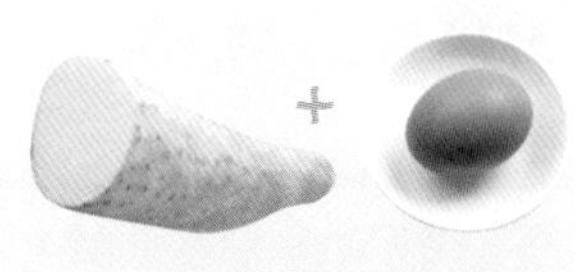
山藥＋雞蛋

用法1 新鮮山藥100克洗淨、削皮、磨成泥，加1顆雞蛋與1碗剛起鍋的熱米飯攪勻食用。

用法2 新鮮山藥300克洗淨、削皮、磨成泥，或切成塊，加入雞蛋、青菜同煮成湯食用。

功效：可補脾胃、益肺腎，對於小兒脾胃不開、食慾差會有改善。

山藥食療4大功效

1.通便、預防便秘、減肥

山藥含有水溶性纖維「甘露糖（Monnose）」，既能令人有飽足感，不易吃得過量，不致肥胖；另一方面又可幫助食物快速通過腸道，預防便秘。

2.降血壓

山藥含有豐富的鉀與皂苷，鉀能將體內多餘的鈉帶出體外，皂苷則有增加免疫力的功效，具有預防高血壓的效果。

3.預防糖尿病

山藥中含有一種類似副腎皮質荷爾蒙的物質，可以促進荷爾蒙分泌、減輕糖尿病症狀，尤其對糖尿病初期的三多（特別是口渴及易累）現象，有改善之效。

4.增強男性精力

山藥有改善腎虛作用，因具黏液，依以形補形的觀念，過去一直認為有強化性能力的功效。研究發現，食用山藥後攝護腺及精囊腺的重量增加，可見確有增強男性荷爾蒙的效用。

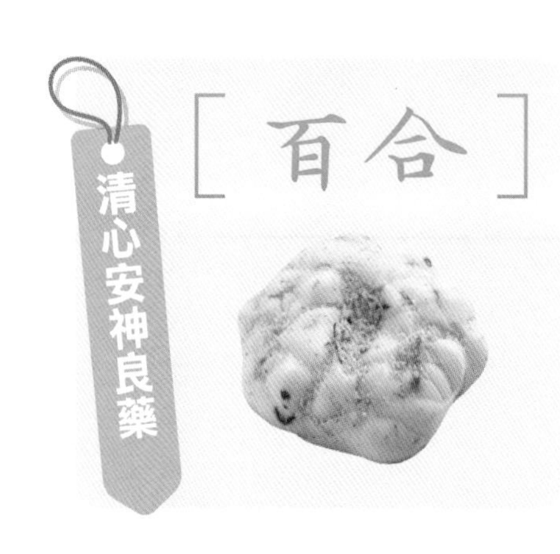

百合

- 盛產季節：10～12月
- 性味：寒、甘　歸經：心、肺

營養關鍵：

蛋白質、脂肪、澱粉、鈣、磷、鐵、秋水仙鹼、胡蘿蔔素與維生素 B_1、B_2、C。

養生功效：

潤肺止咳、清心安神，可治肺熱、肺燥咳嗽、咳血吐血、驚悸失眠、貧血、暈眩與百合病。

百合的鱗莖生長在地下，形似魚鱗，同科的植物很多，例如天香百合（**即一般的白色百合**）的莖很大，帶有甜味，適於入菜，一向都被當作藥用，近年來才用於入菜，發覺別有一番風味。

百合營養豐富，含有一些特殊的營養成分，對於人體不僅具有良好的滋補作用，對於身體虛弱、慢性支氣管炎、結核病、神經官能症等患者也有很大的幫助，此外，百合對多種癌症都有一定的療效，可說是天然的抗腫瘤藥。

貧血、慢性支氣管炎、結核病、慢性胃腸炎、神經官能症、癌症病人。

百合性寒，所以風寒咳嗽、虛寒出血、脾虛腹瀉者不適合吃。

健康小博士

植物界的天然鐵劑——百合

現代為暈眩而苦惱的人不少，尤其是女性。暈眩的肇因以貧血、低血壓、更年期障礙等居多數。

談到貧血，很多人立刻就想到補充鐵質，的確，鐵劑是可以補充、改善貧血，然而有貧血問題的人腸胃多半衰弱，服用鐵劑反而會使腸胃功能更惡化，形成惡性循環——**服用鐵劑→導致食慾不振→貧血更加重**，不如利用天然食物的優點來補充身體所缺乏的鐵質。

中醫對貧血、低血壓及女性更年期所引發的貧血與暈眩都有很好的治療方劑，有些食物則對防治頭暈相當有效，例如：雞肉、百合、菠菜、小黃瓜、桃子、桑椹、豬肝、芝麻、芹菜、香菇、棗子、牛肉、黃豆等，其中又以百合最有效益，有貧血問題的人不妨多食用百合。

養生食療

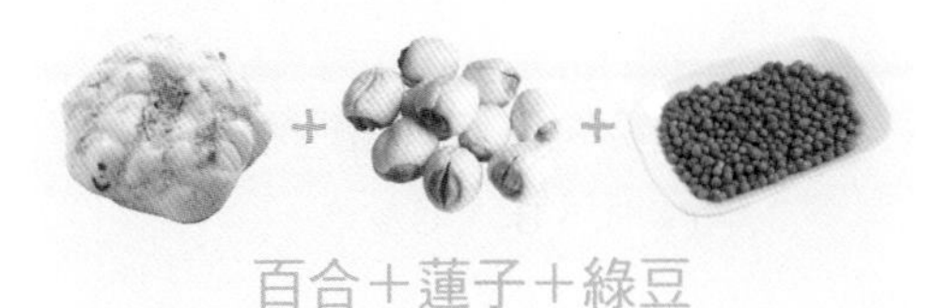

用法 百合80克、蓮子60克、綠豆30克，加水600cc，一起煮熟飲用。

功效：**有清心解毒、養陰安神的作用，對於失眠、心悸、精神不寧、心煩憂慮會有改善。**

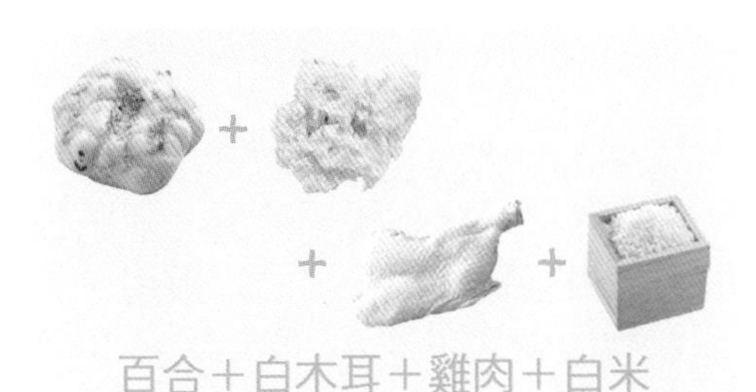

用法 百合60克、白木耳10克、雞肉絲20克、白米50克，加水800cc一起煮成粥。

功效：**有滋陰潤肺的功效，對慢性氣管炎、細支氣管炎、肺結核引起之咳嗽、發燒、咳痰、咳血等症會有改善。**

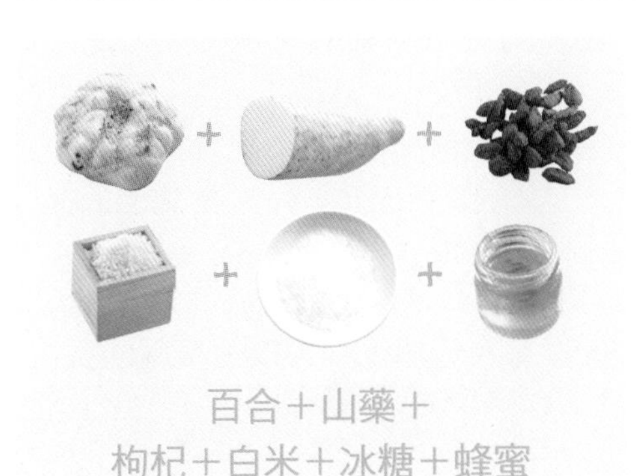

用法 百合200克、山藥100克、枸杞20克、冰糖10克、白米100克，加水1200cc一起熬成粥，再加入蜂蜜20cc調勻，即可食用。

功效：**具有增強體質、抑制癌細胞生長、緩解放療化療的副作用，對於肺癌、鼻咽癌、皮膚癌、惡性淋巴腫瘤或放療、化療後出現口乾舌燥、身體虛弱、咳血咯血等症狀會有改善。**

健康小常識

何謂百合病？

所謂「百合病」是指頭老是昏沉沉的、食慾很差、嗜睡，雖然想做些什麼事，卻提不起勁，什麼也不能做；同時間感覺惡寒，卻又發燒。有點類似現代所謂的「精神病」或是「精神官能症」。

傳統醫學認為，對於「百合病」宜用百合為主藥，加上其他鎮靜、安神的藥物，即可使症狀緩解。

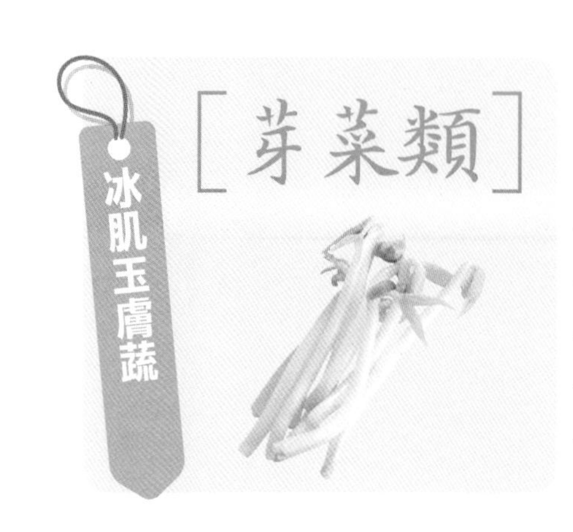

芽菜類

- **盛產季節**：1～12 月
- **性味**：寒、甘　**歸經**：脾、肝、腎

營養關鍵：

蛋白質、脂肪、碳水化合物、粗纖維、磷、鐵、天門冬氨酸、葉綠素、維生素C。

養生功效：

消除疲勞、防癌。

市面上常見的芽菜有黃豆芽、綠豆芽、苜蓿芽、黑豆芽等。黃豆芽沒有豆類不易消化的缺點，營養豐富、容易吸收，具有清熱、利尿、除濕、降脹去瘀、健脾補腎的效果。綠豆芽具有消暑熱、調和五臟、利尿消腫的效用，且熱量低、維生素C與膳食纖維含量豐富，能保護血管、防治心血管疾病，也是美容瘦身的最佳蔬菜之一。苜蓿芽含有豐富天然的植物性雌激素，具有預防乳癌、子宮癌、心血管疾病，可增加抗壓性、排毒、美化肌膚、消除疲勞、降血中膽固醇。

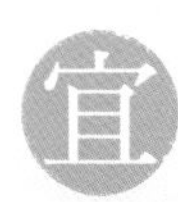

泌尿系統感染的人、產婦。

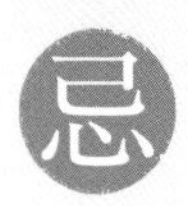

芽菜以傳統、自然孵出者為佳，有些商人急功近利，以生長劑助長，以漂白劑美化賣相，吃了對人體恐怕會有不良影響。

養生食療

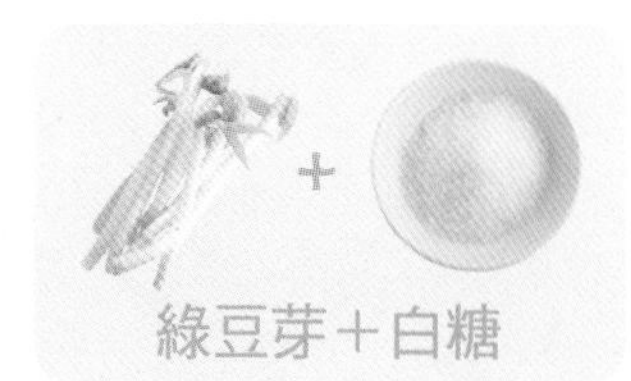

綠豆芽＋白糖

用法 綠豆芽100克洗淨、絞汁，加入白糖20克調勻。代茶隨時飲用。

功效：有清下焦火熱、解毒消炎的效果，可改善泌尿道感染。

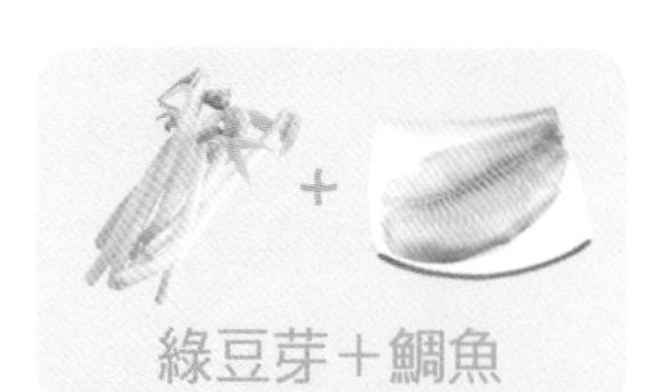

綠豆芽＋鯛魚

用法 綠豆芽100克洗淨，與鯛魚肉80克，加水300cc一起燉煮，加少許鹽調味，即可食用。

功效：促進乳汁分泌。

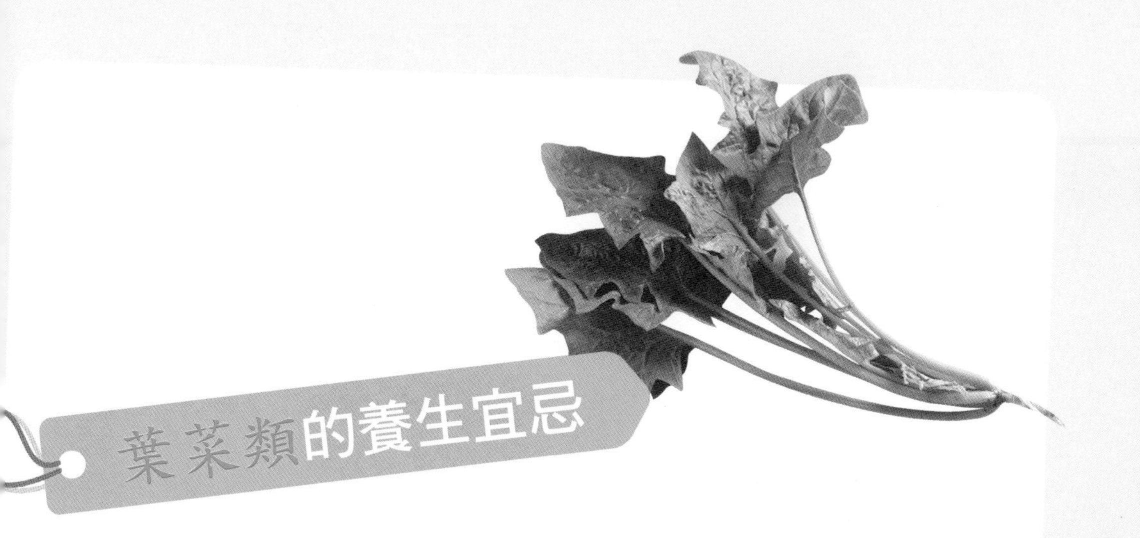

葉菜類的養生宜忌

葉菜類蔬菜的生長週期短，幾乎整株都可以食用，可說是家庭主婦的最愛，大多數時間都是價廉物美又營養豐富。尤其是綠葉蔬菜，其維生素與無機鹽類的含量均高於其他種類的蔬菜，每天只要食用400～500公克的綠葉蔬菜，就能確保維生素C的需要量。

可惜的是，葉菜類蔬菜水分豐富、莖葉柔軟，保存比較不易，也無法久放，經常買回來沒幾天就呈現枯萎、乾黃或腐敗現象，所以買回家後，要先將蔬菜晾乾，再放入冰箱保鮮，才能稍微延長保存期限。

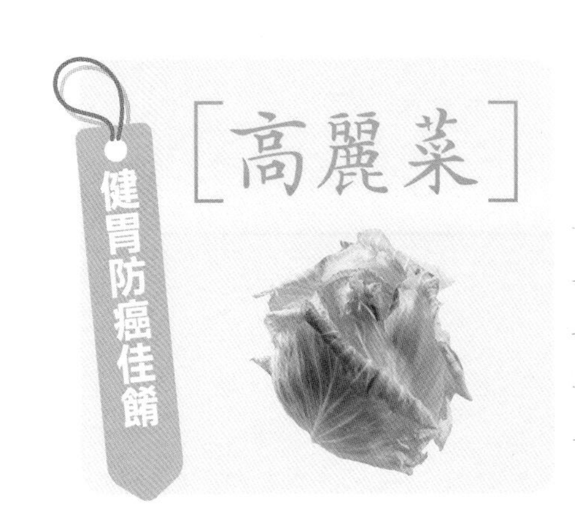

盛產季節：8～4月
性味：平、甘　歸經：脾、胃

營養關鍵：

蛋白質、碳水化合物、鈣、磷、鐵、胡蘿蔔素及維生素A、B、C。

養生功效：

增進食慾、增強精力、促進發育、消除胃腸道發炎、止痛、補腎、利水、解毒。

高麗菜不僅是蔬菜中的黃金，也是國人常吃的國民蔬菜，一年四季，餐桌上都有它的蹤影。每天生吃，大人可增強精力，小孩則能促進發育；熟食亦佳。

高麗菜是鹼性蔬菜，富含鈣質，尤其是外部的綠色葉片比內部的葉片多40%的含鈣量。高麗菜葉還含有硫的成分，有助於清除血液中的有害物質，能改善各種皮膚病，此外，還具有抗癌、保護胃黏膜的效用，對於促進胃黏膜再生、治療消化道潰瘍有明顯的改善。

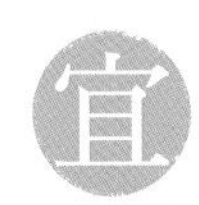

兒童、成人、癌症病人。

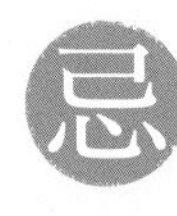

甲狀腺功能失調的人與經常腹脹、腹痛、多失氣（常放屁）的人要少吃。

養生食療

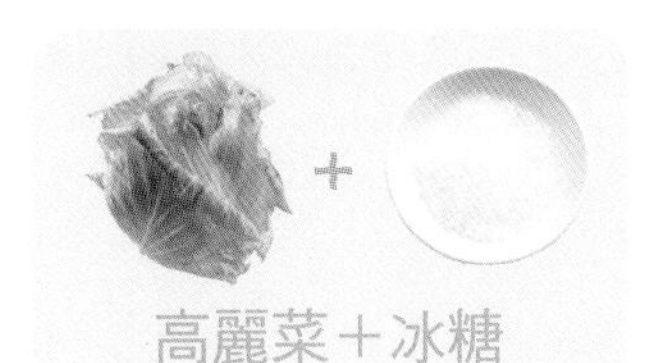

用法 鍋中放水1000cc，加入洗淨的高麗菜200克一起煮至剩500cc的水量，加入冰糖30克調勻。分數次飲用完畢。

功效：對於幼兒虛弱體質會有改善。

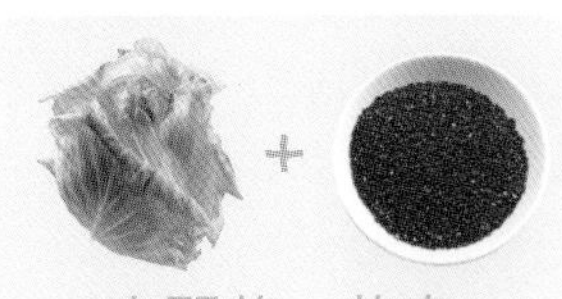

用法 取新鮮、無農藥污染的高麗菜1大盤（約200克）充分洗淨、切絲，加一點點芝麻粉調味後生吃，或略燙之後再拌芝麻粉吃。

功效：高麗菜富含維生素C與靛基質（indoles）化合物，能減少女性荷爾蒙分泌。有助於預防腫瘤惡化。

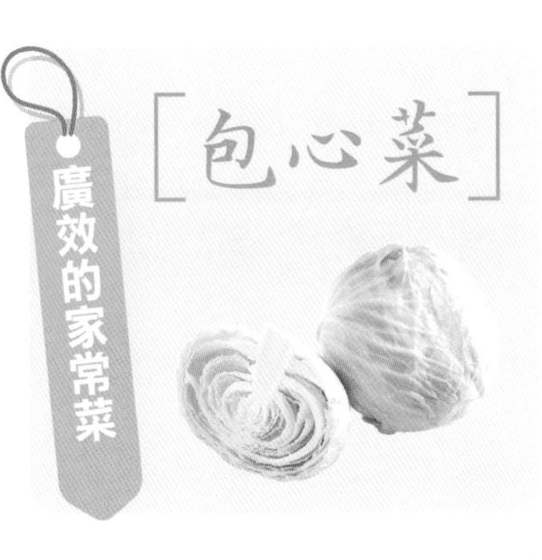

[包心菜]

盛產季節：8～4月
性味：平、甘 **歸經**：脾、胃

營養關鍵：

蛋白質、脂肪、醣類、鈣、鉬、錳、果膠、纖維素、植物類菌素、維生素C。

養生功效：

增進發育、幫助代謝、促進潰傷癒合、治燒傷、治凍傷、治濕疹、治關節瘀血、預防肥胖。

包心菜正式學名是「結球甘藍」，是甘藍的變種，具有較高的營養價值與十分廣泛的醫療作用，適度加熱時，其所含的維生素C不但不會因為遭到破壞而減少，反而還會增加，這是因為抗壞血酸結合物轉化為維生素C的結果。

包心菜所含的鈣質及一般蔬菜中比較缺乏的蛋白質、脂肪、醣類等的含量都不少；還含有微量元素鉬與錳，鉬能抑制亞硝氨的合成，具有一定的抗癌作用；錳則是人體中酵素及荷爾蒙等活性物質的主要成分，能促進人體物質代謝，對成長發育中的兒童非常重要。包心菜內的果膠、纖維素能夠結合並阻止腸內吸收膽固醇、膽汁酸，且其所含的2～5%的醣類中，主要是葡萄糖及果糖，對動脈硬化、心臟局部缺血、膽結石患者及肥胖的人特別有益。

臨床醫學研究發現，包心菜具有廣泛預防疾病的功效。新鮮的包心菜汁可提高胃腸內膜上皮的抵抗力，幫助代謝、加速潰瘍的癒合，對於慢性胃潰瘍與十二指腸潰瘍有益。且剛打好的包心菜汁含有植物類菌素與芥子揮發油，可抑制細菌、真菌及原蟲的生長繁殖。

此外，也有人拿來新鮮的包心菜葉治療燒傷、凍傷、潰瘍及創傷，對於濕疹、關節瘀血、骨折處疼痛等也有幫助。

兒童、有肥胖問題的人、減重者、濕疹病人、高膽固醇患者、動脈硬化患者、膽結石、胃酸不足的人、腸胃潰瘍患者。

- **包心菜**除了生吃或煮食，也可以拿來做泡菜，而醃過包心菜的泡菜水保留了新鮮菜汁所有的寶貴物質，特別是乳酸，對於缺少胃酸的人很有好處。

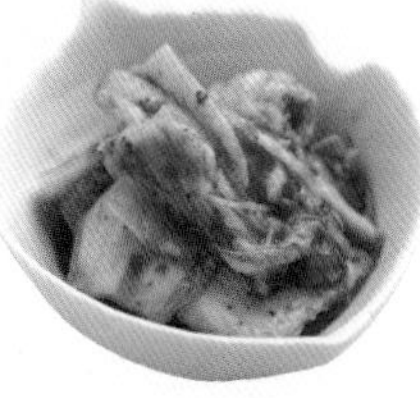

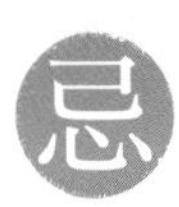

腹瀉的人、急性胃小腸結腸炎患者、肝病患者。

- **包心菜**雖可幫助傷口復原，但剛動過腹腔及胸腔外科手術的病人、急性胃腸潰瘍及潰瘍出血特別嚴重、有腹瀉及罹患急性胃小腸結腸炎，以及有肝病問題的人都不宜食用。

養生食療

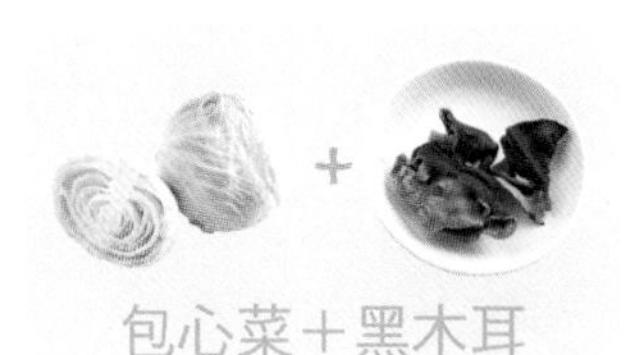

包心菜＋黑木耳

用法 包心菜100克洗淨、切絲、稍汆燙，黑木耳30克洗淨、汆燙、切絲，加入少許鹽、豆瓣醬、醋拌勻，即可食用。

功效：對於心血管疾病、癌症有不錯的預防效果。

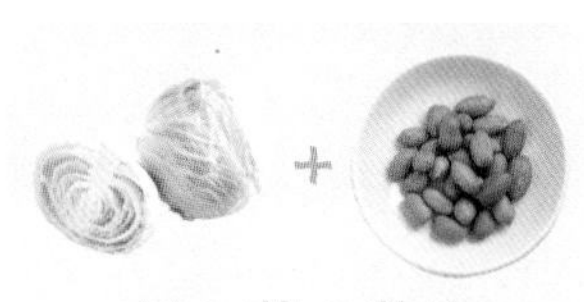

包心菜＋花生

用法 包心菜100克洗淨、切絲與新鮮花生50克洗淨、剝殼一起放入鍋內，加水800cc一起煮熟後，加入少許鹽、蔥末、生薑泥拌勻，即可食用。

功效：具有補腎壯腰、健腦填髓的效果。

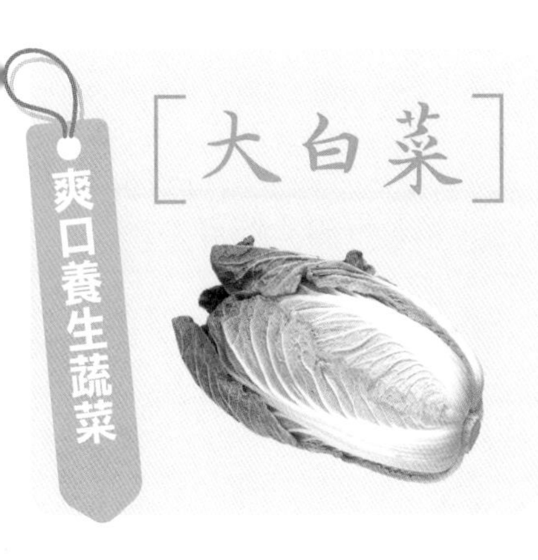

盛產季節：11～5月　性味：平、甘、微寒　歸經：肺、胃、膀胱

營養關鍵：

鈣、磷、鐵、纖維素、胡蘿蔔素及維生素B群。

養生功效：

改善熱證體質、幫助胃腸功能、解毒、助消化、通便、治療胃痛、預防動脈粥樣硬化、防止心血管病、防止結腸癌。

大白菜廣受群眾歡迎，具有四時長青、營養豐富、菜質鮮嫩、清爽適口等特點，具有一定的藥用價值，擁有豐富的鈣、磷、鐵、胡蘿蔔素與維生素B群。每100克的大白菜裡約含有37毫克的維生素C（約為韭黃的4倍）、140毫克的鈣（約為蒜苗含量的7倍）、50毫克的磷，營養素相當豐富。

作為藥用，大白菜從菜葉到菜根，都很有價值。大白菜的纖維素非常豐富，可幫助大便暢通，對預防結腸癌也很有幫助；葉子擁有豐富的維生素C，經常食用，對預防動脈粥樣硬化或心血管疾病大有好處，若與薑、蔥一起搗碎、炒熱，則可敷胃部，消除胃痛；菜根搭配銀花、紫背浮萍煎服或用菜葉搗爛塗之，可治療油漆引起的過敏。

感冒病人、有便秘問題的人、消化性潰瘍病人、動脈硬化患者、心血管疾病患者、結腸癌病人。

- **大白菜**以現炒現吃為宜，隔夜或放久皆不宜食用，若有腐爛千萬忌食。白菜一旦腐爛，其所含無毒的硝酸鹽便還原成亞硝酸鹽，吃了會引起頭痛、頭暈、噁心嘔吐、心跳加速等中毒症狀，嚴重者會發生昏迷、瞳孔放大，甚至死亡等危症，必須小心。

養生食療

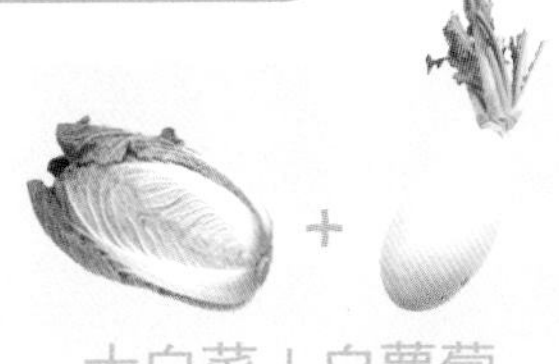

大白菜＋白蘿蔔

用法 大白菜心200克、白蘿蔔50克，加水500cc一起煮30分鐘後，加入50克白糖調勻。吃菜喝湯，連續食用數次。

功效：對於感冒及上呼吸道感染會有改善。

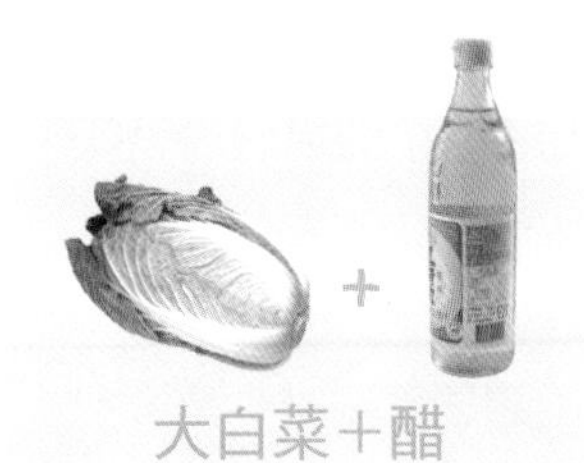

用法 大白菜100克切碎，撒上少許鹽，淋上醋20cc拌勻，食用。

功效：對於宿醉、更年期障礙、臉部灼熱會有改善。

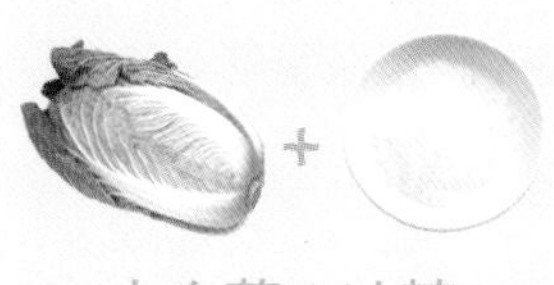
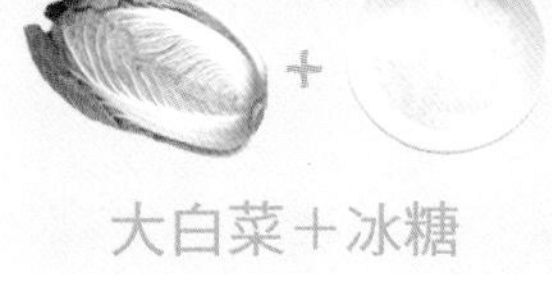

用法 大白菜30克、冰糖20克，加水250cc一起煮約30分鐘，吃菜喝湯。每日2次。

功效：對於百日咳會有改善。

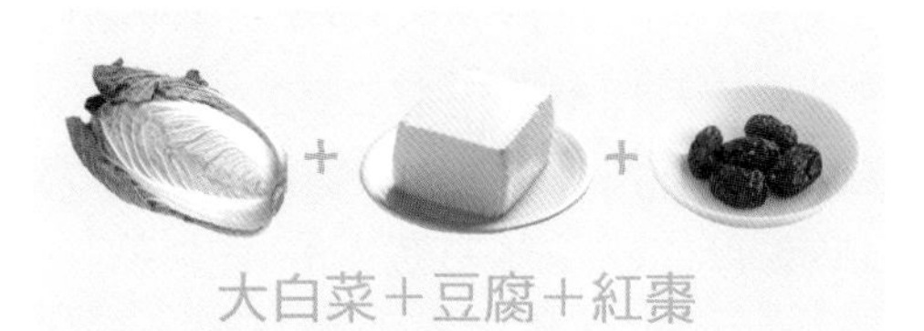

用法 白菜乾80克、豆腐30克與紅棗8顆，加水350cc一起燉熟食用。

功效：具有清肺熱、潤肺燥、養胃陰的功效，對於老年人慢性支氣管炎乾咳、胃熱腸燥、大便乾結會有改善。

健康小博士

大白菜小百科

大白菜是原產於中國大陸的一種特產菜，是中國大陸北方廣大地區冬、春兩季的主要蔬菜。西安半坡村曾出土距今至少六千年以上的白菜子，大白菜的通用拉丁文命名是「中國蕓薹」或「北京蕓薹」（大白菜為十字花科蕓薹屬）。

中國歷代以來都食用大白菜，讚頌大白菜的詩文也很多，蘇東坡即曾寫道：「白菘類糕豚（菘即白菜）。」南宋詩人范成大也曾讚道：「拔雪挑來塌地菘，味如蜜藕更肥沃。」

大白菜的食用方式很多，炒熬皆宜，適合久煮，最常被拿來煮火鍋，或包餃餡，筵席上也常見醋溜白菜或魚翅燴白菜。民間還常拿來做醃白菜、酸白菜、泡菜、醬菜、風乾菜等，食用方便，別有風味。

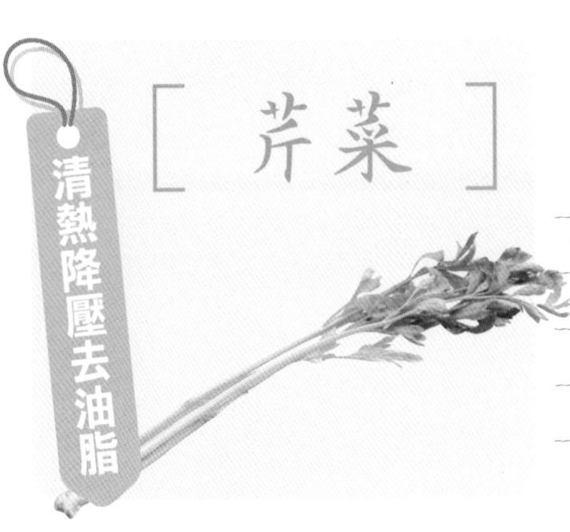

芹菜

盛產季節：10～6月　性味：寒、苦
歸經：肺、肝、胃、膀胱

營養關鍵：

蛋白質、脂肪、碳水化合物、磷、鈣、揮發性芹菜油、維生素。

養生功效：

消除疲勞、明目、促進食慾、潤肺止嗽、淨化血液、幫助新陳代謝、降血壓、降血脂。

芹菜熱量低、粗纖維豐富，是減重者最適合食用的蔬菜。現代藥理研究證明芹菜具有降血壓、降血脂的效果，無論是根、莖、葉、籽都可以作為藥用，素有「廚房裡的藥物」之稱。

芹菜含有揮發性的芹菜油，所以香味獨特，能促進食慾，具有甘涼清胃、除熱祛風，和促進口齒、咽喉爽利及明目作用，可以醒腦健神、潤肺止嗽，較通俗的說法，就是可以淨化血液、幫助新陳代謝、消除疲勞、強精、鎮靜、補血，常吃對高血壓、血管硬化、神經衰弱、小兒軟骨病等有輔助治療作用。一般來說，生吃芹菜比煮熟的效果好。

支氣管炎病人、高血壓病人、血管硬化病人、神經衰弱者、小兒軟骨病患者。

- **芹菜**會使男性的精子數量減少，有男性不孕症者忌食。
- **芹菜**屬於寒性蔬菜，孕前婦女不宜多吃。

養生食療

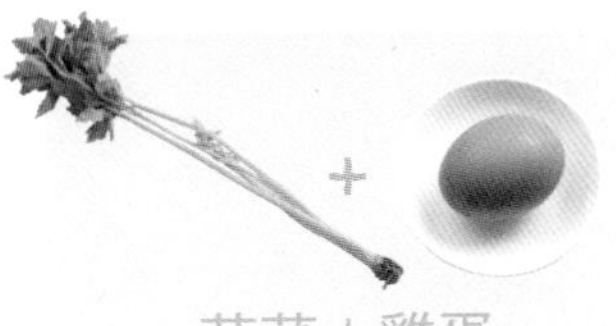
芹菜＋雞蛋

用法 芹菜根50克洗淨、搗爛，炒雞蛋食用。每日2次。

功效：對於頭痛會有改善。

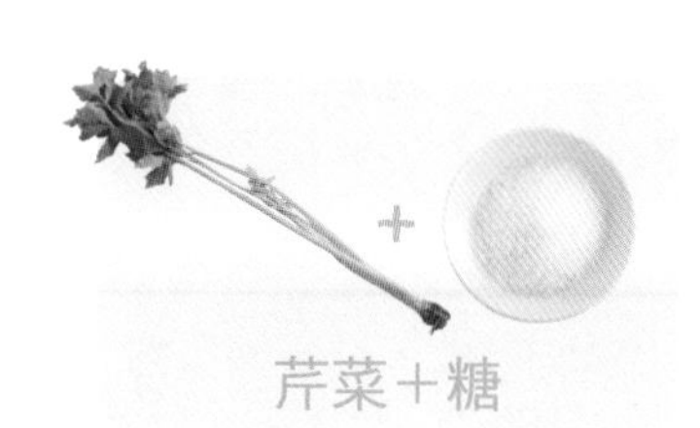
芹菜＋糖

用法 芹菜葉200克，用800cc的水煮20分鐘，加糖少許。代茶隨時飲用。

功效：**對於高血壓會有改善。**

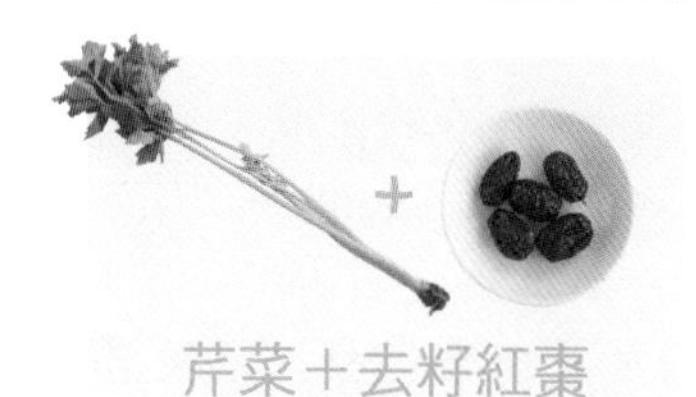
芹菜＋去籽紅棗

用法 芹菜200克與去籽紅棗15顆，加水500cc同煮20分鐘，取汁隨時飲用。

功效：**對於高血壓會有改善。**

中醫處方

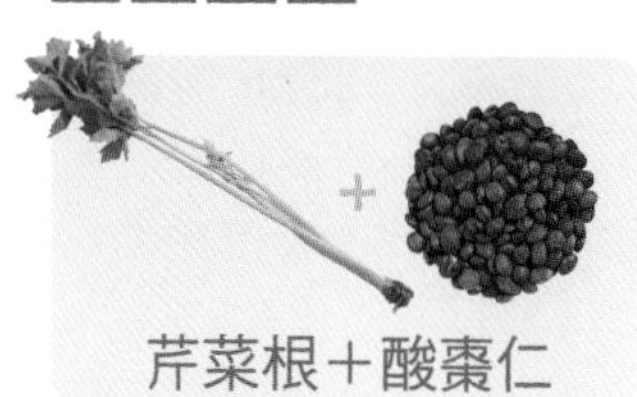
芹菜根＋酸棗仁

有助於改善失眠

- 芹菜根 80 克 + 酸棗仁 8 克，加水 150cc 一起煮 20 分鐘。

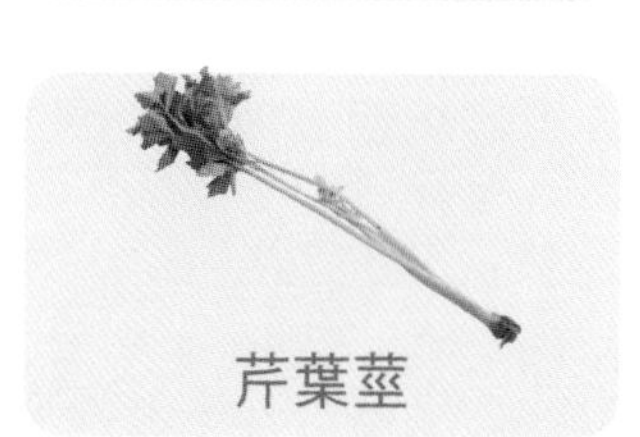
芹葉莖

對於高血壓會有改善

- 芹葉莖 300 克，洗淨、打汁。每日飲用。

菠菜

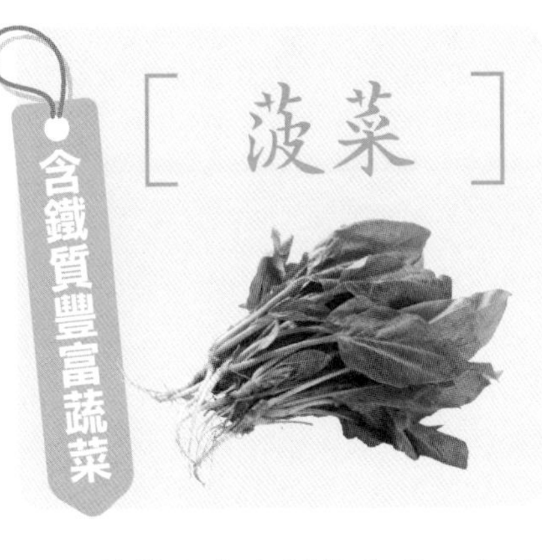

盛產季節：10～6月　**性味**：涼、苦、冷滑　**歸經**：肺、肝、胃、膀胱

營養關鍵：

蛋白質、碳水化合物、鈣、磷、鐵、皂苷、胡蘿蔔素及維生素A、B、C、K。

養生功效：

潤肺、通小便、幫助消化吸收、增進食慾、養血、止血、治貧血、消除膿皰腫痛。

菠菜含有多種維生素，尤其維生素A、C的含量是所有蔬菜中的第一名，阿拉伯人將它列為「蔬中之王」。菠菜炒熱後，其性平和，有促進胃腸與胰腺的分泌、幫助消化吸收的效益。

菠菜具有止血、養血的效果，除了對治療貧血有特效外，也可以作為鼻血、牙齦出血、腸子出血等的輔助治療，還可以配合治療糖尿病、肺結核、高血壓、結膜炎、夜盲症等症。菠菜中含有可抗菌的皂苷，經常食用，可保證大便通暢、緩解便秘。

孕婦、貧血患者、有便秘問題的人、痔瘡患者、糖尿病人、高血壓病人、肺結核患者、結膜炎患者、夜盲症患者。

菠菜的草酸含量較高，有腎臟疾病及泌尿道結石的患者不宜。

養生食療

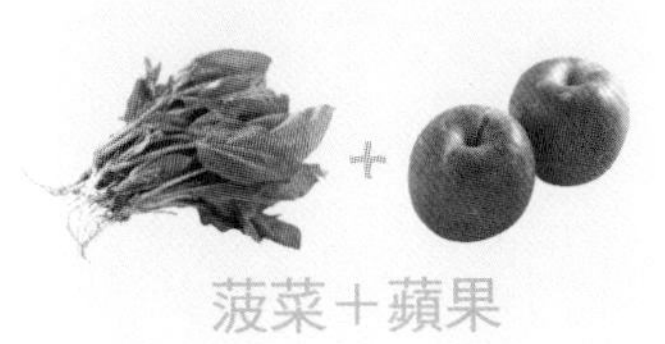
菠菜＋蘋果

用法 菠菜250克洗淨、切細段，蘋果1顆洗淨、削皮、去果核，加入冷開水400cc一起打汁、濾渣後飲用。

功效：對於貧血會有改善。

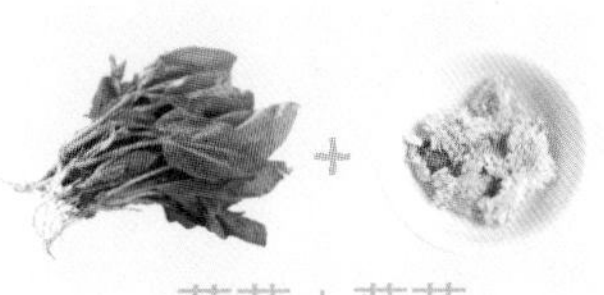
菠菜＋菊花

用法 菠菜100克與菊花10克洗淨，加水300cc同煮20分鐘，取汁，直接飲用

功效：對於急性結膜炎會有改善。

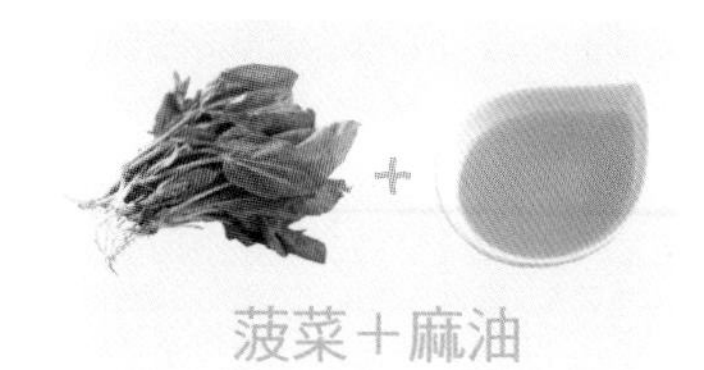
菠菜＋麻油

用法1 菠菜300克洗淨，略燙一下，加200cc的麻油拌勻炒即可。

功效：可緩解便秘與痔瘡。

用法2 菠菜200克洗淨，放在加入少許鹽的沸水汆燙至熟取出，加適量麻油拌勻食用。

功效：本法有通利血脈、下氣調中、益血潤腸的效果，經常食用，對於高血壓引起的便秘、頭痛、目眩等症會有改善。

中醫處方

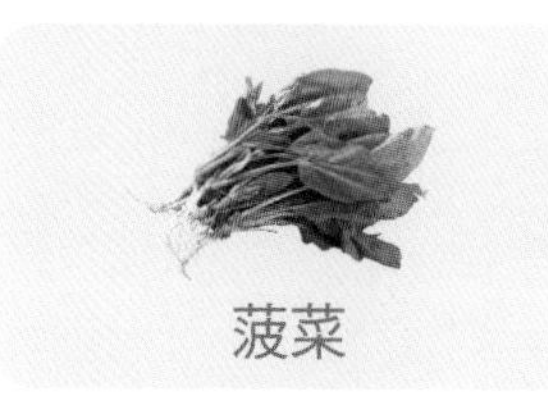
菠菜

有助於改善眼睛疲勞

▶ 挑選新鮮的菠菜 1 公斤，洗淨、榨汁。須 1 日內喝完。

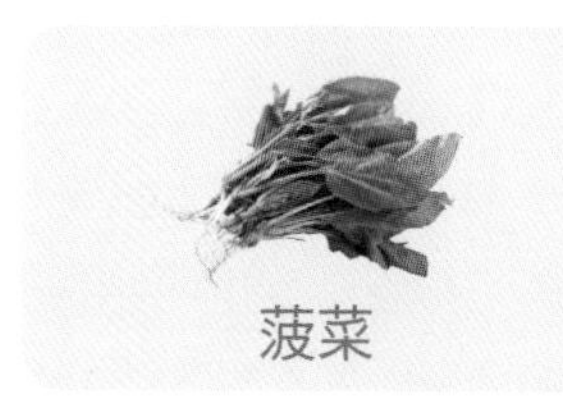
菠菜

對於高血壓會有改善

▶ 新鮮菠菜 100 克洗淨，放入不加鹽的沸水中汆燙至熟，以醋、醬油拌勻食用。

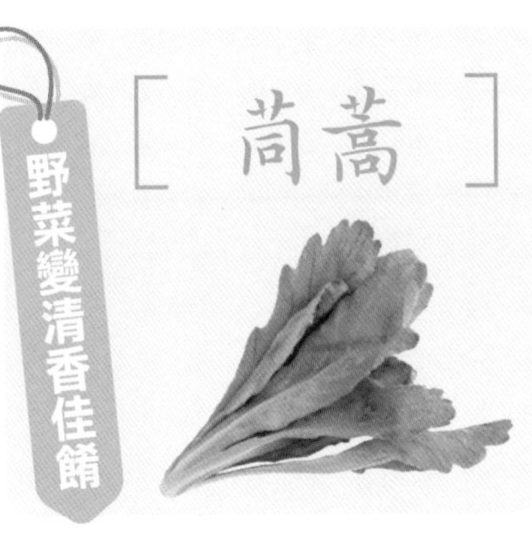

[茼蒿]

盛產季節：11 ～ 3 月

性味：溫、甘澀　**歸經**：肝、腎

營養關鍵：

蛋白質、脂肪、醣類、鈣、鐵、胡蘿蔔素、維生素 B_1。

養生功效：

開胃健脾、降壓醒腦、咳嗽痰多、促進發育、防止記憶力減退、預防習慣性便秘。

茼蒿又名「打某菜」、「皇帝菜」、「春菊」，胡蘿蔔素的含量比小黃瓜、茄子高出15～30倍之多。茼蒿擁有豐富的鐵、鈣，既補血又能強化骨骼的堅硬性，是小兒、老人與貧血患者的最佳時蔬。

茼蒿的莖、葉纖維細嫩，均可食用，且容易消化吸收，具有良好的藥用價值，經常食用，對兒童發育成長和腸胃吸收不良的老年人，都大有益處。

兒童、老年人、貧血患者、高血壓病人。

有蜂窩性組織炎及腹瀉的人不宜食用。

養生食療

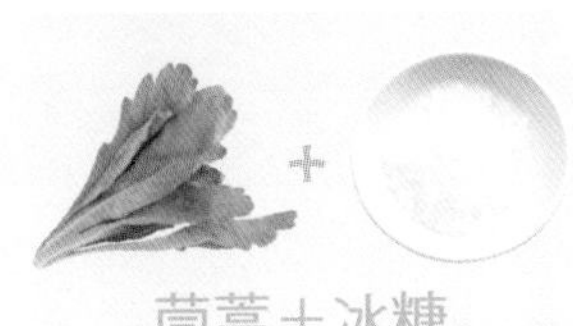

茼蒿＋冰糖

用法 新鮮茼蒿100克洗淨，加水300cc煮熟，濾掉茼蒿渣，並加入冰糖30克調勻後飲用。

功效：對於咳嗽痰稠會有改善。

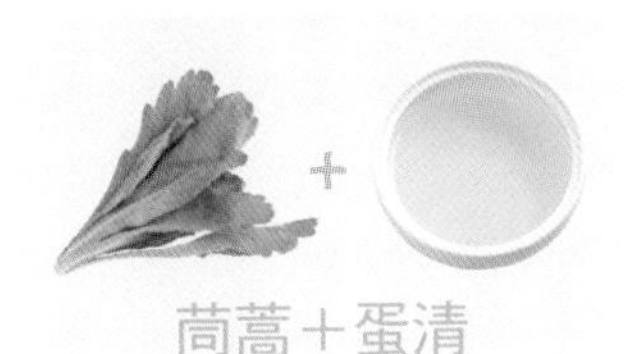

茼蒿＋蛋清

用法 新鮮茼蒿100克洗淨，加水350cc煮至快熟時，加入2顆蛋清，再煮5分鐘後，加入芝麻油及鹽適量拌勻，即可食用。

功效：具有降血壓、化痰、安神的效果，對於高血壓性頭暈腦脹、咳嗽多痰、睡眠障礙等會有改善。

中醫處方

改善高血壓、頭昏腦脹

- 新鮮的茼蒿 1 把，洗淨、切碎，搗爛後取汁，搭配溫開水飲用。

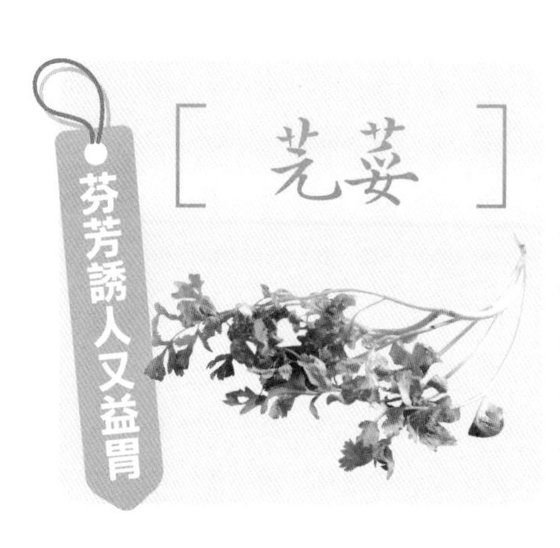

盛產季節：1～12月
性味：溫、辛　歸經：肺、脾

營養關鍵：

蛋白質、脂肪、碳水化合物、鈣、磷、鐵、硫氨素、核黃素、尼克酸、右旋甘露糖醇、黃酮苷、胡蘿蔔素及維生素C。

養生功效：

健胃、祛風解毒、促進周邊血液循環。

芫荽又名「香菜」，是使用普遍的辛香料，李時珍《本草綱目》說芫荽：「辛溫香竄，內通心脾，外達四肢。」《羅氏會約醫鏡》則謂之：「辟一切不正之氣，散風寒、發熱頭痛，消穀食停滯，順二便，去目翳，益髮痘疹。」芫荽雖然味美，但不可過量食用，李時珍《本草綱目》中說：「凡服一切補藥及藥中有白朮、牡丹者，不可食此（芫荽）」。芫荽含有多種維生素及蘋果酸，有促進身體血液循環，增強皮膚代謝、柔潤肌膚的作用。

感冒病人、麻疹病人，以及有精神衰弱、胃腸虛弱、腎結石、酒醉等問題的人。

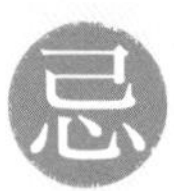

有腋臭、狐臭、皮膚癢問題的人。

- **芫荽**不能食用過量（每日不能吃超過500克）或久食，會令人多忘、腋下氣味加重。

養生食療

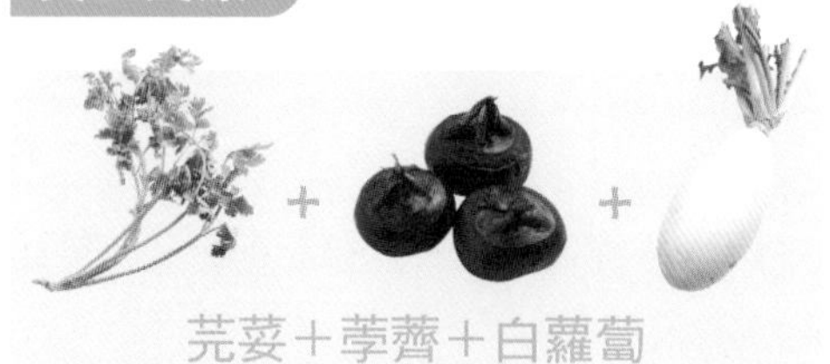

芫荽＋荸薺＋白蘿蔔

用法 以芫荽50克、荸薺30克、白蘿蔔50克，加水300cc同煮30分鐘後食用。

功效：可改善麻疹透發不快及感冒不出汗的情形。

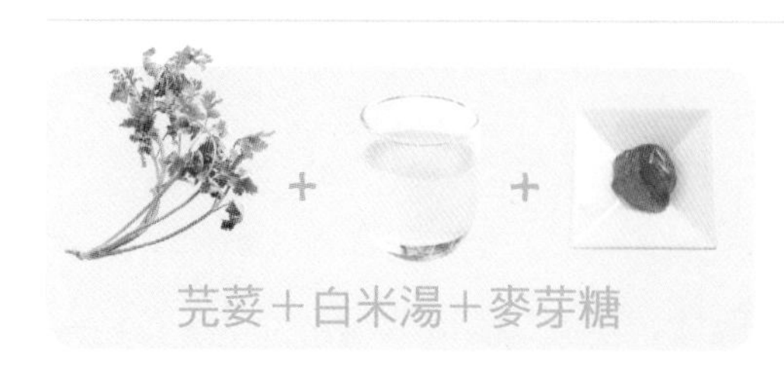

芫荽＋白米湯＋麥芽糖

用法 用芫荽20克、麥芽糖10克，與白米湯1/2碗同蒸至糖溶化即可食用。

功效：有助於改善傷風感冒、咳嗽多痰。

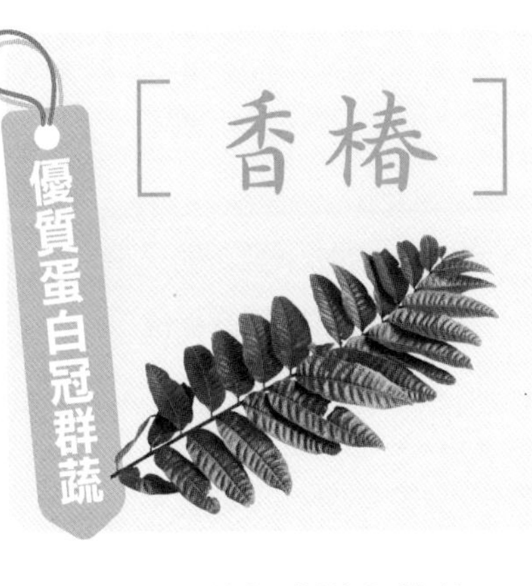

香椿

盛產季節：3～9月
性味：寒、苦　歸經：肺、胃、大腸

營養關鍵：
蛋白質、鈣、磷、鐵、胡蘿蔔素、維生素B群。

養生功效：
散風祛寒、通痺除濕，可治子宮頸炎、尿道感染、膀胱炎、風寒感冒、胃腸阻塞不順、腹脹悶、風濕性關節炎、疝氣、急性腸胃炎、腹瀉。

香椿又稱為「樹上蔬菜」，是香椿樹的嫩芽。香椿的抗氧化效果是地瓜葉的3～10倍、蛋白質含量是群蔬之冠、鈣質的含量在蔬菜中也是名列前茅，維生素含量則僅次於辣椒。香椿的葉、皮、根、果實（香鈴子）都具有醫療效果。

有感冒、白帶、子宮頸炎、尿道炎、膀胱炎、風濕性關節炎、疝氣等症者。

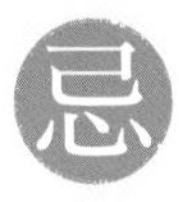

急性胃炎、胃腹脹痛、急性腎炎、急性骨盆腔發炎者均忌食。

養生食療

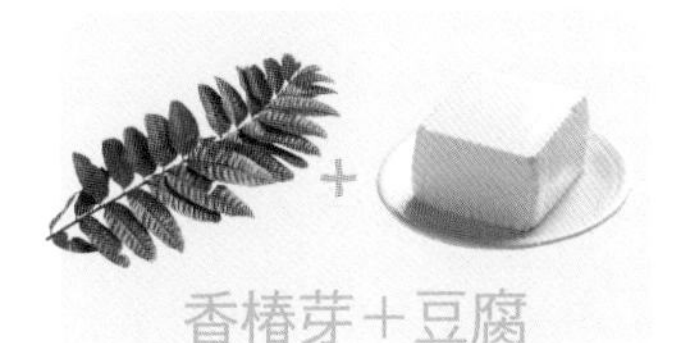

香椿芽＋豆腐

用法　取新鮮香椿芽50克洗淨、汆燙後，切成細末，與豆腐兩塊、亞麻仁油20cc、少許鹽一起絞碎食用。

功效：具有清熱解毒、補氣、增進體力的效果。

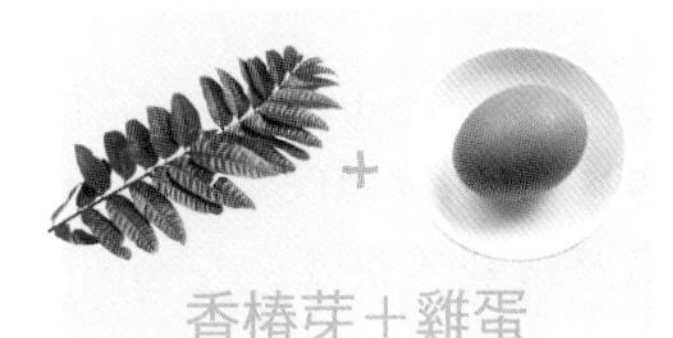

香椿芽＋雞蛋

用法　新鮮香椿芽100克洗淨、汆燙後切碎，3顆雞蛋打散，加入香椿芽末與少許鹽拌抝，放入加少許油的炒鍋中炒至熟，即可食用。

功效：具有健胃理氣、養心安神的效果。

中醫處方

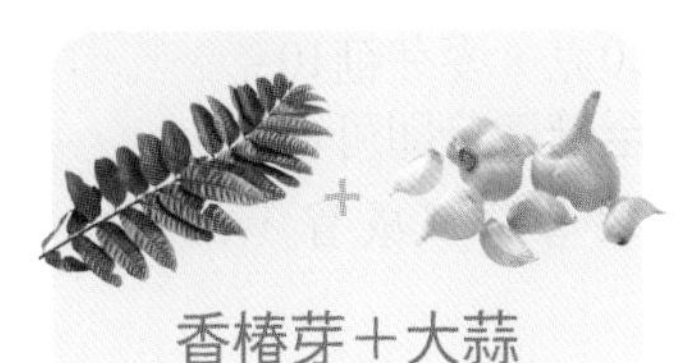

香椿芽＋大蒜

改善癰腫毒瘤

- 新鮮香椿芽、大蒜各 30 克，加入少許的鹽，一起搗碎。外敷於患處。

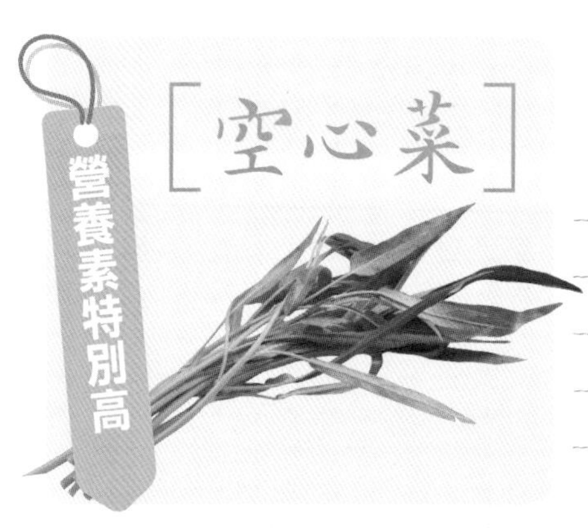

盛產季節：3～12月　**性味**：微寒、甘　**歸經**：肝、心、大腸、小腸

營養關鍵：

蛋白質、脂肪、碳水化合物、粗纖維、鉀、鐵、鈣、胡蘿蔔素、菸鹼酸、抗壞血酸、維生素。

養生功效：

清熱、解毒、止血，可治鼻血、便秘、痔瘡、便血、小便渾濁。

空心菜又名「蕹菜」，莖蔓生，圓形中空，分陸生和水生兩種，是味鮮可口的時下名菜。空心菜含有多種營養成分與維生素，蛋白質含量比同等量的番茄高出4倍之多，鈣含量比番茄高出12倍，各種維生素都比番茄、大白菜還要高，是一種營養豐富的綠葉蔬菜。

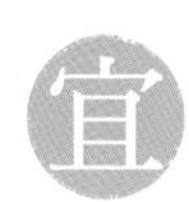

痔瘡患者、維生素 B_2 缺乏症患者、帶狀皰疹患者、糖尿病人。

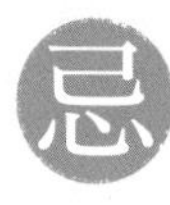

空心菜的鉀含量高，有慢性腹瀉、血壓低、急性腎炎、腎衰竭等問題者最好少吃或不吃。

養生食療

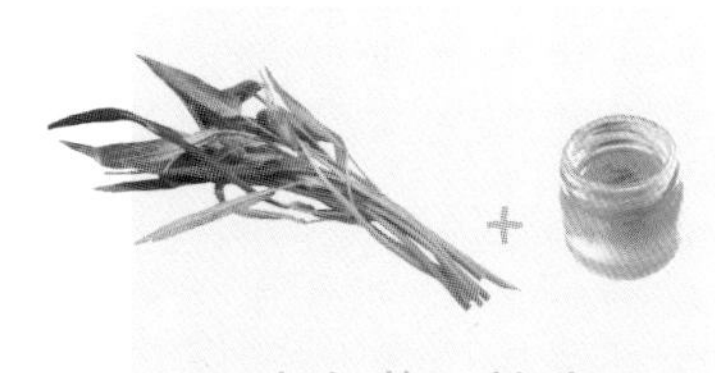

空心菜＋蜂蜜

用法 空心菜1000克洗淨、切碎、打汁。菜汁放在鍋中以大火煮沸後，再以文火煎煮濃縮至煎液較稠厚，約剩200cc時加入蜂蜜50cc，再煎至更稠黏時熄火，待冷卻後裝瓶備用。每日吃2次，每次1匙，以沸水融化飲用。

功效：對於聲音沙啞、咽喉炎、外痔會有改善。

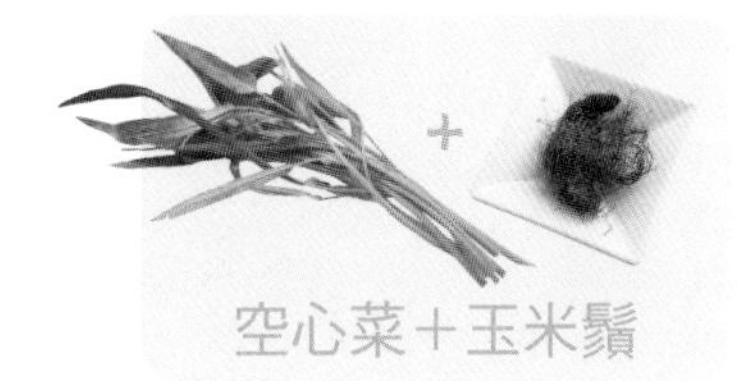

空心菜＋玉米鬚

用法 空心菜梗90克與玉米鬚75克，加水500cc同煮30分鐘。直接飲用。

功效：可作為糖尿病的輔助治療。

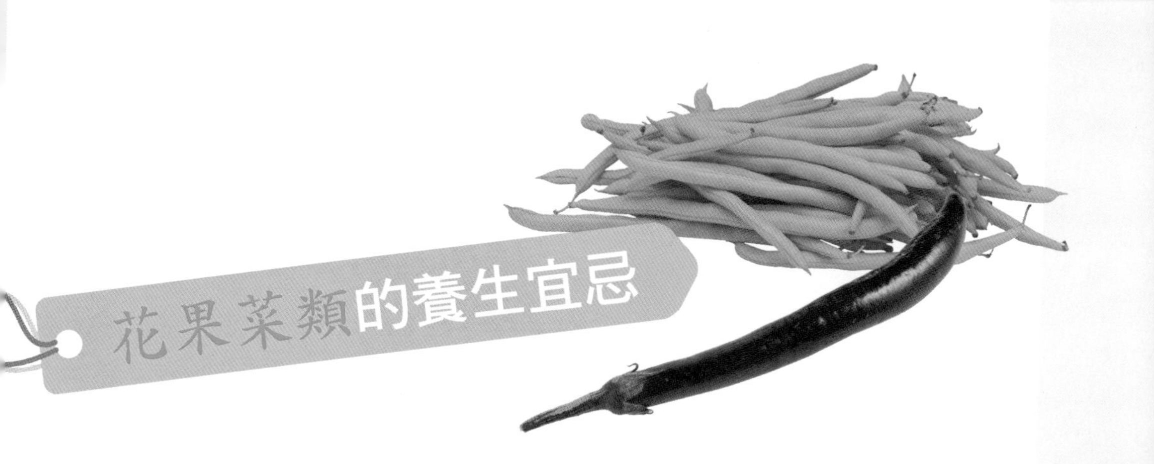

花果菜類的養生宜忌

顧名思義，花果菜類是指蔬菜的花及其成熟的果實，前者如花椰菜，後者如小黃瓜、四季豆。花果菜類的保鮮期限會比葉菜類、根莖類時間短，但是型態、顏色卻更豐富，有外表凹凸不平的苦瓜，也有顏色鮮艷的紫茄、辣椒、南瓜，滋味酸、甜、苦、辣皆具，比葉菜類更豐富多元，也是健康養生的好食材。

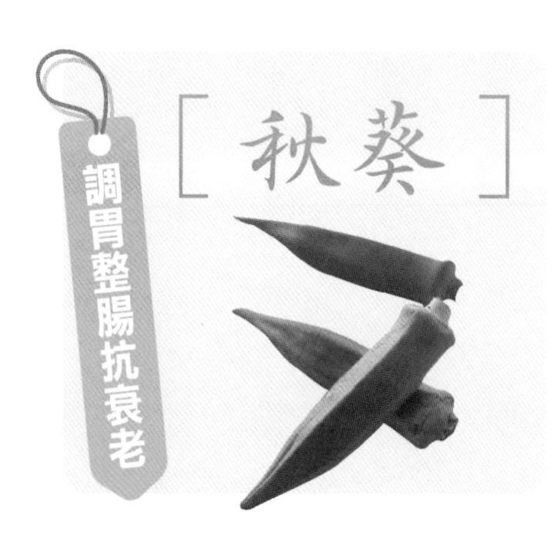

秋葵

盛產季節：5～9月
性味：平、甘　歸經：胃、肝、脾

營養關鍵：
蛋白質、鈣、磷、鐵、β-胡蘿蔔素、膳食纖維與維生素A、B群。

養生功效：
健胃整腸、抗炎、消脹、疏經、健骨。

秋葵又叫「黃蜀葵」、「六角豆」或「羊角豆」，是一種鹼性植物，營養價值高、口感黏滑，近年來是備受注目的食物明星。秋葵富含鈉與黏液素，腸道黏膜受刺激出現過敏時，多吃秋葵會有安定腸道的效果。秋葵中的β-胡蘿蔔素可保護眼睛、維護皮膚健康；鐵質可預防貧血，且能夠有效改善全身關節僵硬的情形。

腸道黏膜病變患者、胃潰瘍患者、退化性關節炎病人。

體質虛弱、腸炎腹瀉的人要少吃。

養生食療

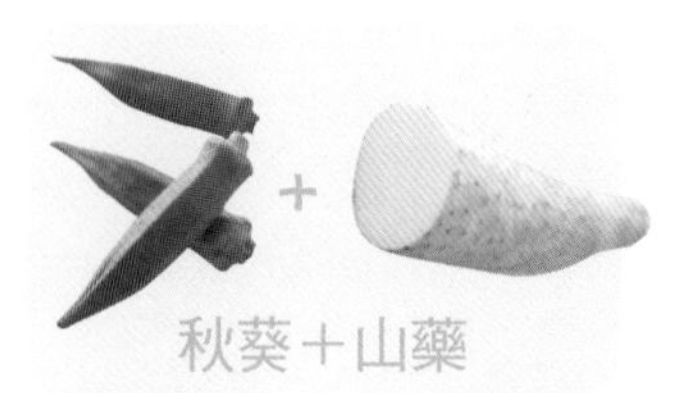
秋葵＋山藥

用法 秋葵100克洗淨、汆燙，切細段，放入大碗中，加入新鮮山藥絲50克，放入山葵泥10克與少許醬油拌勻，即可食用。

功效：**具有消暑、幫助消化、保護眼睛的效果。**

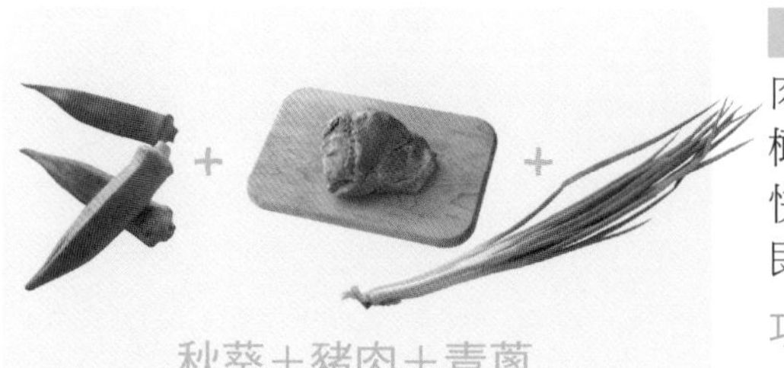
秋葵＋豬肉＋青蔥

用法 將秋葵4根洗淨、汆燙，準備豬肉絲100克及蔥段適量，鍋內倒入少許橄欖油熱鍋，放入蔥段、豬肉絲拌炒至快熟，加入秋葵、醬油少許拌炒均勻，即可食用。

功效：**具有增加黏膜分泌、保護胃及腸道的效果。**

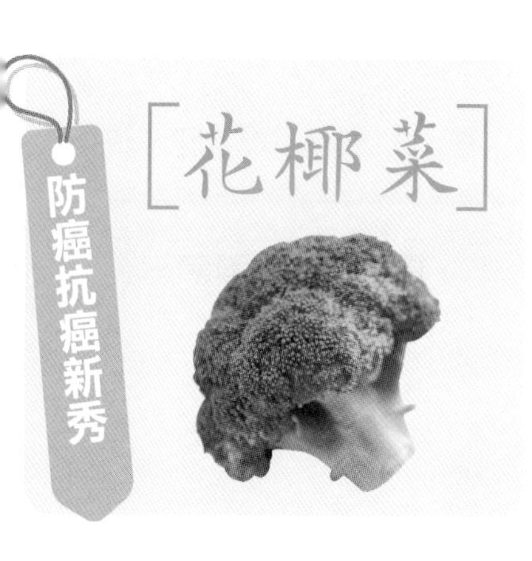

盛產季節：8～3月
性味：甘、辛、平　歸經：腎、脾、胃

營養關鍵：
蛋白質、脂肪、糖、鈣、磷、鐵及維生素A、B、C。

養生功效：
開胃、止咳、預防疾病、促進生長發育、幫助肝臟解毒、提升免疫力、預防感冒、抗癌。

花椰菜是菜中上品，營養豐富，有人稱讚它為「天賜的良藥」，也是美國《時代》雜誌推薦的十大健康食品之一。花椰菜營養豐富、熱量低，維生素C含量之豐，是檸檬的3.5倍、蘋果的26倍，一天只要食用100公克的花椰菜，則人體一日所需的維生素C就足夠了。

宜　有肥胖問題的人、感冒病人、壞血病患者、癌症病人。

忌　尿路結石與凝血功能異常者要少吃。

養生食療

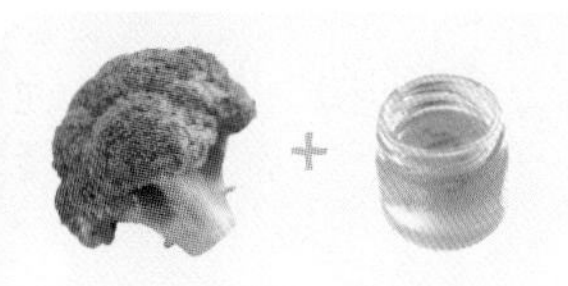
花椰菜＋蜂蜜

用法　花椰菜100克打汁後，加入蜂蜜10cc。每日早上服用1次。

功效：對於肺病、咳嗽會有改善。

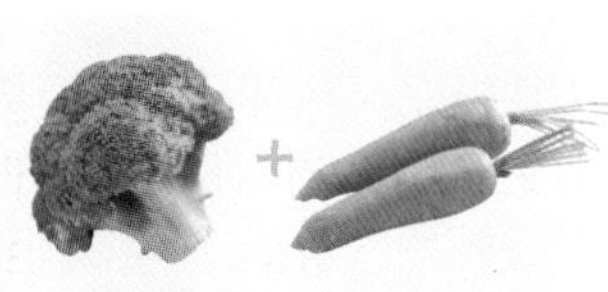
花椰菜＋胡蘿蔔

用法　花椰菜200克、胡蘿蔔100克一起拌炒。經常食用，會有明顯改善。

功效：對於感冒、壞血病有預防的效果。

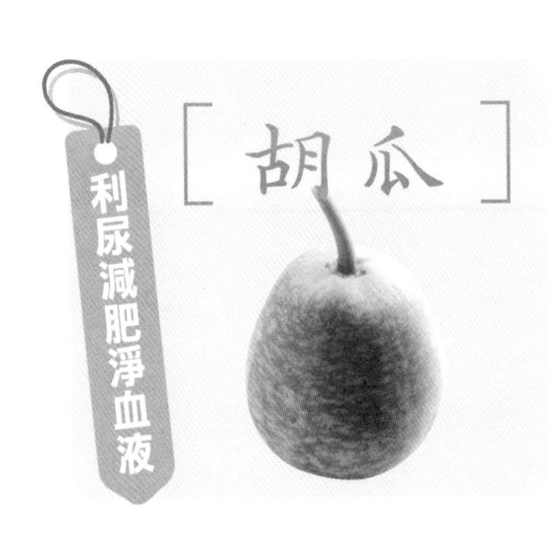

盛產季節：1～12月　性味：涼、甘
歸經：脾、胃、大腸、膀胱

營養關鍵：

醣類、膳食纖維、鈣、鉀、磷與維生素A、B群、C。

養生功效：

利尿、淨化血液、消除體內廢物。

胡瓜又名「瓠瓜」，口感清爽，具有解暑利尿、潤腸通便的效用，可幫助排除膽腎的結石，降低膽固醇。胡瓜中的維生素C對美容潤膚效果卓著，同時也是消除脂肪、幫助減肥的好瓜。

有煩熱口渴、水腫、腹脹、無名瘡毒、骨質疏鬆等問題的人。

胃食道逆流患者、慢性支氣管炎病人、正值生理期前後的婦女都要少吃。

養生食療

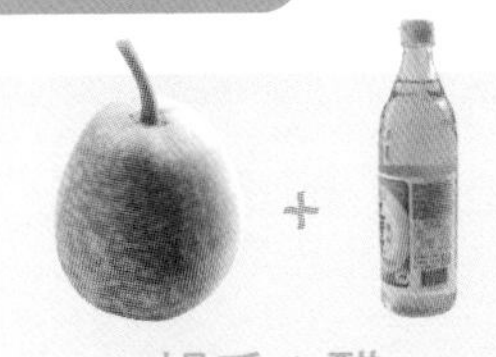

胡瓜＋醋

用法　胡瓜200克洗淨、削皮，切薄片，放入鍋中，加醋30cc，用小火煮10分鐘後食用。

功效：對於浮腫、排尿量少會有改善。

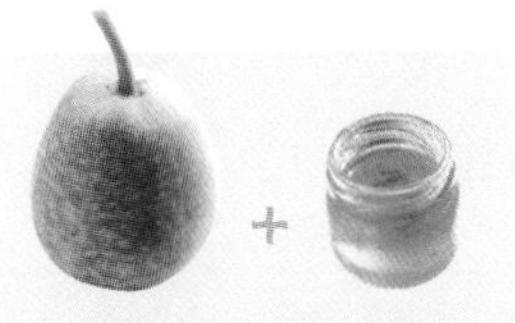

胡瓜＋蜂蜜

用法　胡瓜100克洗淨、削皮，搗碎，加入蜂蜜50cc拌勻。每日食用2次。

功效：對於胃腸炎、腹瀉會有改善。

中醫處方

可緩解微熱、焦躁感

- 胡瓜洗淨、削皮、冰涼後直接生吃。

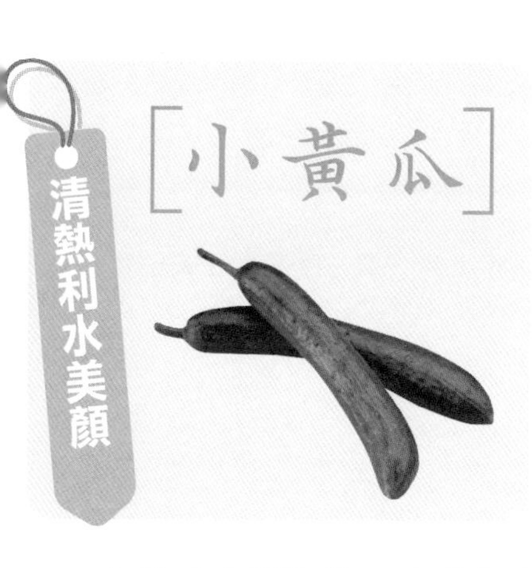

盛產季節：1～12月
性味：寒、甘　**歸經**：腎

營養關鍵：

蛋白質、醣類、鈣、磷、鐵、丙醇二酸、纖維素、胡蘿蔔素及維生素C、E。

養生功效：

解毒、解熱、治咽喉腫痛、止吐瀉、降膽固醇、促進排泄、幫助減重、抗衰老、抗腫瘤。

小黃瓜肉質脆嫩、味甜多汁，是蔬果兩用的佳品。當水果吃，能生津止渴，還有一種特殊的芳香；入菜，既可熱炒，也可涼拌，還可以加工成醬菜。

小黃瓜性涼、味甘，所含成分以水分最多，還有豐富的纖維素，對於促進腸道中腐敗食物的排泄，與降低膽固醇有良好的效果。

新鮮的小黃瓜含有丙醇二酸，可以抑制醣類物質轉變為脂肪，對於「重量級」人物，具有減肥的作用。小黃瓜的維生素E含量也很高，能促進細胞分裂，對於延遲人體衰老有積極的作用，至於胡蘿蔔素，則具有抗腫瘤的作用。

有便秘問題的人、減重者、高膽固醇、高血壓患者。

小黃瓜性涼，脾胃功能障礙、腹痛、腹瀉、肺炎咳嗽的人要少吃。

- **小黃瓜**雖有許多好處，但要特別注意的是，生吃時要洗乾淨，涼拌時加一些蒜和醋，不但酸味辣美，而且可以殺菌，可防止腸道疾病發生。

養生食療

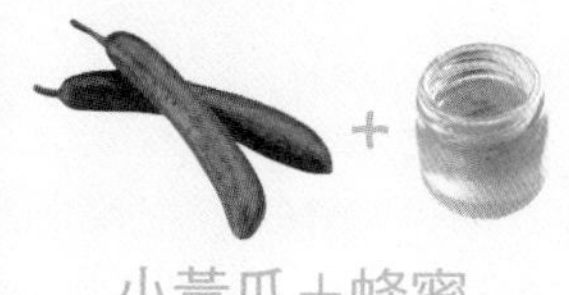
小黃瓜＋蜂蜜

用法　小黃瓜200克洗淨、去除瓜瓤、切片，以水300cc煮沸後立即倒掉水，趁熱加入蜂蜜60克，調勻即可。隨時食用。

功效：具有清熱解毒的作用，對於小兒夏季熱會有改善。

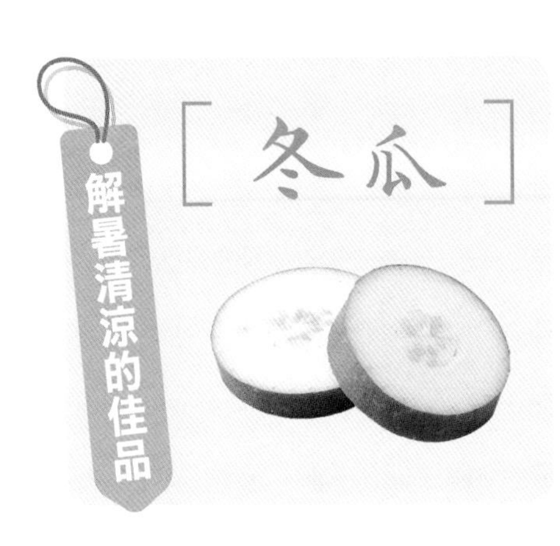

盛產季節：4～10月
性味：平、甘　**歸經**：肺、小腸、膀胱

營養關鍵：

蛋白質、碳水化合物、鈣、磷、鐵、丙醇二酸、維生素C。

養生功效：

清熱養胃、利水、化痰、治咳嗽、止咳、止喘、去腳氣、解熱毒、消水腫、通乳、治痔瘡。

冬瓜又名「東瓜」、「枕瓜」，古時還有「水芝」、「地芝」等名稱。冬瓜個體碩大、肉質細嫩、味道鮮美、清淡爽口，食法多樣，不但是夏秋兩季的家常瓜蔬，且由於皮厚而堅，耐貯藏，能一直保存到初春食用，是濟時的蔬菜之一。冬瓜也可醃製及製作蜜餞（冬瓜糖），都非常美味可口。

冬瓜除富含水分外，還具有相當高的營養價值，尤其是維生素C含量較高，是紅柿的1.2倍。冬瓜中還含有丙醇二酸，對於防止人體發胖、增進體型健美，扮演著重要角色。另外，冬瓜的含鈉量較低，對於腎臟病、浮腫病及高血壓患者來說，是很理想的蔬菜。除了食用價值外，冬瓜的肉、瓤、皮、子、藤、葉均可入藥。

冬瓜湯可治中暑、退高燒、醒昏迷；**冬瓜鯉魚湯**可治慢性腎炎；以**冬瓜瓤絞汁**可以止消渴、解熱毒、治泌尿道疾病、利小腸；以**水煎冬瓜子仁**（將冬瓜曬乾、剝去殼後的仁）可治慢性胃炎；以**冬瓜子與桃仁、薏苡仁、魚腥草**等同煮，則可治肺膿瘍；用**冬瓜皮煎水**飲用，可以消除水腫；**經過成霜的冬瓜皮與少許蜂蜜**，以水煎服，可以治咳嗽；**冬瓜皮與鰱魚**一起煮湯服用，有助於產婦增加乳汁量。

夏日炎炎的暑天，用**冬瓜與新鮮荷葉**一起加水煎煮，可以製成沁人心脾、消暑解渴的優良飲料。**冬瓜糖**可以止渴潤喉，小孩出麻疹時，吃冬瓜糖有清熱解毒的作用。

有肥胖問題的人、腎臟病患者、浮腫病患者以及高血壓病人。

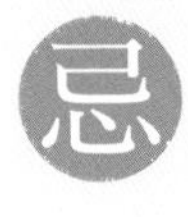

體質虛弱者及有胃酸過多、胃潰瘍、十二指腸潰瘍等問題的人要少吃。

養生食療

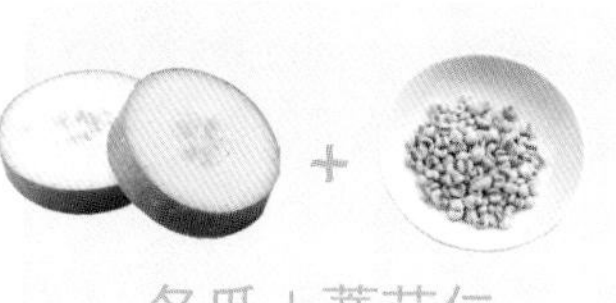

用法 冬瓜300克、薏苡仁40克，加水500cc同煮30分鐘後取汁，代茶隨時飲用。每日或隔日喝1次，可加糖或鹽調味。

功效：有清熱解暑、健脾利尿之功效，對於暑熱長痱子、膀胱濕熱、小便短赤、口乾煩渴會有改善。

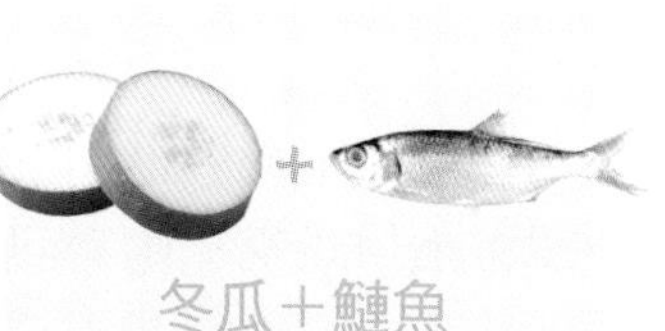

用法 冬瓜300克、鰱魚200克，加適量的水，以文火燉3～4小時，加食鹽調味，即可食用。

功效：對於高血壓、肝陽上亢、頭痛眼花會有改善。

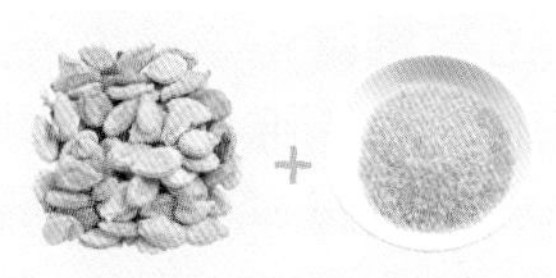

用法 冬瓜仁10克，加入紅糖20克一起搗爛。每日2次，以開水沖服。

功效：對於慢性支氣管炎會有改善。

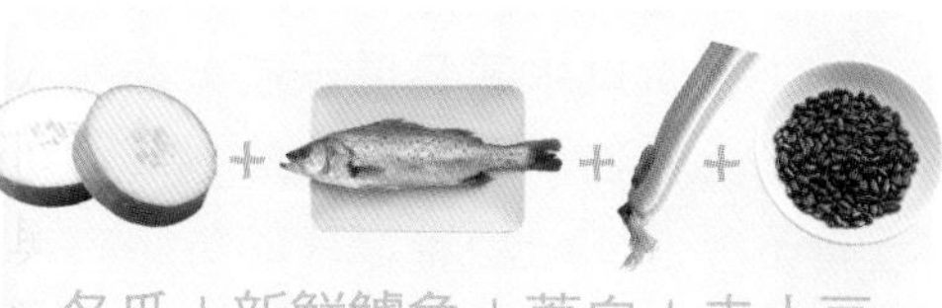

用法 冬瓜連皮300克與新鮮鱸魚1尾、蔥白3支、赤小豆50克，加入適量的水煮湯至熟，直接食用。

功效：可補脾、利水、消腫，對於急慢性腎炎、肝硬化腹水會有改善。

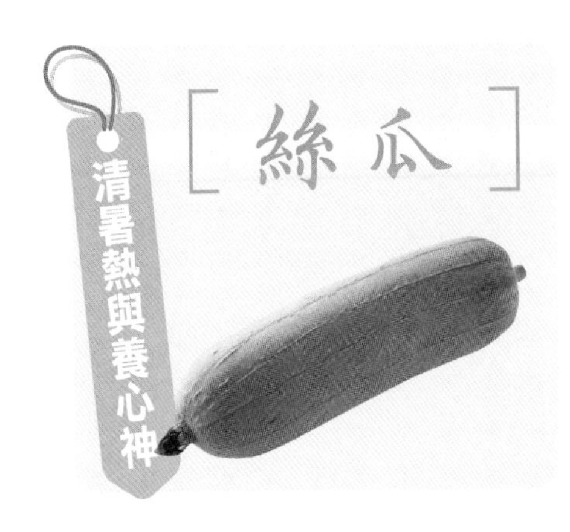

絲瓜

盛產季節：5～9月
性味：寒、甘　**歸經**：肺、肝、胃

營養關鍵：

蛋白質、澱粉、鈣、磷、鐵、胡蘿蔔素、維生素C。

養生功效：

清暑涼血、解毒、通便、去痰、鎮咳、潤肌美容、通經活絡、調經理帶、消炎殺菌。

絲瓜是袪暑清心的日常蔬菜，有「思意」、「布瓜」等別名，因其老熟曬乾後，網絡如絲，可用來擦拭洗滌炊具，所以又有「洗鍋羅瓜」之稱。由於色澤青綠、瓜肉柔嫩、味道清香，且適應性強、易栽培、用途廣，廣受人們喜愛。

絲瓜含有豐富的營養，盛夏時節食用，可以袪暑清心，其絡、子、藤、葉均可當藥。**瓜絡**常用於治療氣血阻滯的胸肋疼痛、乳房腫瘤腫痛等症。**瓜藤**常用於通經活絡、去痰鎮咳。日本科學家研究發現，**絲瓜藤莖的汁液**具有美容除皺的特殊功能，使用者一致反應效果相當明顯。**絲瓜子**則可用於治療月經不調、乳汁不通、腰痠背痛、食慾不振、黃疸等症。**絲瓜根**也能用來消炎殺菌、去腐生肌。

痔瘡、慢性支氣管炎、慢性咽喉炎、扁桃腺炎、腮腺炎、鼻炎、女性月經不調、孕婦、尿道炎、膀胱炎、肝硬化等患者。

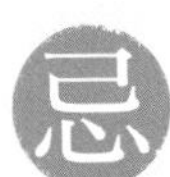

腸胃炎患者。

- **絲瓜**用炒或做湯羹都可口美味，因含有生物鹼，不宜生食，以免引起中毒、腹瀉。絲瓜水則要生飲，可清涼解熱，消除口苦咽乾舌燥。
- **絲瓜**性寒，有慢性腸胃炎的人最好少吃，女性在生理期前後，也要盡量少吃。

養生食療

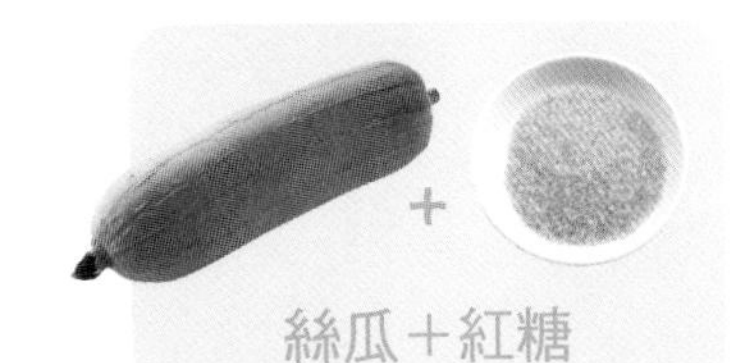

絲瓜＋紅糖

用法 絲瓜50克洗淨、削皮、切碎，以水300cc浸泡1小時，濾渣取汁，再加上紅糖20克煎煮10分鐘。每日早晚喝1次。

功效：對於慢性支氣管炎會有改善。

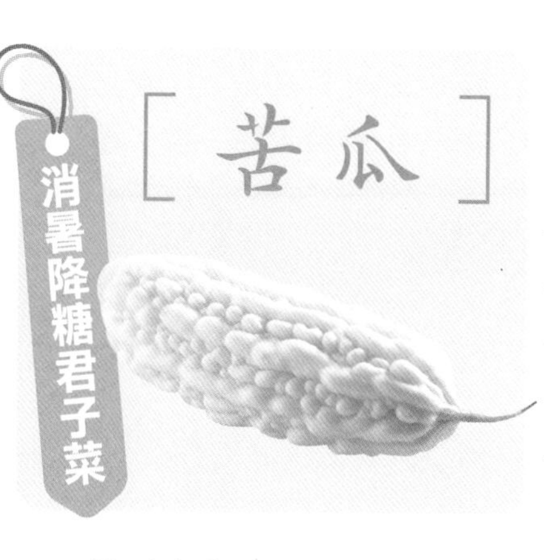

[苦瓜]

盛產季節：5～11 月

性味：寒、苦　**歸經**：心、肝、脾、胃

營養關鍵：

蛋白質、脂肪、碳水化合物、金雞鈉霜、維生素C。

養生功效：

解疲勞、清心明目、治胃熱病、治濕熱痢疾、止嘔吐、治腹瀉、治尿血、降血醣、抗癌。

苦瓜含有豐富的營養成分，特別是維生素C的含量高居瓜類之冠，除食用價值外，也有不錯的藥用價值：苦瓜中含有類似胰島素的物質，具有明顯降血糖的作用，是糖尿病患者理想的療效食品；苦瓜中含有氣味極苦的金雞納霜，能抑制過度興奮的體溫中樞，達到解熱作用；苦瓜中還有明顯生理活性的蛋白質，這種蛋白質注入動物體內後，能驅使動物免疫細胞去消滅癌細胞，因此苦瓜可作為提取抗癌藥物的新來源。

糖尿病人、癌症病人。

支氣管哮喘、凍瘡、婦女經期前後不宜食用。

- 雖然**苦瓜**具有清熱、解毒的作用，畢竟性味較寒，一次吃太多反而容易發生腹瀉的情況。

養生食療

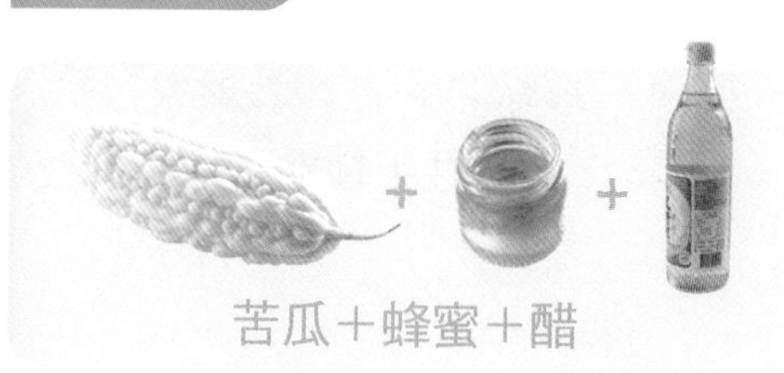

苦瓜＋蜂蜜＋醋

用法 新鮮苦瓜200克洗淨、去蒂尾、對剖、去瓜瓤及籽後，切小片，搭配蜂蜜20cc、醋10cc拌勻，即可食用。

功效：具有清熱、解暑、明目解毒、止渴的效果。

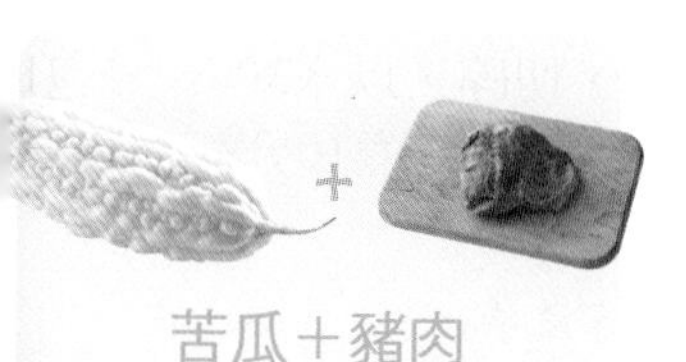

苦瓜＋豬肉

用法 新鮮苦瓜200克洗淨、去蒂尾、對剖、去瓜瓤及籽後，切絲，豬肉絲準備100克，炒鍋放入橄欖油預熱，加入適量蔥、薑略炒，放入豬肉絲翻炒，再入苦瓜絲炒熟，加少許鹽調味，即可食用。

功效：具有消暑除熱、滋陰潤膚、養顏美容的效果。

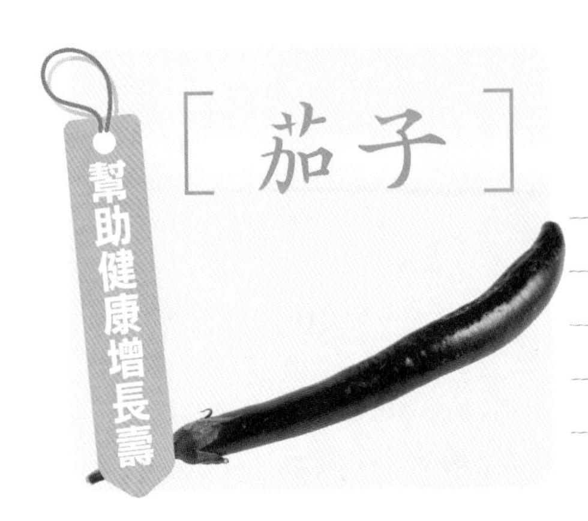

[茄子]

盛產季節：6～8月
性味：涼、甘　**歸經**：脾、胃、大腸

營養關鍵：

蛋白質、脂肪、醣類、鈣、磷、鐵、皂苷及維生素A、C、P。

養生功效：

消炎、活血、解毒、鎮痛、保暖、降膽固醇、增強微血管抵抗力、保護心血管功能。

茄子是心血管患者最適合吃的蔬菜，含有豐富的營養成分，經常食用，可使血液中的膽固醇不致升高，同時也能增強微血管的抵抗力，具有良好的保護心血管功能，中老年人、心血管病患者或膽固醇偏高者，經常吃些茄子，對健康長壽十分有益。民間傳言，茄子吃得太多，容易眼睛矇霧、眼屎多，其實並不正確，當然凡事適可而止，任何食物吃得過量均有害處，茄子亦然。

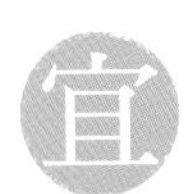

中老年人、感冒病人、心血管病患者、高膽固醇患者、黃疸性肝炎患者、高血壓病人、瘀血紫斑症患者。

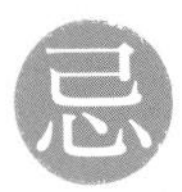

肺結核病人、關節炎患者少食。

- 清朝名醫王士雄所著《溫病經緯》指出：「秋後茄子有微毒，病人不可食。」這是因為**茄子**性寒，尤其在寒冷季節，茄子會對女性的手足冰冷，或關節炎造成不良影響。

養生食療

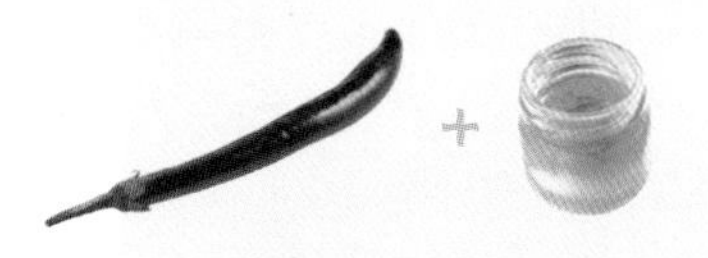

茄子＋蜂蜜

用法　茄子60克搗碎，加水150cc煮20分鐘後，放入蜂蜜20cc調勻。直接飲用。

功效：對於慢性肝炎會有改善。

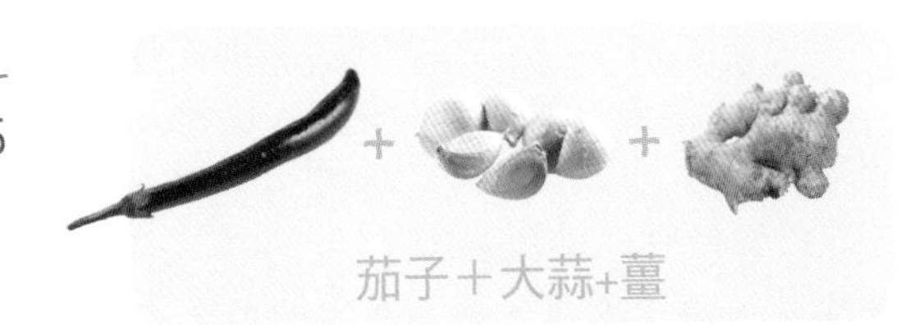

茄子＋大蒜+薑

用法　茄子100克洗淨、切開、蒸熟、攪碎呈泥狀，加入大蒜泥5克、薑末3克、醬油、香油、醋、鹽各適量，涼拌均勻，直接食用。

功效：有助於開胃及預防疾病。

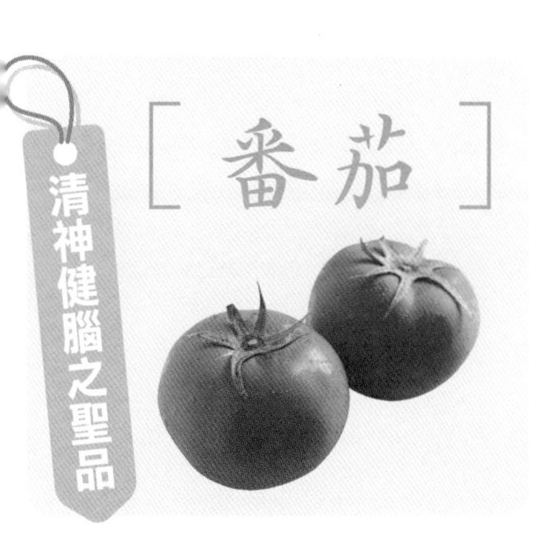

番茄

盛產季節：12～2月
性味：涼、甘、酸　**歸經**：肺、肝、胃

營養關鍵：

蛋白質、碳水化合物、礦物質、有機酸、維生素C。

養生功效：

生津止渴、健胃消食、消除疲勞、提神健腦、避免動脈硬化、預防肌膚粗糙。

番茄又稱「洋柿子」或稱「西紅柿」，帶有酸性，有保護維生素C的作用，所含的碳水化合物主要是葡萄糖與果糖，其特點是在烹調煮熟過程中不易破壞，因此不管生食、熟食均有益健康，科學家預測番茄將成為未來最重要的食物之一。

有皮膚瘡疹問題、胃潰瘍患者、十二指腸潰瘍患者、高血壓病人、慢性肝炎患者。

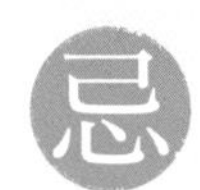

番茄性寒，有脾胃虛寒、急性腸胃炎、細菌性痢疾、膽囊炎等症的人不宜。

- **番茄**亦可作為水果生吃，生吃時生菌素高，具有減肥、潤腸的效果。不過，需注意不可食用過量，例如小番茄，一次不可以吃超過 8 顆，直徑超過 5cm 的大番茄則最好限制一次只吃 1 顆。

養生食療

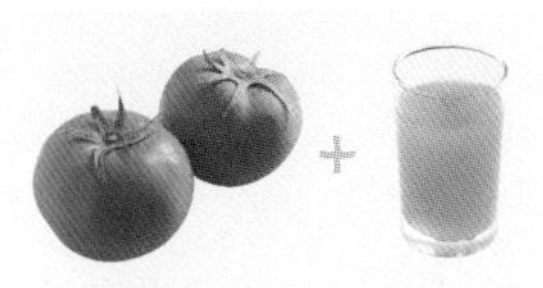

番茄汁＋甘蔗汁

用法 新鮮番茄榨汁100cc，與甘蔗汁25cc混合。可經常飲用。

功效：能消炎、除熱、緩解疼痛有很大的幫助。可改善口內炎、口瘡、口乾舌燥。

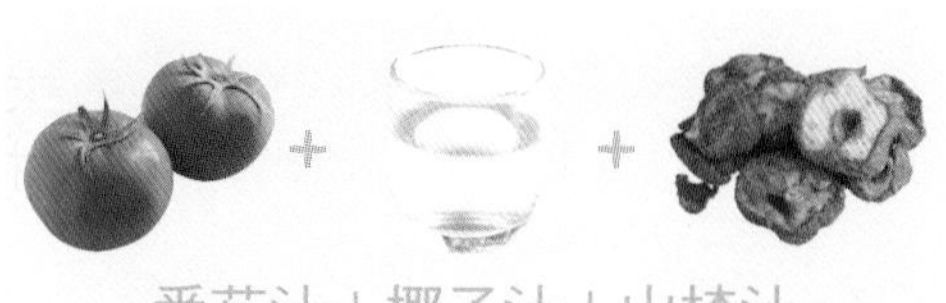

番茄汁＋椰子汁＋山楂汁

用法 新鮮番茄榨汁100cc與椰子汁20cc、山楂汁10cc混合調勻飲用。1日喝3次。

功效：對於胃熱口苦、消化不良、食慾不振會有改善。

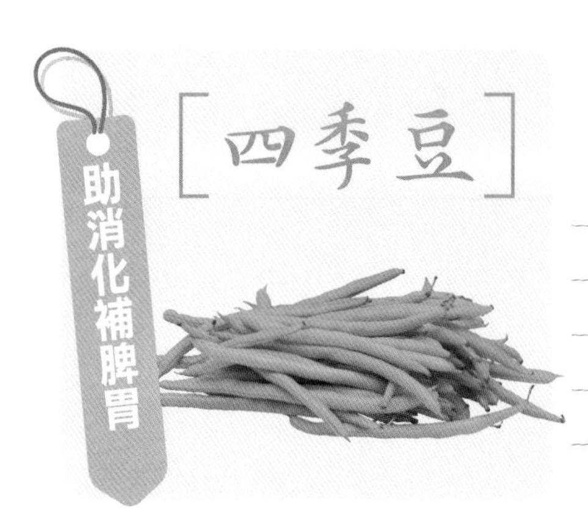

四季豆

盛產季節：11～5月
性味：甘、淡、微溫　歸經：脾、胃

營養關鍵：
蛋白質、醣類、鈣、鎂、鐵、磷、鉀、纖維質與維生素 B_1、B_2、C。

養生功效：
補脾胃、促進消化吸收、消暑、治下痢、溫中下氣、益腎及補元氣。

四季豆又名「敏豆」、「菜豆」、「雲豆」、「豆角」，是一年生的草本植物，含有豐富的維生素與礦物質鐵，具有保健及造血、補血的作用，經常食用，有益脾胃，夏天食用有助消暑。現代研究發現，四季豆的種子可激活腫瘤病人的淋巴細胞，產生免疫抗體，提升抵抗腫瘤的作用。

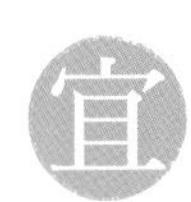

體質虛寒者、打呃、噎逆、嘔吐者與腹脹、腹痛的人、急性腸炎病人。

- 新鮮的**四季豆**含有皂素和豆素，皂素對人體黏膜具有強烈刺激性，並含有破壞紅血球的溶血素；豆素則是一種具凝血作用的植物性毒蛋白，因此生食對人體不利，一定要煮熟才能食用。

養生食療

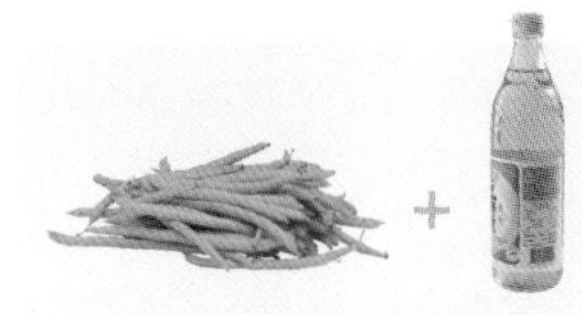
四季豆＋醋

用法　四季豆300克洗淨、煮熟，撥開豆莢、取出豆仁曬乾磨成粉，拌適當的醋食用。

功效：對於急性腸炎會有改善。

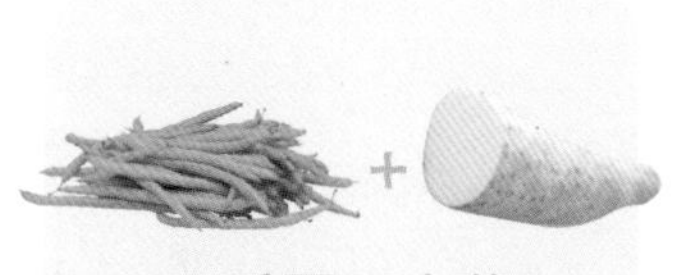
四季豆＋山藥

用法　炒熟四季豆、製過山藥各30克，用熱開水沖泡成茶飲用。

功效：對於婦女陰道有白帶問題會有改善。

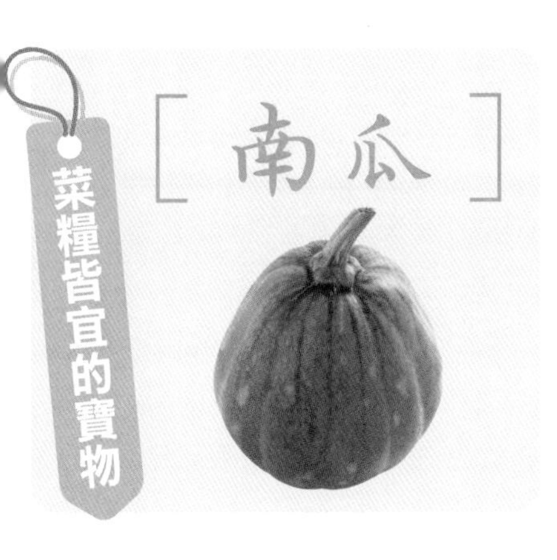

盛產季節：12～7月
性味：溫、甘　**歸經**：脾、胃

營養關鍵：

蛋白質、澱粉、鈣、磷、鐵、鋅、精氨酸、胡蘿蔔素與維生素A、B群。

養生功效：

補中益氣、溫腎、潤肺、補脾、增進食慾、利尿、解毒、驅蟲、防癌、防治攝護腺肥大。

南瓜可補中益氣，含有豐富的營養，全身是寶，大家稱為「金寶瓜」，絕不是偶然的，可說是菜糧皆宜的寶物。南瓜的胡蘿蔔素含量居瓜類之冠；且富含微量元素鋅，不僅可以預防攝護腺肥大，也能幫助中老年人、精力不足者恢復精力。古時候，東歐匈牙利的吉普賽人、土耳其人都是以南瓜子為日常飲食，罹患攝護腺肥大的比率很小，即使年紀老大了，依然活力充沛。

南瓜的藥用價值很高，**南瓜瓤**搗爛敷患部，可治療火燙傷；**南瓜子研末**，以開水調服，可驅蟯蟲；**南瓜子曬乾**生食或炒熟吃，可驅條蟲；連續口服去殼、**去油的南瓜子粉**，可消滅血吸蟲的幼蟲，治療血吸蟲病；**水煎南瓜藤**，可治胃痛與肺結核；**南瓜子與肉類**一起烹調，能去除多餘的脂肪，增加肉類的美味。

中老年人、精力不足者、夜盲症患者、癌症患者。

南瓜會助長濕熱，有痤瘡、黃疸、腳氣病的人要少吃。

- **南瓜**富含胡蘿蔔素，忌吃太多，以免皮膚會發黃。

養生食療

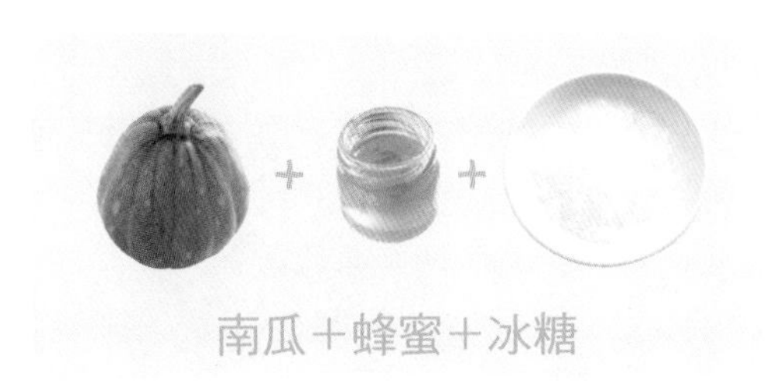

南瓜＋蜂蜜＋冰糖

用法 在1顆南瓜頂部切開一小口，刮去部分瓜瓤，倒入蜂蜜50cc、冰糖25克，蓋好，放在大碗中蒸30分鐘即可。每日早晚吃1次。

功效：**可以止咳、治喘，對久咳不癒、哮喘會有改善。**

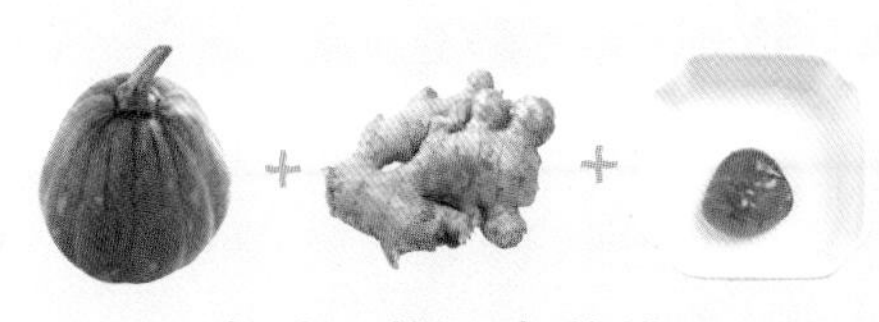
南瓜＋薑＋麥芽糖

用法 南瓜300克洗淨、削皮、切塊放入湯鍋中，加入麥芽糖30克、水1000cc，以小火煮滾，拿掉南瓜，加入薑50克，再煮15分鐘，煮剩300cc即可。每日飲用100cc。

功效：**對於老年性支氣管氣喘有改善。**

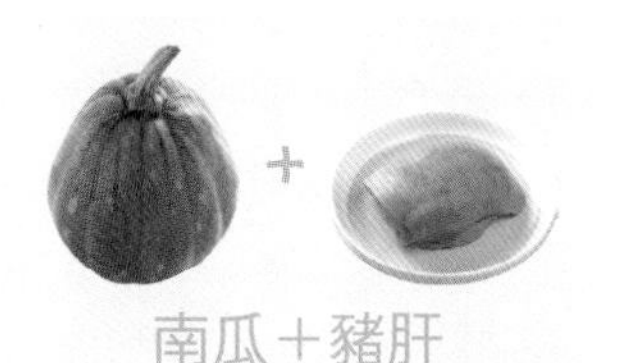
南瓜＋豬肝

用法 南瓜100克洗淨、削皮、切塊與豬肝50克，加水200cc一起煮熟後食用。

功效：**南瓜肉富含維生素A，常吃可防治夜盲症，而且有相當程度的防癌作用。**

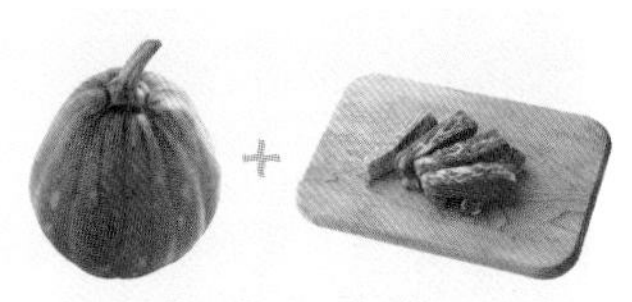
南瓜＋豬肉

用法 南瓜300克洗淨、削皮、切塊，與瘦豬肉200克，切小塊、生薑20克，加水1500cc清燉至熟後，再加鹽調味。連續食用。

功效：**具有化痰、排膿、利肺的功效，對於膿瘍、咳吐、膿痰會有改善。**

健康小博士

何謂「攝護腺肥大」？

攝護腺肥大是一種男性的長壽病，根據統計，五十歲以上的男性約有六成、六十歲以上則超過八成有攝護腺肥大的症狀。

攝護位於膀胱底部、尿道的兩旁，形狀如栗子，隨著年紀越大，攝護腺也會越肥大，有些人甚至大如雞蛋。攝護腺肥大會壓迫到尿道，導致排尿困難，西醫泌尿科通常以手術切割，將阻塞部分疏通，以利排尿。

其實，患者可以每天吃一把南瓜子（約20～30粒），炒熟或未炒的都可以，只要是曬乾者均有效。

中醫處方

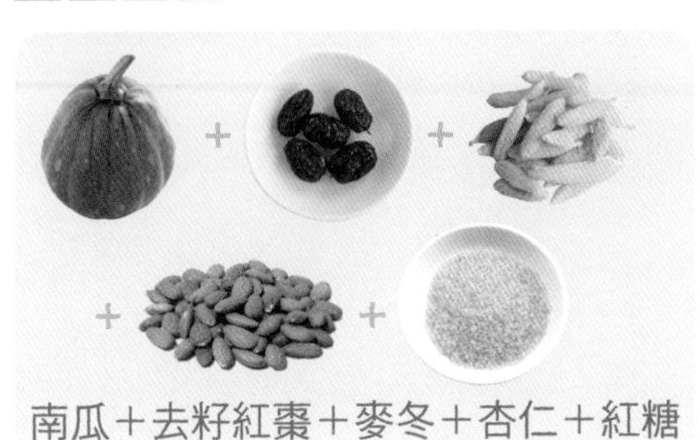

具有補中益氣、斂肺氣的效果，對於支氣管炎、老年慢性支氣管炎會有改善

- 南瓜（去皮）300 克、去籽紅棗 20 顆、麥冬 5 克、杏仁 5 克、紅糖適量，全部材料一起煮湯。直接食用。

對於攝護腺肥大有防治的效果

- 南瓜子 1 把（約 20 ～ 30 粒）曬乾後，炒熟、去殼。直接咬細吞服。

對於攝護腺肥大有防治的效果

- 南瓜子適量以小火乾炒過後，加水 800cc 煮至約 500cc。每日分 3 次喝完。

對於糖尿病會有改善

- 南瓜子 30 克放入平底鍋內，以小火慢炒至褐色後，剝殼、搗碎，加水 100cc 煮 20 分鐘後飲用。

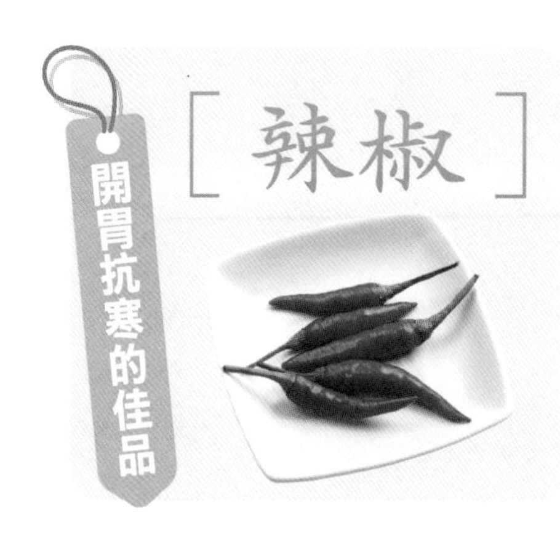

[辣椒]

- **盛產季節**：1～12月
- **性味**：溫、辛、熱
- **歸經**：脾、胃

營養關鍵：

鈣、鐵、辣椒素、胡蘿蔔素及維生素B_1、B_2、C。

養生功效：

增加食慾、促進腸胃蠕動、幫助消化、補強心臟功能、促進新陳代謝、抗寒、防治寄生蟲。

辣椒具有強烈的辛辣味，不僅是一般大眾都喜愛的調味蔬菜，適當食用，更可以刺激味蕾、增進食慾、促進消化。經常食用，有助於補充豐富的營養物質，因為辣椒的維生素C含量很高，是各種蔬菜之首；鈣的含量最多每100克可達62毫克、鐵含量則可達2.5毫克；而辣椒素能夠刺激人體，使心跳加快、皮膚血管擴張，讓血液流向體表，使人感到全身熱乎乎的。根據日本京都大學、金澤大學的專家研究發現，辣椒中的辣椒素能夠促進脂肪新陳代謝、防止人體內脂肪積存，並可以殺死寄生蟲，預防感染。

辣椒可以作為調味使用，增加菜餚的色、香、味；也可以單獨炒食或與肉、蛋一起烹調成不同風味的菜餚；更可以製成辣椒醬、辣椒粉、辣椒油等，隨時備用。若將辣椒製成**辣椒酊**，可改善消化不良、積食；製成**辣椒軟膏**，能改善凍傷和風濕疼痛；製成**辣椒油**，可緩解齲齒引起的牙痛；以**酒泡辣椒**外抹，可幫助毛髮再生。

有胃脘冷痛、手足無力且冰冷、凍瘡、瀉痢、疥癬及慢性腸炎等問題的人。

有胃潰瘍、便秘、痔核、脫肛、肛裂、口腔炎、咽喉炎、肺結核、高血壓、結膜炎、瘡癰腫瘤問題的人，以及發高燒的病人與職業演員、教師忌食。

- **辣椒**具有較強的刺激性，容易引起口乾、咳嗽、喉嚨痛、大便乾燥等，吃多了，容易造成口腔及胃黏膜充血、腸蠕動增劇，容易引起腹部不適。另外，辣椒較刺激，腸胃不佳者也要忌食。

養生食療

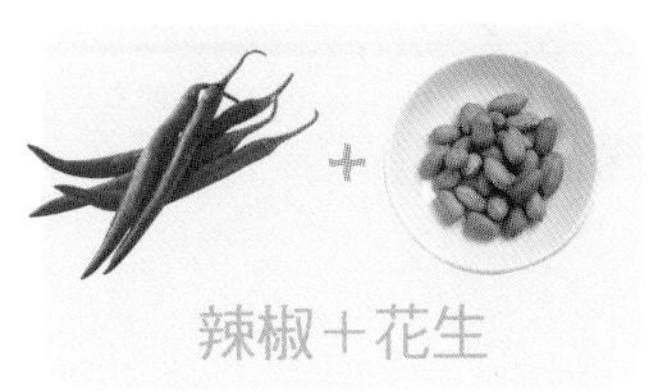
辣椒＋花生

用法 辣椒50克洗淨、去葉柄與籽、切絲，炒鍋放少許橄欖油，鍋熱下適量辣椒絲與蔥花爆香，再放入花生200克、鹽與水少許，一起炒至入味即可食用。

功效：**具有健脾開胃的效果，適用於食慾不振、消化不良、身體倦怠、胃部寒痛等症。**

中醫處方

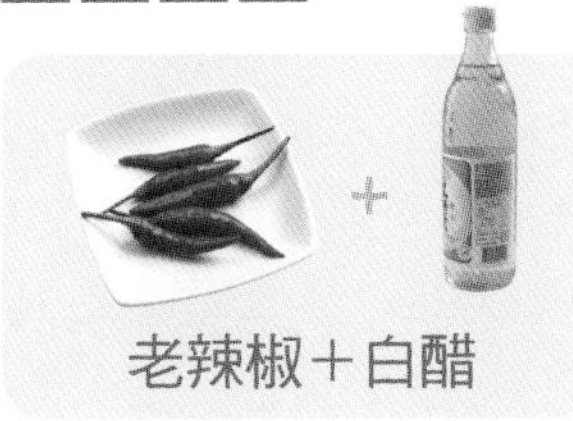
老辣椒＋白醋

改善腮腺炎、蜂窩性組織炎、多發性痤瘡、暗瘡

- 老辣椒 50 克放入鍋中焙炒至十分乾燥後，研成細末，加入白醋 50cc 調成糊狀，敷於患部。

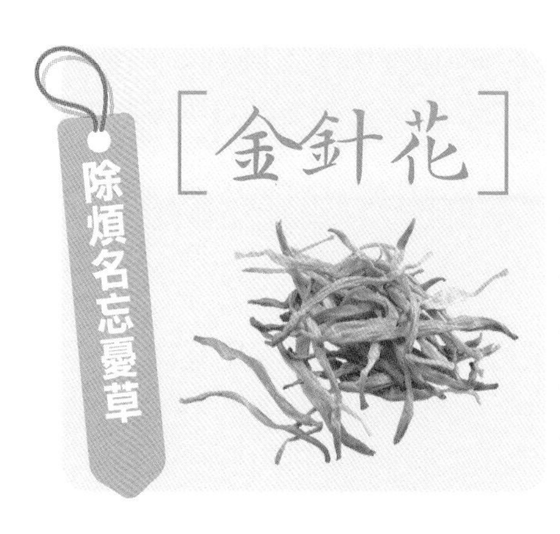

盛產季節：5～10月
性味：涼、甘　歸經：心、肝

營養關鍵：

蛋白質、脂肪、碳水化合物、鈣、磷、鐵、硫胺素、核黃素、胡蘿蔔素及維生素。

養生功效：

養血平肝、利水消腫、鎮靜安神。

金針花又名「黃花菜」、「萱草」及「忘憂草」，莖條肥厚、色澤金黃、香味濃郁，食之清香、爽口、甘甜，與木耳齊名，都是餐桌上的珍品。唐代白居易就有：「杜康能解悶，萱草能忘憂」的詩句。

金針花的食用價值很高，尤其胡蘿蔔素的含量特別高，對胎兒的發育非常好，是孕、產婦的必需良蔬。其花、根、莖、葉均可食用，對於頭暈耳鳴、咽痛、心悸、吐血、衄血、便血、乳瘡、水腫等症，對於貧血、月經量少、產後無乳、老年性頭暈、小便不通有明顯的改善作用。

老年人、孕婦、產婦、貧血患者。

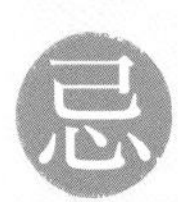

- 新鮮的**金針花**含有秋水仙素，生吃的話，吃完後約 30 分鐘至 4 小時就會出現中毒症狀，輕則噁心、嘔吐、腹脹、腹瀉，嚴重時，還會出現血尿、血便等症，因此，應先蒸煮曬乾存放，需要時，再取出食用為最好。

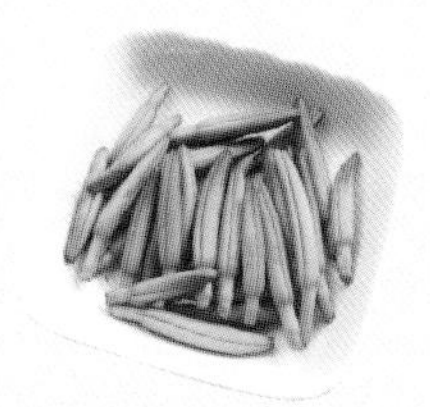

- 新鮮的**金針花**一定要經過大火徹底加熱後才能食用，而且一次也不可以吃太多。

養生食療

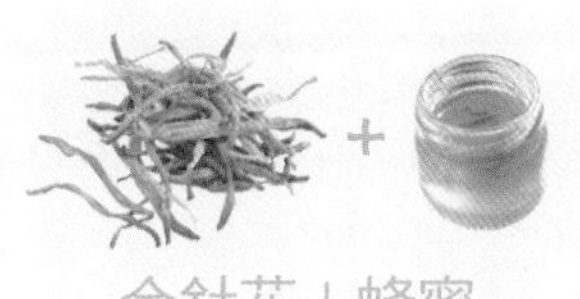
金針花＋蜂蜜

用法 金針花50克，加水500cc煮爛，加入蜂蜜20cc拌匀。每日吃3次，飲湯或吃金針花。

功效：對於咽喉炎、聲帶炎、膀胱炎、尿道炎、風濕關節炎有預防作用。

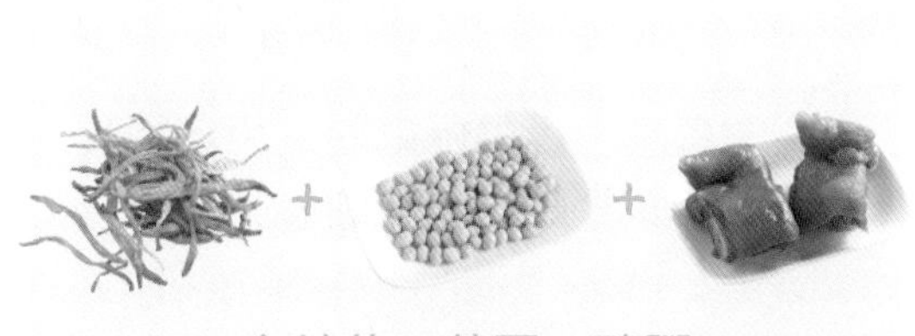
金針花＋黃豆＋豬腳

用法 金針花、黃豆各50克，與豬腳1小塊，以500cc的清水燉湯、調味食用。每隔2日吃1次，約吃1～3次可見效果。

功效：具有補腎、養血、通乳、促進乳汁分泌的功效，對於產婦乳汁缺乏、腎虛、腰痠背痛、耳鳴會有改善。

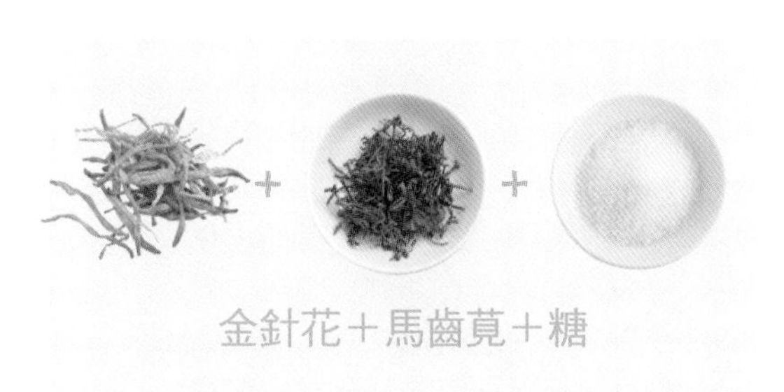
金針花＋馬齒莧＋糖

用法 金針花、馬齒莧各25克，加水500cc煮30分鐘，放入糖20克調匀。趁溫時飲用。

功效：對於急性結膜炎、急性鼻炎、急性胃腸炎、鼻出血會有改善。

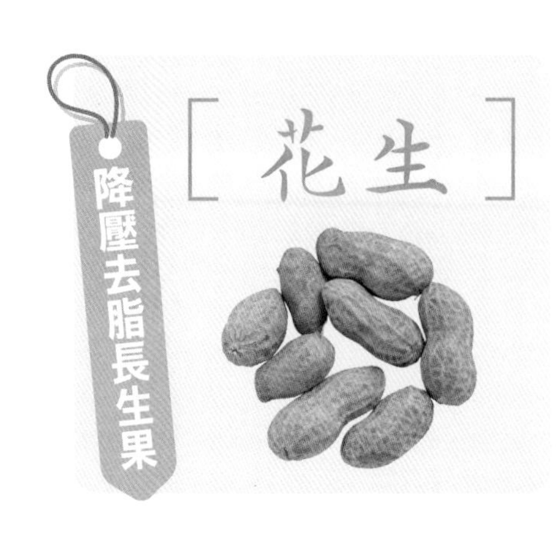

盛產季節：7～8月
性味：平、甘　**歸經**：肺、脾

營養關鍵：

蛋白質、不飽和脂肪酸、鈣、磷、鐵、多種維生素（除維生素C以外）。

養生功效：

滋補營養、降膽固醇、降血壓、降血脂、減輕出血。

花生又名「長生果」、「南京豆」，含油量高，但蛋白質豐富，容易被人體消化吸收，可以降低膽固醇，是種長壽食品。花生的營養素豐富，且容易被人體吸收利用，除了對人體有滋補營養的效用外，還具有廣泛的醫療作用：

•**花生油可降低膽固醇**：以花生油做菜，可使人體肝內膽固醇分解為膽汁酸，並增強排泄，從而降低膽固醇，對防止中老年人動脈粥樣硬化和冠心病有明顯效果。

•**防治出血性疾病**：花生仁紅衣能抑制纖維蛋白溶解，促進血小板新生，加強微血管的收縮功能，治療血小板減少和肺結核咳血、泌尿道出血、齒齦出血等出血性疾病。

•**降高血壓**：用醋浸泡花生仁7日以上，每晚吃7～10粒，連服10天為一療程，有助於一般高血壓患者血壓降至正常。

•**果殼能幫助降血脂**：花生全身都是寶，連花生殼也有降低血壓、調整血中膽固醇的作用。將果殼洗淨泡水代茶喝，對於血壓和血脂不正常者也有一定的效益。

中老年人、高血壓病人、動脈粥樣硬化患者、冠心病患者。

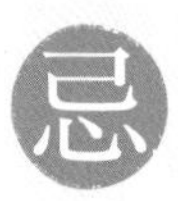

內熱上火者、高脂血症患者、切除膽囊者，有腸炎、痢疾或消化不良的人少食。

• **花生**容易易受潮發黴，產生致癌性很強的黃麴毒素，應貯於低溫、乾燥之處，並經常檢查，如發現有變質，應馬上丟棄，不要食用。

養生食療

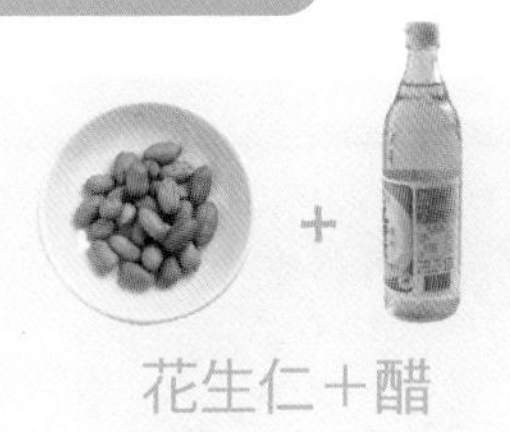
花生仁＋醋

用法 以醋浸泡花生仁7日以上。每晚服用7～10粒，連服10日。一般高血壓患者血壓可調降至正常數值。

功效：醋可以促進膽汁分泌與膽固醇的代謝，進而達到降血壓的效果。

中醫處方

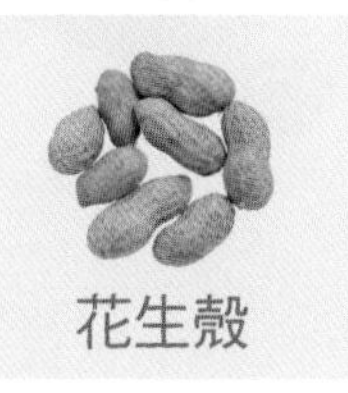
花生殼

有助於降血脂

- 將適量的花生殼洗淨，沖泡熱開水代茶喝。有助於降血脂，對於血壓、血脂指數異常者會有改善。

健康小博士

不適合食用花生的四種人

1. **高脂血症患者：**花生含有大量脂肪，高脂血症患者食用後，會使血液中的脂肪升高，血脂升高是導致動脈硬化、冠心病等症的重要因素之一。
2. **切除膽囊者：**花生裡含有大量脂肪，需大量膽汁去消化；因此膽囊切除後，貯存膽汁的功能喪失，這類病人如果食用花生，沒有大量的膽汁來幫助消化，常會引起消化不良。另外，由於沒有辦法貯藏膽汁，還會增加肝臟分泌膽汁的負擔，日久天長，將使肝臟的功能受到損傷。
3. **胃腸炎患者：**花生含大量油脂，有輕瀉作用。因此腸炎、痢疾、消化不良的人吃了之後，會加重腹瀉，不利於疾病康復。
4. **內熱上火者：**炒花生味甘性燥，患有口腔炎、舌炎、口舌潰瘍、唇皰疹、鼻出血等內熱上火者，食用後會加重火氣，使病情加重或久治不癒。

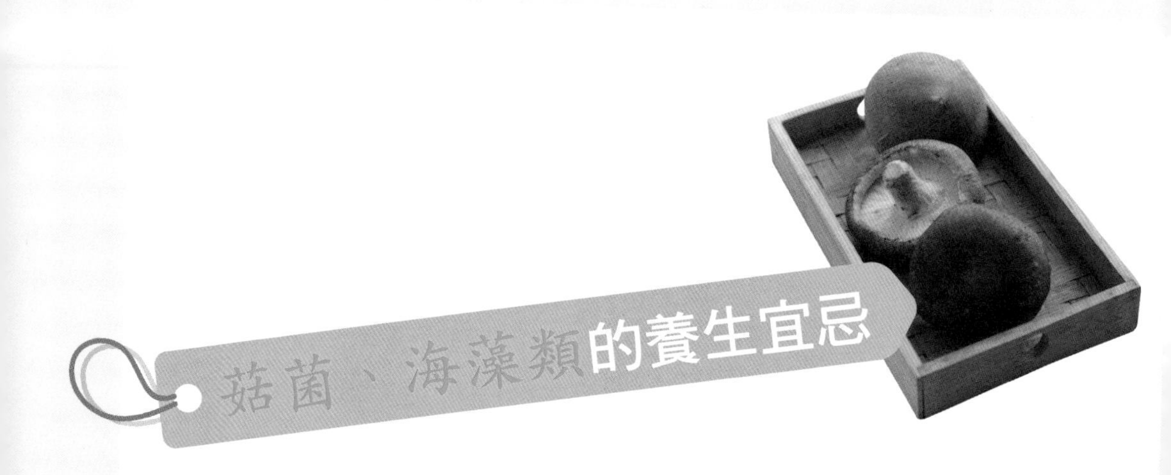

菇菌、海藻類的養生宜忌

菇類是可食用的真菌，全世界可食用的菇類約有兩千多種，有平價的香菇、木耳、金針菇等，也有高貴如冬蟲夏草、靈芝之類。菇類的熱量低且含有極豐富的蛋白質與維生素，卻沒有高脂肪、高膽固醇的缺點，是非常天然的健康食品，尤其近年來發現黑木耳、香菇等菇類的高分子多醣體含量豐富，可增進免疫力，抵抗疾病，因此越來越受到重視與推廣。

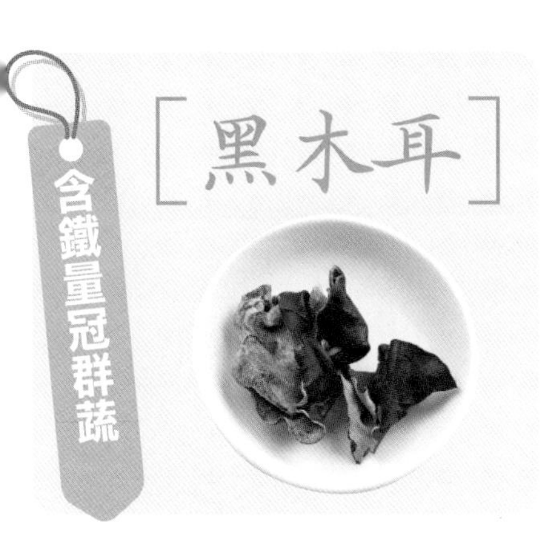

黑木耳

- 盛產季節：1～12月
- 性味：平、甘
- 歸經：胃、大腸

營養關鍵：

蛋白質、碳水化合物、纖維、膠質、磷、鐵、鈣、鎂、鉀、硫、鈉、核黃素、菸酸、胡蘿蔔素。

養生功效：

潤肺、補腦、滋養、益骨、活血，防止便秘出血、痔瘡出血、下痢、高血壓、血管硬化等症。

木耳分黑木耳與白木耳兩種，是一種食用菌，可供食用與藥用，也是物美價廉的滋補品。過去富貴人家都習慣燉燕窩吃以滋陰潤肺，現代由於保育意識抬頭，加上燕窩價昂，常吃易引來非議，事實上，木耳也富含膠質，不管口感或外形、營養成分均不輸燕窩。

黑木耳由於生長季節、氣候條件和採集方法的不同，質量各異。一般小暑前採下的「春耳」，質量最佳，其朵大肉厚，水發性好；立秋後採下的「秋耳」，其朵形略小，質量次之；小暑後到立秋前採下的「伏耳」，肉質較薄，大小不勻，水發性也差，質量最次。

黑木耳具有頗高的營養價值，尤以鐵的含量特別豐富，比葉菜類蔬菜中含鐵量最高的芹菜還要多，比動物性食品中含鐵最高的豬肝高出近7倍，為各種食品含鐵之冠。黑木耳含有一種植物膠質，吸附力強，能夠有效清理消化道，是一種對人體特別有益的天然滋補劑，是從事礦業、冶金、紡織、理髮等業之最理想的保健食物。

食用黑木耳，大多作為菜、湯的配料，但是也可作為主料成菜。食用時，要先泡發為柔軟膨脹的半透明體後洗淨，再與肉、蛋等一起炒、燒、燴、燉，即可成為美味可口的佳餚。

有便秘問題的人、痔瘡患者、慢性氣管炎患者、創傷出血者、高血壓病人、冠心病患者，與腦、心血管疾病患者。

孕婦及性功能障礙、陽痿者要少吃。

養生食療

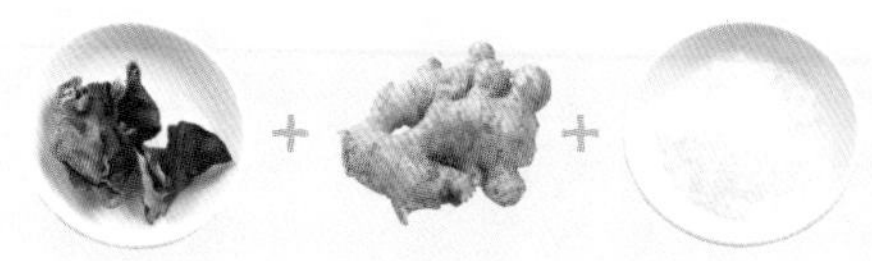

用法 黑木耳3克以清水浸泡1夜後取出，加入3片老薑一起煮50分鐘，加入冰糖少許。睡前食用。

功效：對於高血壓引起的眼底血管病變會有改善。

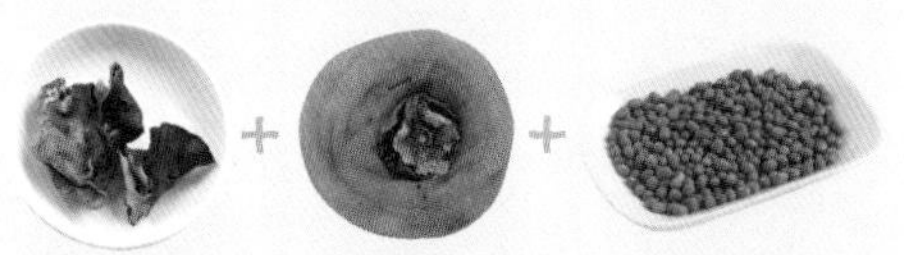

用法 黑木耳5克、柿餅15克與綠豆10克一起煮至爛，即可食用。

功效：對痔瘡出血、排便出血有改善。

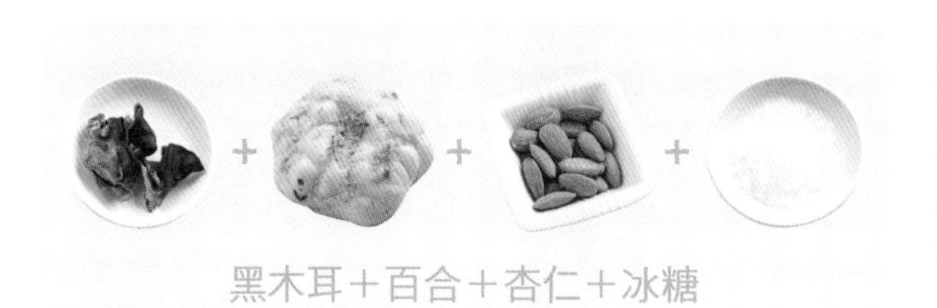

用法 黑木耳、百合、杏仁、冰糖各10克，以水2000cc煮至熟。可經常食用。

功效：對於慢性氣管炎、咳嗽會有改善。

中醫處方

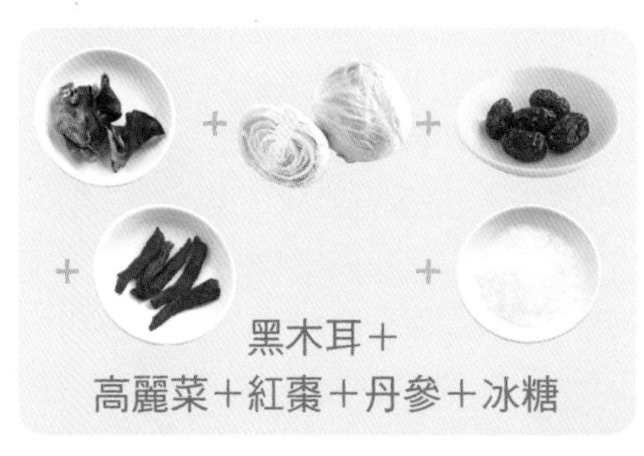

有助於改善貧血的情況

- 黑木耳 10 克＋高麗菜 60 克＋紅棗 10 顆＋丹參 5 克＋冰糖適量：黑木耳 10 克以溫水泡發、洗淨，加冰糖與水 200cc，以電鍋蒸，外鍋加水 300cc 蒸約 1 小時即可食用。每日早晚吃 2 次，可分次吃完。

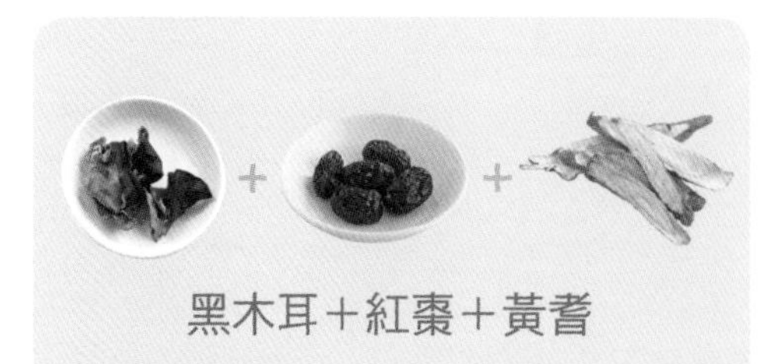

有養血、止血的功效，改善月經過多、頭暈目眩

- 黑木耳 15 克＋紅棗 20 顆＋黃耆 10 克：全部材料洗淨與水 300cc，以電鍋蒸，外鍋放 200cc 的水蒸約 1 小時即可。每日 1 次，連服數日。

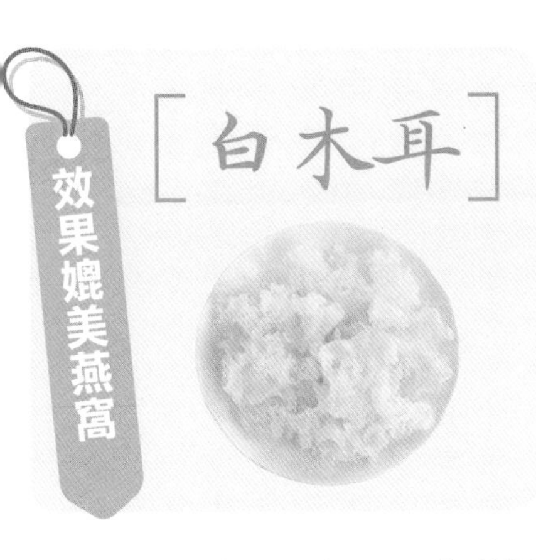

盛產季節：1～12月
性味：平、甘　歸經：肺、胃、腎

營養關鍵：

蛋白質、脂肪、碳水化合物、熱量、鈣、磷、鐵、多種維生素。

養生功效：

強精、補腎、潤肺、生津、止咳、清熱、潤腸、養胃、補氣、和血、強心、壯身、補腦、提神。

白木耳色白如銀，又名「銀耳」，是生長於枯木上的膠質真菌，含有多種氨基酸與酸性異多醣等，營養高且具藥用價值，與人參、鹿茸齊名，被人們稱為「山參」、「菌中明珠」。

白木耳營養豐富，是餐桌上的珍品，入饌多做湯羹，例如，用冰糖和白木耳各半，放入砂鍋中添水，以文火加熱，煎燉成糊狀的「冰糖銀耳湯」，濃甜味美，是傳統的營養佳品；用白木耳、枸杞、冰糖、蛋清等一起燉製的「枸杞燉銀耳」，不但香甜可口、紅白相間，且具有較強的滋補健身功能；以白木耳與鴿蛋做成的「明月銀耳湯」，湯底透明如蘭花，湯上浮蛋如圓月，吃起來鬆軟細嫩、湯鮮味美；以白木耳與白米一起煮粥，也是別具風味的營養佳品。

白木耳的藥用也久負盛名，臨床上用於肺熱咳嗽、咯痰帶血、肺燥乾咳、胃腸燥熱、便秘下血、月經不調以及血管硬化症、高血壓等症。近年來的醫學研究也證明了，從白木耳中分離出來的多種醣類物質，對惡性腫瘤有明顯的抑制作用；常服白木耳湯，對嫩膚美容也頗有功效。

老弱婦孺、病後體虛者、高血壓病人、血管硬化病人、癌症病人。

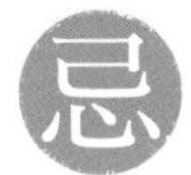

- **白木耳**根部變黑、外觀呈現黑色或褐黃色、聞之有異味、觸之有黏手感時絕不能再拿來食用，否則會引起中毒，輕者噁心、嘔吐、腹痛、腹瀉、頭暈、頭痛、乏力等，重者可能出現肝臟腫大、黃疸、腹水、意識不清、煩躁、抽搐、昏迷、瞳孔散失、消化道出血以至於肝、腦、腎嚴重損害而死亡。

養生食療

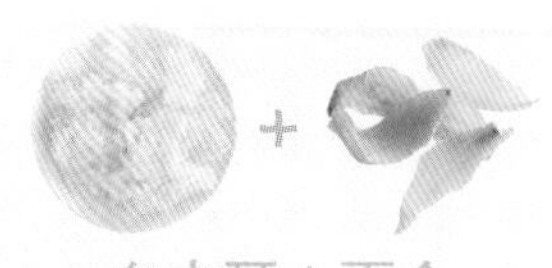
白木耳＋百合

用法 白木耳3克與百合10克，以清水浸泡10小時，加冰糖15克與水300cc放置於大碗中，以電鍋蒸蒸約50分鐘（外鍋放水200cc）。每早空腹食用。

功效：對於結核引起的咳嗽、咯血會有改善。

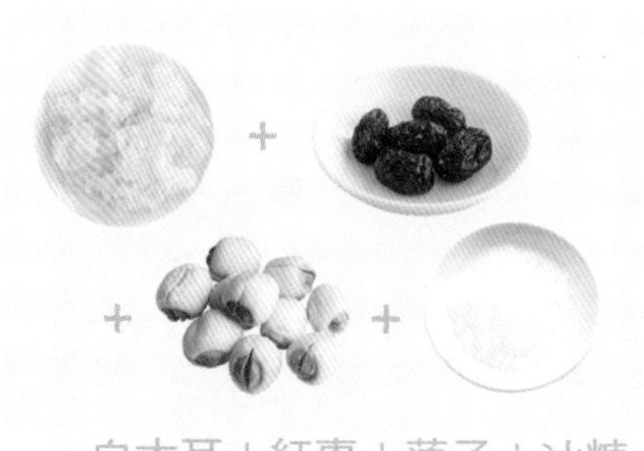
白木耳＋紅棗＋蓮子＋冰糖

用法 白木耳5克用清水浸泡1夜後，裝入大碗中，並加入紅棗8顆、去芯蓮子10克、冰糖15克與水300cc，用電鍋蒸約50分鐘（外鍋放水200cc），每晚食用。

功效：對於病後體虛會有改善。

中醫處方

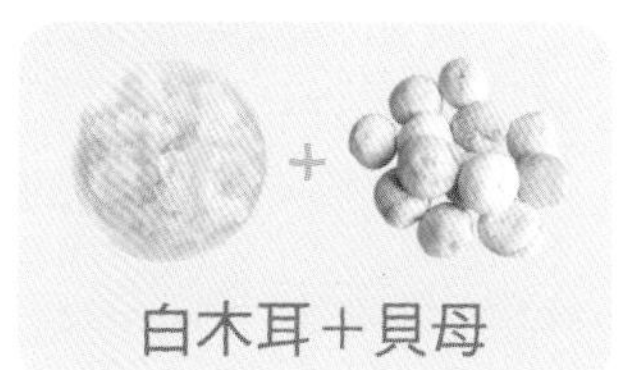
白木耳＋貝母

滋陰潤肺、生津止咳

- 白木耳與貝母各 9 克洗淨，並以冷開水浸泡 1 小時，待白木耳發脹、撿去雜物，再加冷開水及冰糖適量，隔水蒸2～3小時即可。吃白木耳、飲汁。

- 經常食用，對於秋冬燥咳、乾咳無痰、咽乾口燥、肺結核咳嗽痰中帶血、虛熱口瘡、慢性乾性支氣管炎咳嗽等會有改善，也能幫助體質虛弱者滋補強身。

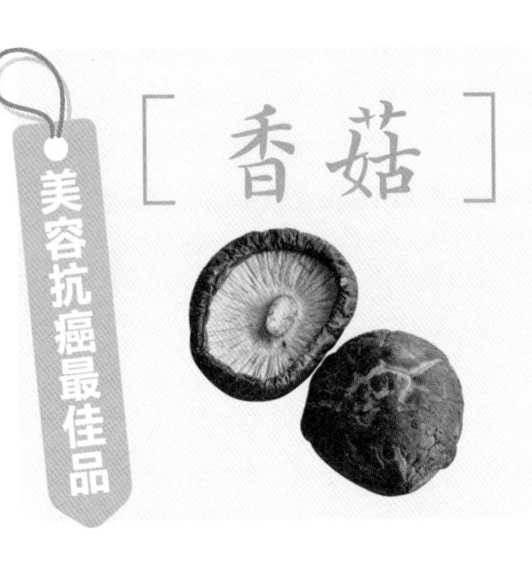

- 盛產季節：1～12月
- 性味：平、甘　　歸經：脾、胃

營養關鍵：

蛋白質、碳水化合物、鈣、磷、鐵、多醣類與維生素B_1、B_2、C。

養生功效：

幫助消化、降血脂、降血壓、降膽固醇、預防肝硬化、消除膽結石、防治佝僂病、抗癌。

香菇清香味鮮、香氣獨特，擁有高度的營養價值與藥用價值，素有「植物皇后」的美譽，也有「健康食品」的美名，國內外不少國家都將香菇精製為保健食物，在藥房與超市販售。在美國，香菇被譽為「上帝食品」，其含有的「β-葡萄糖苷酶」具有抗癌的作用，因此又被稱為「抗癌新兵」。

泡過乾香菇的水浸物中含有組氨酸、丙氨酸、苯丙氨酸、亮氨酸、天門冬氨酸及天門冬素、乙醯氨、膽鹼等成分，有些還有降血脂的功效。

香菇的食用方法很多，可以單獨食用，也可與雞鴨魚肉搭配，可以炒、燒，也可以煮、燉。以香菇為原料的名菜很多，例如：香菇冬筍、香菇炒菜心、香菇炒肉片、香菇煲脯肉、香菇炒三絲、香菇蒸肉餅以及香菇鳳爪湯、香菇豆腐湯、香菇煨雞等，都是餐廳或宴會席上的名菜。

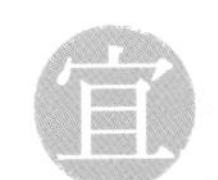

有體質虛弱、久病氣虛、全身乏力、食慾不振、小便頻數、肥胖、腦及神經病變等問題者，以及糖尿病、高血壓、動脈硬化的患者。

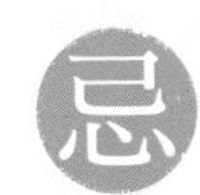

痛風患者、脾胃功能不好的人、消化有障礙的人都只適合少量食用。

- 野生**香菇**易與毒蕈混淆，毒蕈含有蕈鹼及溶血素，不小心食用會中毒，因此最好不要隨意採食野外的菇類。

養生食療

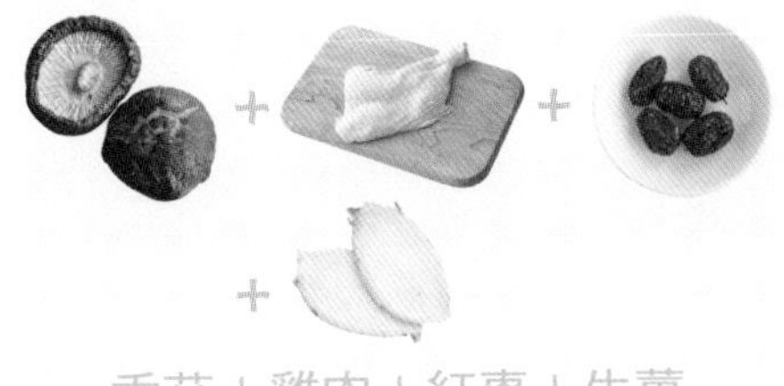

香菇＋雞肉＋紅棗＋生薑

用法 香菇20克洗淨、泡軟、去蒂，去籽紅棗10克洗淨與雞肉100克、生薑5片、米酒10cc、鹽少許一起放入燉鍋，加水800cc，用電鍋蒸至熟，起鍋後撒上蔥花，即可食用。

功效：對於貧血、體質虛弱、四肢冰冷會有改善。

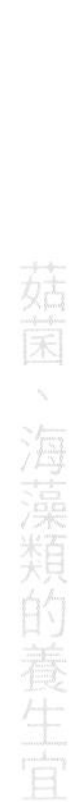

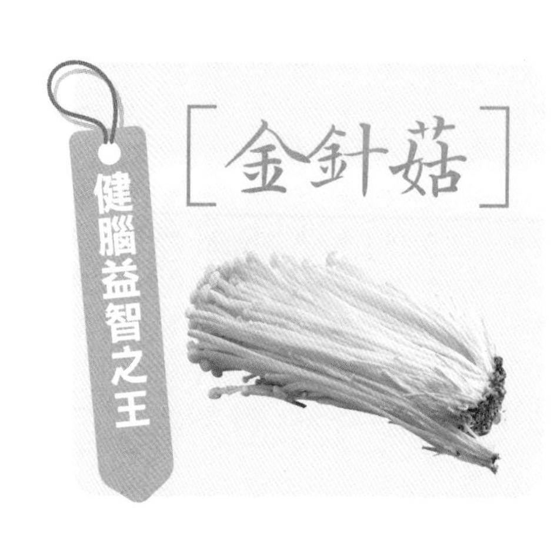

金針菇

盛產季節：3～11 月
性味：平、甘　歸經：脾、胃、肝

營養關鍵：

蛋白質、氨基酸、賴氨酸、鋅、鉀、膳食纖維、胡蘿蔔素與多種維生素。

養生功效：

消除疲勞、促進食慾、健腦、降血脂、強化內臟、促進新陳代謝。

金針菇所含的樸菇素（flammulina）具有顯著的抗癌作用，可清除人體中的廢物，幫助排便和降低膽固醇，且含有人體必需的8種氨基酸，含鋅量高，是高鉀低鈉的食材。金針菇還具有健腦作用，有助於促進兒童智力發育，同時也可以增強人體內的生物活性，促進新陳代謝，是減肥的聖品。

兒童、老年人、有肥胖問題的人、腸胃道潰瘍者、高膽固醇病人、高血壓病人、癌症患者。

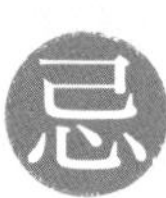

體內鉀含量高者、急慢性腎炎者、痛風病人及高血鉀性、週期性麻痺患者忌用。

養生食療

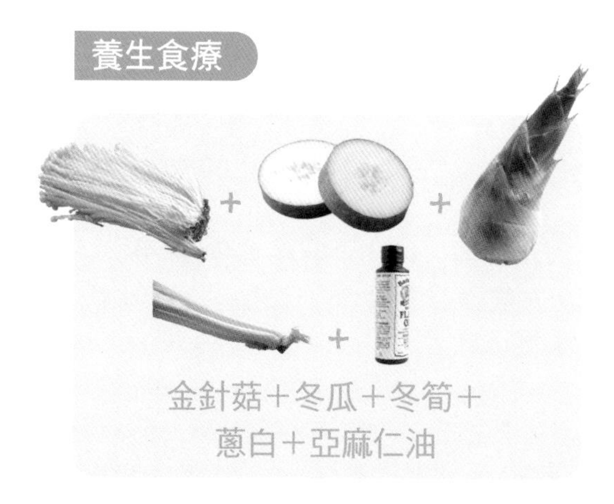
金針菇＋冬瓜＋冬筍＋蔥白＋亞麻仁油

用法 金針菇30克，與去皮冬瓜塊50克、冬筍絲適量，加水800cc煮10分鐘，再加入蔥白5克、亞麻仁油2cc、少許鹽調味，即可食用。

功效：調整身體、幫助消化、促進瘦素分泌、控制體重。

中醫處方

可消除疲勞，對於陽痿、腰腹痠痛會有改善

- 金針菇 30 克、肉蓯蓉 15 克皆洗淨，加水 300cc 以文火煮 30 分鐘，去渣取汁，直接飲用。

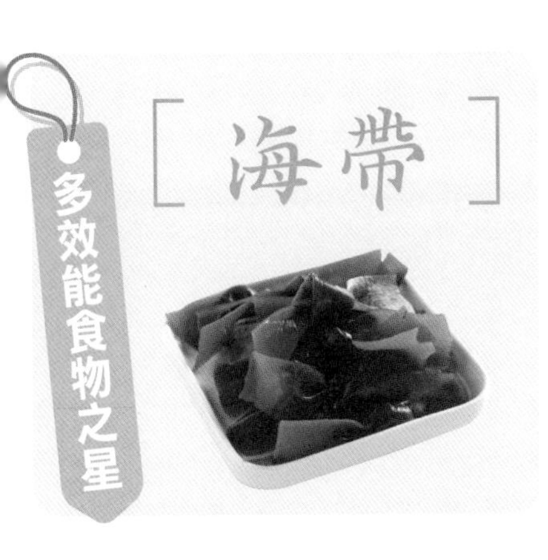

盛產季節：1 ～ 12 月
性味：寒、鹹　歸經：肝、腎

營養關鍵：

蛋白質、脂肪、胡蘿蔔素、菸酸、碘、鈣、鐵、磷、鈷、鉀、甘露醇及維生素 B_1、B_2、C。

養生功效：

維持甲狀腺功能正常、預防甲狀腺腫大、降血壓、降血脂、預防白血病與骨痛病。

海帶熱量低、膳食纖維豐富，經過烹煮，質地變柔軟，容易被人體消化吸收，不僅適合減重者食用，連老人、小孩也容易入口。

海帶是一種在低溫海水中生長的大型海生褐藻植物，含有豐富的營養，曬乾後的海帶是國人經常食用的食物。海帶具有高度的藥用價值，中醫入藥時稱為「昆布」。海帶富含碘質，可有效防治因缺碘而引起的甲狀腺問題；海帶中的褐藻酸鈉鹽，有預防白血病與骨痛病（鎘米引起的骨痛病）的作用，對於動脈出血亦有止血作用，口服則可減少放射性元素鍶-90在腸道內的吸收。

海帶中的褐藻氨酸具有降壓作用；海帶澱粉為多醣類物質，具有降低血脂的作用；海帶中含有豐富的甘露醇，對治療急性腎功能衰竭、腦水腫、日本腦炎、急性青光眼都很有效。

兒童、老年人、減重者、高血壓病人、腎衰竭患者、腦水腫病人、日本腦炎病人、青光眼患者。

懷孕、哺乳中的婦女忌食海帶。海帶性寒質滑，能軟堅消腫之功效，懷孕吃海帶容易造成流產，哺乳時吃海帶會造成乳汁減少。

- **海帶**所含的碘、甘露醇、鉀、維生素等物質，絕大部分都是附著在海帶的表皮白粉上，如果在水中浸泡幾小時或幾天，很多營養物質就會大量流失，只能吃到**海帶**膠質體與纖維而已。

  因此食用**海帶**前，只需將表面的泥土洗刷乾淨即可，不可放在水中久泡；若必須浸泡時，可將泡過的水濾淨，再與**海帶**一起煮食。

養生食療

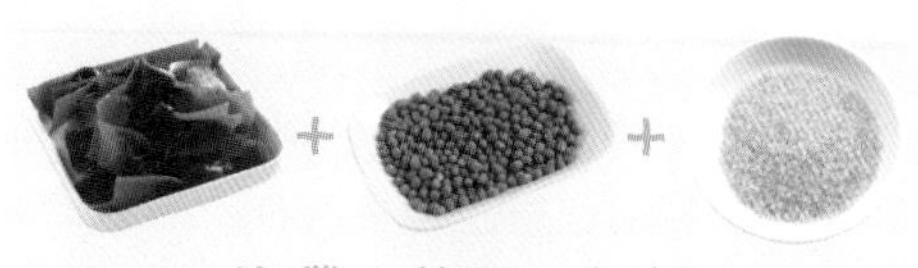
海帶＋綠豆＋紅糖

用法 海帶30克洗淨、切絲，與綠豆100克洗淨、紅糖50克，加水500cc共煮30分鐘，即可食用。

功效：對於腎炎水腫、腳氣水腫、小兒夏季長痱子、小兒夏季熱會有改善。

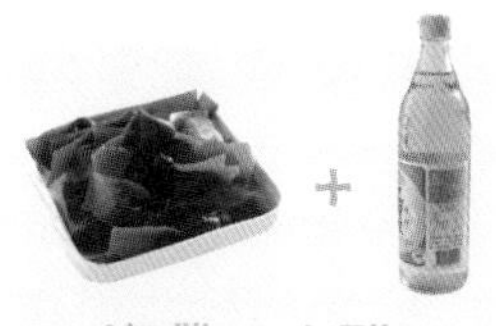
海帶＋白醋

用法 海帶50克洗淨、煮熟後加適量白醋，拌勻食用。

功效：對於高血壓、高血脂、冠心病會有改善。

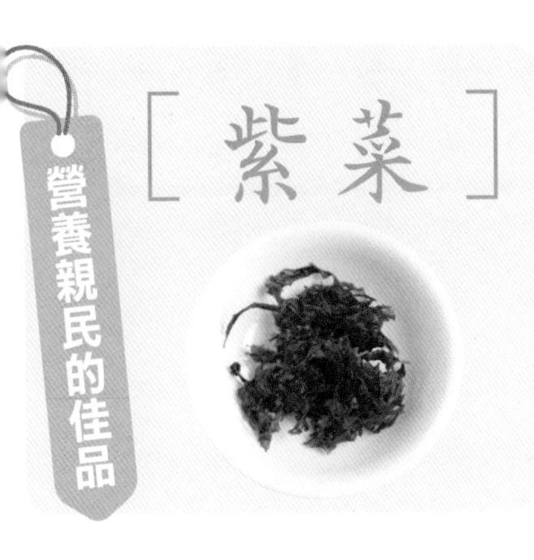

紫菜

營養親民的佳品

盛產季節：5～11 月　**性味**：寒、甘、鹹　**歸經**：肺、脾、膀胱

營養關鍵：

蛋白質、脂肪、鈣、磷、鐵、碘、胡蘿蔔素及維生素 B_1、B_2、C。

養生功效：

化痰及軟化硬塊狀的腫瘤、清熱利水、補腎養心、降低血中膽固醇。

紫菜價格親民，且味道鮮美，煮湯、做菜皆宜，所以深受人們歡迎。紫菜含有極其豐富的營養，常食紫菜對健康頗為有益，特別是對兒童和老人益處更多。

兒童、老人、高膽固醇患者。

- **紫菜**性寒，胃酸過多及胃痛的人，烹調時最好加入肉類共煮，以減低寒性。
- 腹脹、腹痛的人最好少吃。
- 有慢性胃炎及慢性腎功能衰竭等問題的人忌食。

養生食療

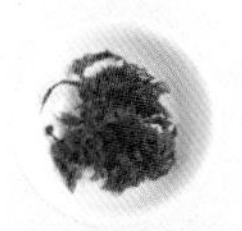
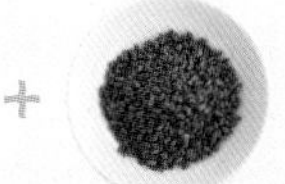

紫菜＋決明子

用法　紫菜30克與決明子30克，加水300cc同煮30分鐘，即可食用。

功效：對於治療、高血壓會有改善。

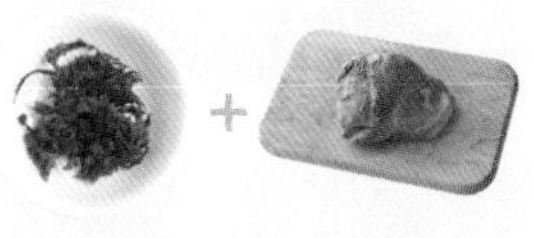

紫菜＋瘦豬肉

用法　紫菜30克洗淨，與瘦豬肉絲適量，加水500cc同煮30分鐘，加少許鹽及亞麻仁油調味，即可食用。

功效：可作為便秘、甲狀腺腫大、頸部淋巴結腫大的輔助治療。

蔬菜食譜

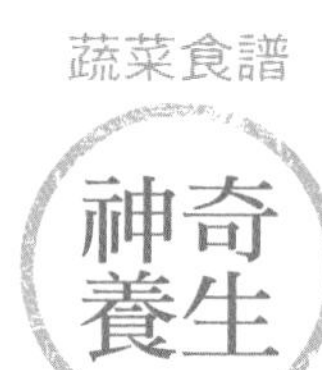

妙效蔥棗湯〔補血、養氣、養心、安神〕

適應症 心脾兩虛、心悸、全身無力、消化不良、食慾不振、煩躁不安。

服　法 每天早上服用 1 次。

禁　忌 有腎炎、甲狀腺機能亢進等問題者忌食。

材　料

- 蔥白 .... 10 克
- 水 500cc

藥　材

- 去籽紅棗 .... 25 克

做　法

1〉去籽紅棗洗淨、對剖；蔥白洗淨、切成小段。

2〉全部材料放入鍋中，加水，以文火煮 20 分鐘，去渣取汁飲用。

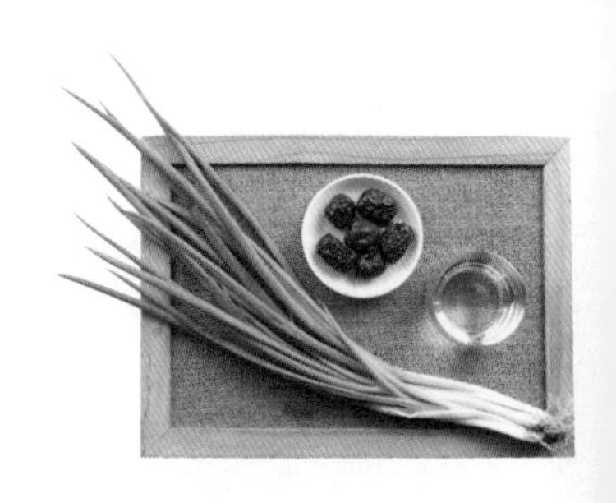

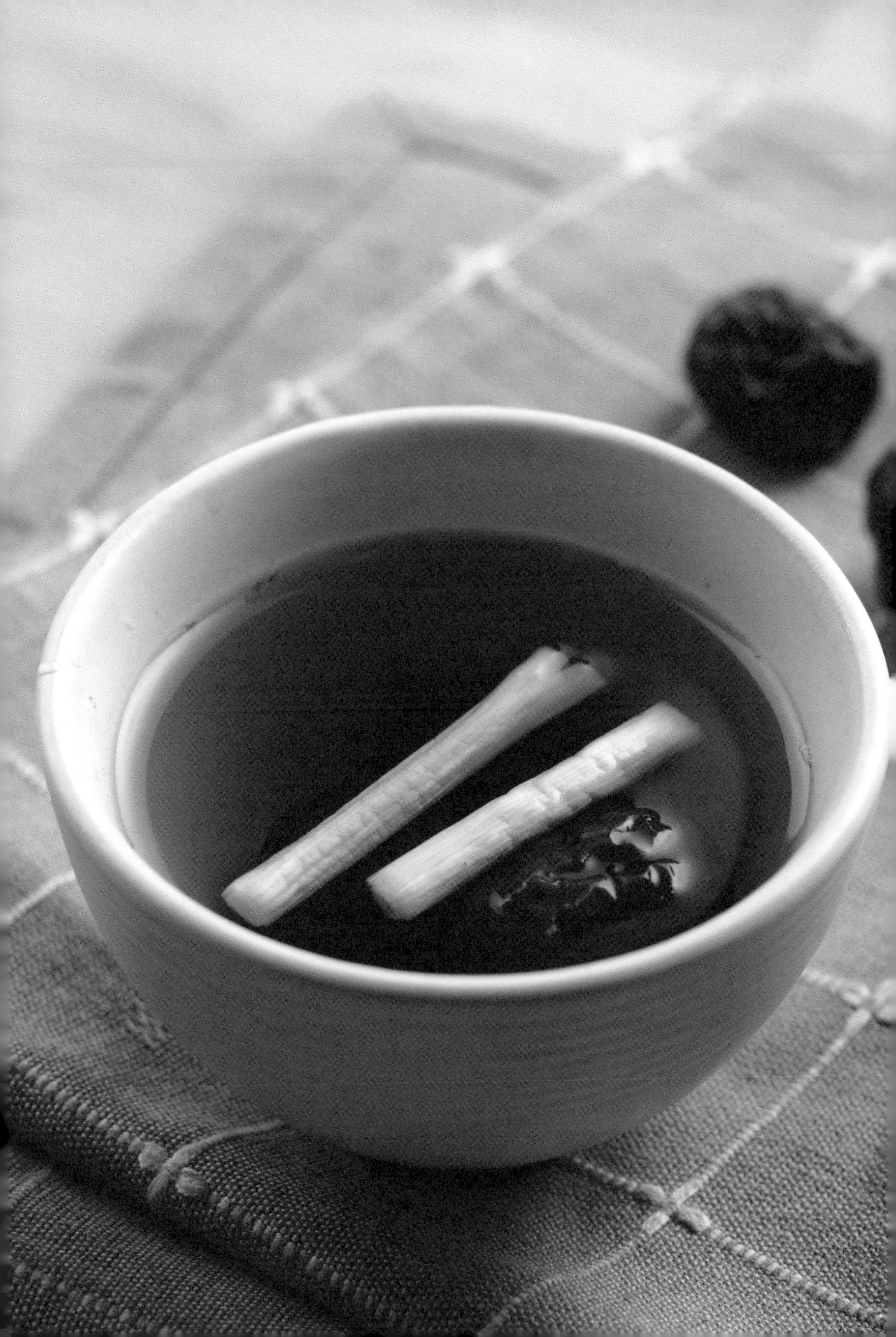

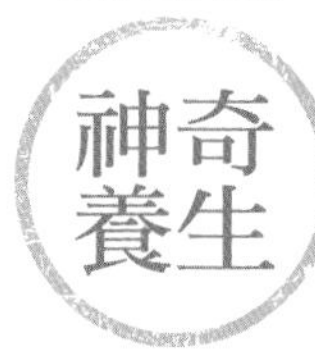

六神木耳湯〔補血、養肝、明目、安神、舒心、理氣〕

適應症 夜盲症、心悸、失眠、健忘、婦女月經失調。

禁　忌 腹瀉者忌食。

材　料

- 豬腸……100 克
- 黑木耳……20 克
- 水……500cc

藥　材

- 當歸……5 克
- 川芎……5 克
- 酸棗仁……8 克
- 枸杞……8 克

調味料

- 鹽……3 克

做　法

1〉全部中藥材洗淨、濾乾，用布藥袋包好，加水 500cc 以文火煮 30 分鐘，去渣留汁，備用。

2〉黑木耳洗淨、切絲，備用（若使用乾的黑木耳必須先泡發）。

3〉豬腸洗淨，切小段放入鍋內，加入藥汁、黑木耳絲一起煮沸後，加鹽調味即可食用。

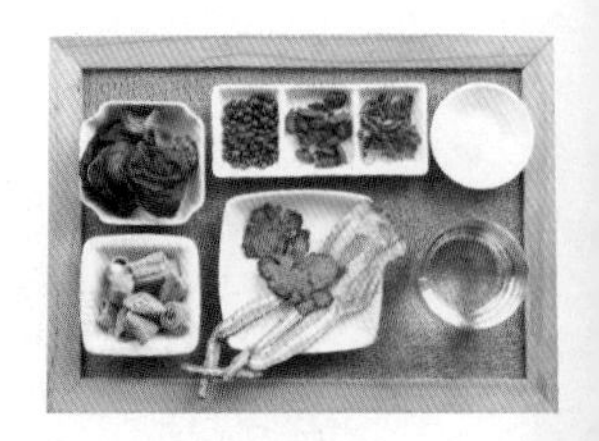

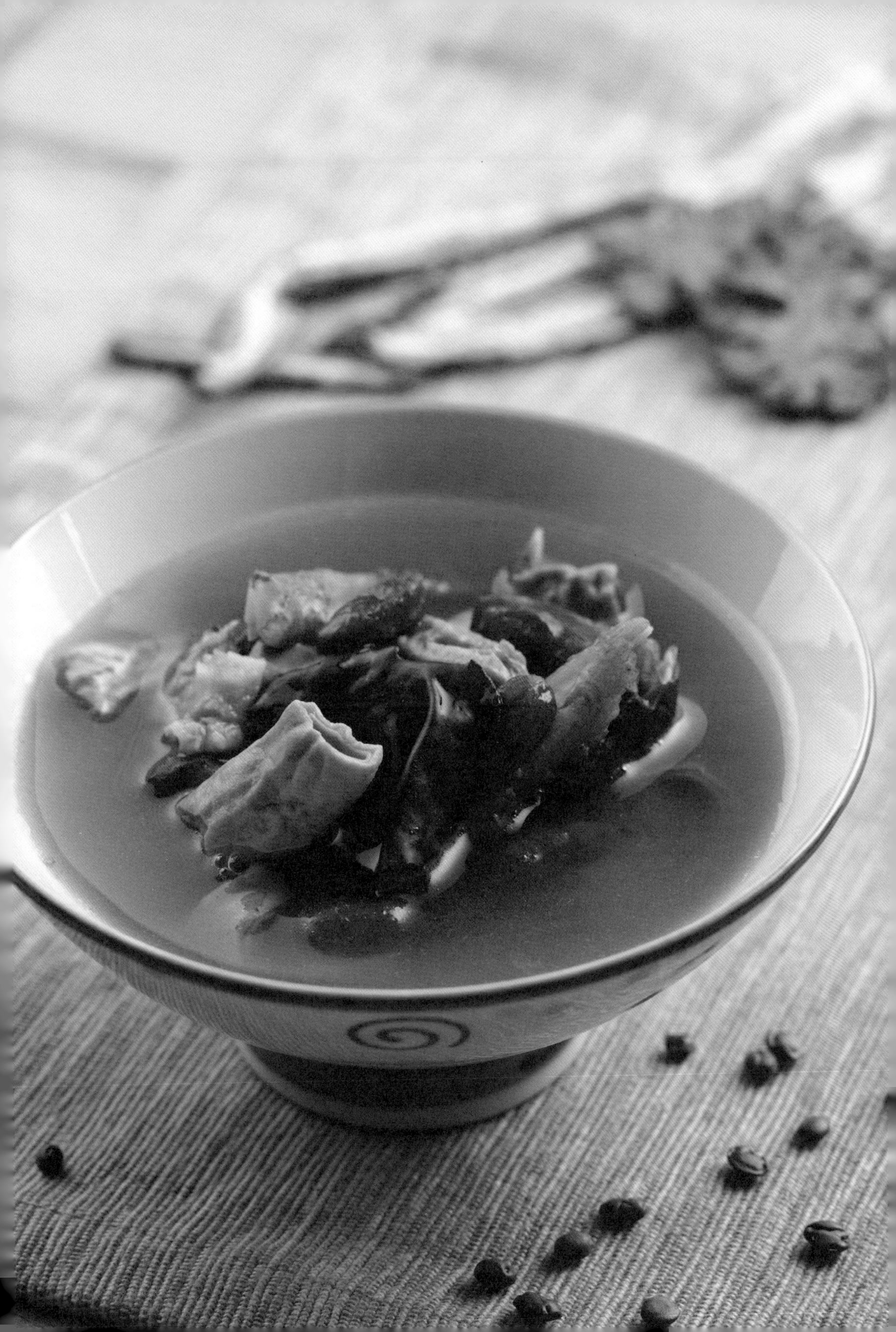

蔬菜食譜

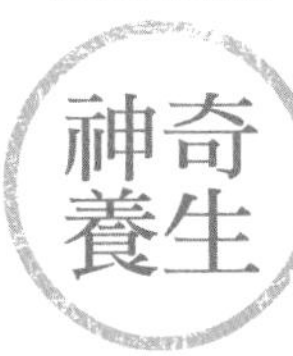

黃耆冬瓜粥〔益氣、清熱、利水、解毒、生津〕

適應症 對於濕熱引起的水腫、腹瀉、痰多氣喘、發燒口渴及糖尿病會有改善。

服　法 每日早晚各吃 1 次。

禁　忌 身體消瘦、腹瀉者應少吃。

材　料

- 冬瓜 ………………150 克
- 糙米 ………………50 克
- 蔥白 ………………5 克
- 生薑 ………………3 克
- 水 …………………1000cc

藥　材

- 黃耆 ………………15 克

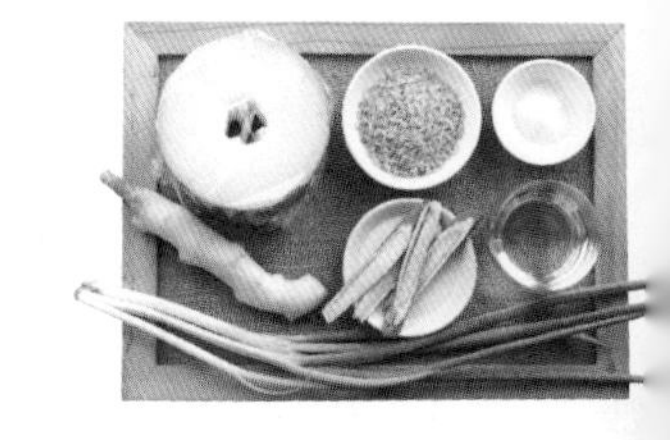

調味料

- 鹽 …………………3 克

做　法

1〉冬瓜洗淨、去皮、挖除瓜瓤、切小塊；糙米洗淨；蔥白洗淨、切小段；生薑洗淨、切小片，備用。

2〉黃耆洗淨，加水 300cc 以文火煮 20 分鐘，去渣取汁，備用。

3〉鍋內倒入橄欖油預熱，放入蔥段及薑片稍微爆香後，加入冬瓜塊略炒，加入糙米、水 700cc、藥汁同煮成粥，加鹽調味，即可食用。

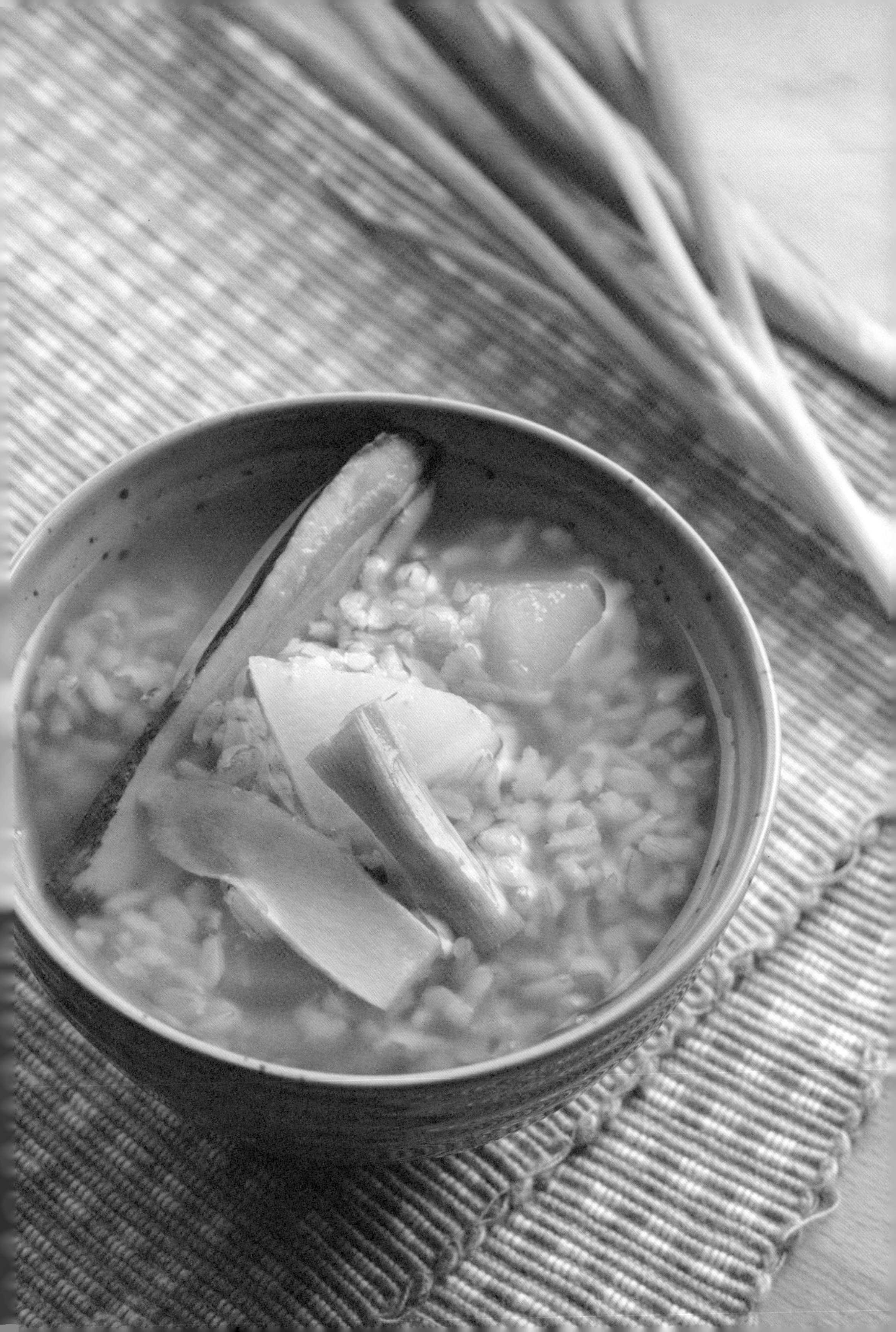

專屬您的養生筆記

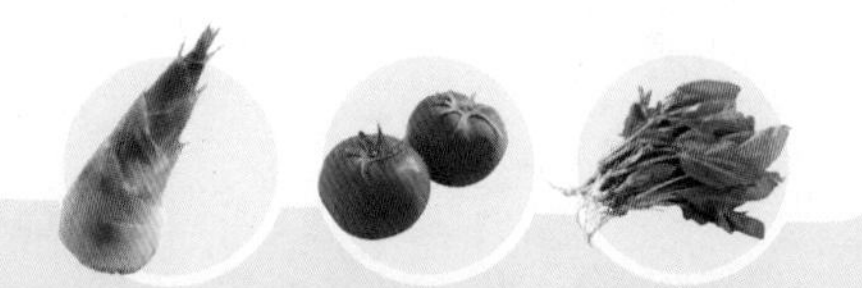

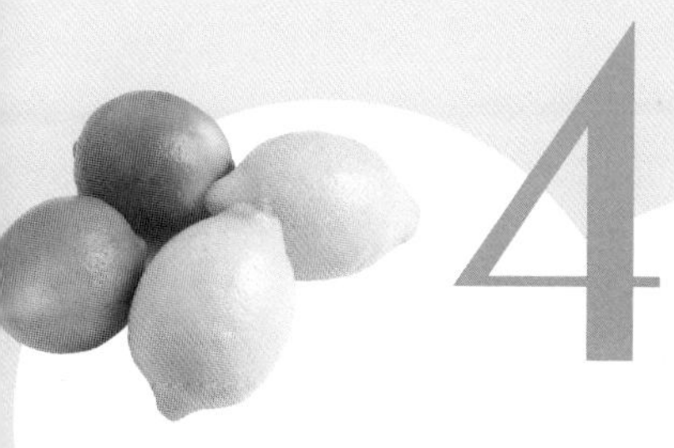

PART 4 當令水果健康吃

現代人生活水準提高、飲食過量，以致動脈硬化、血管堵塞的患者越來越多，而動脈硬化是造成腦中風與心臟病的最大原因，僅次於癌症，是國人死亡原因的第二名。因此如何保持血管柔軟、避免心血管疾病是現代人的重要養生課題。

舉世聞名的維生素專家——捷克國立研究所的金達博士發現維生素Ｃ與果膠結合，具有軟化血管的效果。金達博士研究發現橘子中含有一種特殊的黃色色素，可以促使血液從血管壁滲出去，他將這種色素命名為「維生素Ｐ」，學名是「橙皮玳」，可以抑制微血管的通透性，使血管柔軟，防治動脈硬化與破裂，避免血管硬化的橙皮玳以橘科果實的橘子、柳橙、檸檬、葡萄柚中的含量較豐富。

生長在台灣最美好的便是我們有種類繁多、甜美可口的各種水果，這些水果大多都含有豐富的果膠與維生素，是最天然的養生食品，不用害怕有人工添加物，如果擔心有農藥殘留的問題，只要選擇當令、本土的水果，保證安全又美味。

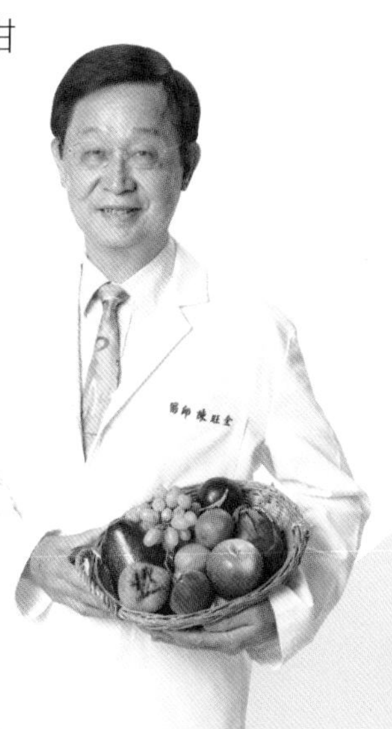

挑對水果，吃出健康美麗

水果為植物營養之本，既提供人體豐富的營養，又能幫助我們預防便秘。身體要健康，腸道就要乾淨，吃下肚的食物必須在一、兩天內重要物質被吸收，廢物要排泄出來，如此，腸內的惡菌才不會在腸道中生長，否則腐敗的細菌會把蛋白質系的物質轉變成亞硝胺。這些不良的腐敗物如果在腸道中滯留過久，就會侵害人體，甚至形成癌症。

便秘是健康的隱形殺手之一

台灣盛產各種蔬果，飲食中並不缺蔬果，蔬果可以說是最好的腸胃清道夫，但還是常常聽到有人說自己每天都吃很多蔬菜水果，為什麼還會便秘？

便秘一般可分為器質性及功能性兩種。器質性即是大腸直腸本身有問題，譬如痔瘡或肛裂宿疾，上廁所便疼痛難忍，結果越積越硬，而造成便秘；或腸子蠕動不好，無法將糞便推出體外。無論是哪種便秘，最主要的原因還是纖維量及水分攝取不足，無法促進腸子蠕動所致，因此從飲食方面改善效果最好。

事實上，有些食物極易消化且水分又多，未煮熟前看起來份量不少，但煮熟後卻只剩下一點點，譬如萵苣，其纖維量只有一般蔬菜的一半，吃得再多，經過消化，渣滓所剩無幾。

以國家或地區相較，西方人比東方人更常有便秘困擾，可以這麼說，以米飯為主食的人較少有便秘問題，但以小麥粉製品為主食的人罹患便秘的機率大得多。由於稻米含有半纖維及不消化成分，儘管精製為白米，但依然保留有纖維；至於小麥，其不消化成分——「小麥種皮（類似米糠）」已經不存在，因此以麵包、麵條、通心粉、派等為主食的人，很常發生便秘。

因為有便秘問題的人很多，所以西方人普遍習慣在早餐時喝杯橘子汁，以促進腸道蠕動，達到通便目的（有大便硬結時，喝冷橘子汁比直接吃橘子更適合）。（延伸閱讀：請參見第172頁）

另外值得一提的是，有便意時千萬不要忍耐，若是習慣性忍便，長久以往，便意的感覺便會消失，而導致便秘。若置便秘於不顧，勢必會影響健康，讓人一整天都心情不好。

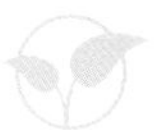

腸道生機有賴多吃新鮮蔬果

新鮮的水果含有非常豐富的營養物質，如各種維生素，特別是維生素C，而維生素C有助於修補傷口、使血管堅固柔軟、增強免疫力、消除疲勞等，但人體內的維生素C會因為吸菸、過度疲勞、壓力、生病而大量消耗，因此必須隨時補充。我們的日常飲食中雖然隨時可以攝取到，但份量往往不足，與其補充維生素C片，倒不如從自然食物中攝取，還可享受其美味。

除了維生素外，水果還有豐富的鈣、鉀及鐵等礦物質，特別是鉀，可促進人體排出鈉，有效降低血壓；可以促進體內化學反應的酵素，能夠活絡人體的新陳代謝力，也是促進體內各種廢物順利排出的必需品；以及很多的纖維素。

無論是水果或蔬菜，其豐富的纖維素可以刺激腸道運作、提高蠕動功能、消除便秘，另一方面，纖維多、體積大，所以少量食用就有飽足感，可以避免吃得太多，對預防肥胖有相當大的幫助，多吃新鮮的蔬果，腸道自然就會暢通。

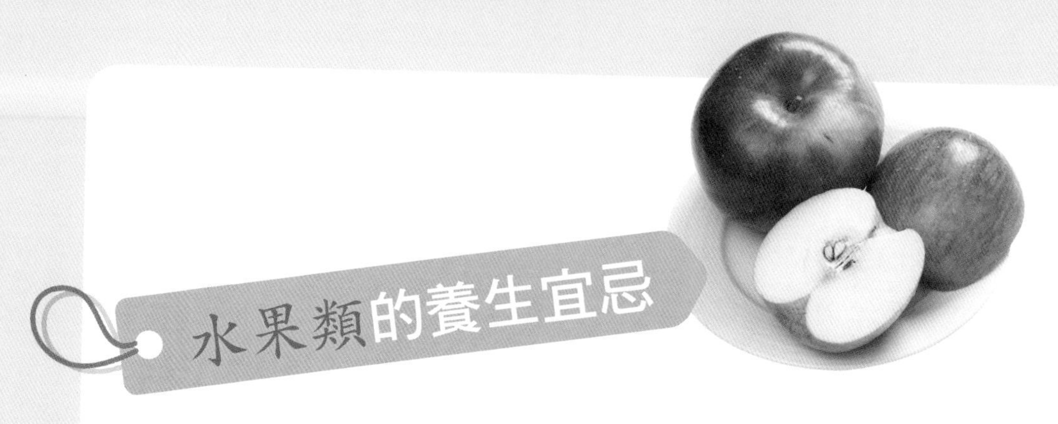

水果類的養生宜忌

雖然現代人生活富足、食物充足，但其實有營養不均衡問題的人還是很多，譬如「缺鐵性貧血」，根據估計，大約60%的女性有貧血的問題，這也許與女性有月經的關係，但這個數字還是很驚人。貧血問題會造成患者的臉色蒼白、說話有氣無力、常感倦怠、嗜睡、稍微動一下就覺得喘，難免會影響工作及生活的品質。

所以如何保證營養足夠且均衡，對健康來說是很重要的。最理想的方式便是透過飲食內容的調整，盡量利用各種食物之間相輔相乘的效果，加強營養素的吸收，讓自己能夠均衡而充分地攝取各種營養物質。譬如肉類、肝臟類、魚貝類等吃再多也不能保證鐵質足夠，這時若能補充維生素C，就可以有效幫助鐵質吸收，像是在肉類、魚或牡蠣上澆淋檸檬、橘子汁，不僅可以讓味道更鮮美，還能幫助鐵質吸收。

透過這種方式，即使是正值成長階段的青少年、妊娠及產後的婦女、吸收力不好的長輩，也能快快樂樂攝取足夠的營養，而不用擔心營養不夠或不均衡。

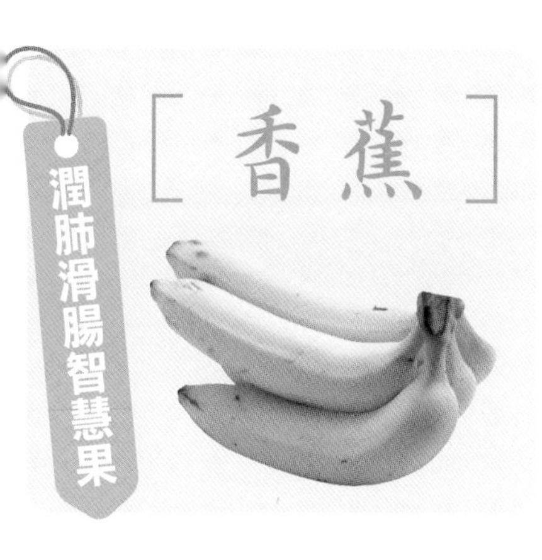

[香蕉]

盛產季節：1～12 月

性味：寒、甘　**歸經**：脾、胃

營養關鍵：

蛋白質、脂肪、碳水化合物、粗纖維、鈣、磷、鐵、硫胺素、二羥基苯乙胺、菸酸、胡蘿蔔素與維生素 C、E。

養生功效：

潤腸通便、清熱解毒、降血壓。

香蕉氣味清幽、甜蜜爽口，可潤肺滑腸，是人們喜愛的佳果。傳說，佛教始祖釋迦牟尼吃下香蕉後便獲得了智慧，因此香蕉又被稱為「智慧之果」。

香蕉具有很高的醫療價值，通便的效果卓著，對於黃疸、頭痛、麻疹及中毒性消化不良症也能改善；且香蕉富含礦物質，對水鹽代謝症的恢復也很有幫助，並有潤肺、滑腸、解酒毒和降血壓等作用，若能每日吃兩根香蕉，對治療高血壓、動脈硬化、冠心病均很有益，主要是香蕉含有很多的鉀，而鉀可將鈉排出體外，因而有助於降低高血壓。但香蕉口感較甜，含有相當多的熱量，所以有肥胖問題的人應少吃。

有消化不良或便秘問題的人、動脈硬化患者、高血壓病人、冠心病患者。

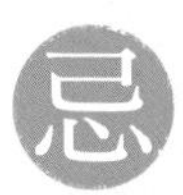

脾胃虛寒或有胃痛、腹瀉問題的人，腎臟不好、代謝欠佳者，以及有肥胖問題或減重中的人。

養生食療

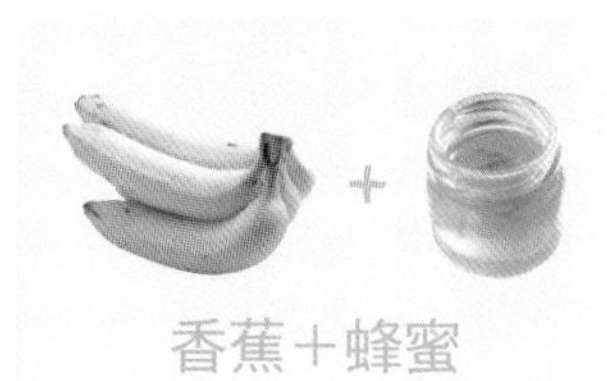

香蕉＋蜂蜜

用法1 香蕉2根剝皮，加蜂蜜、冷開水適量，一起打果汁，常吃有益。

功效：有助於止血、潤便，改善腸熱痔瘡出血、大便乾燥的問題。

用法2 香蕉1根剝皮，與蜂蜜20cc，以開水100cc煮至香蕉爛糊後食用。

功效：對便秘有改善。

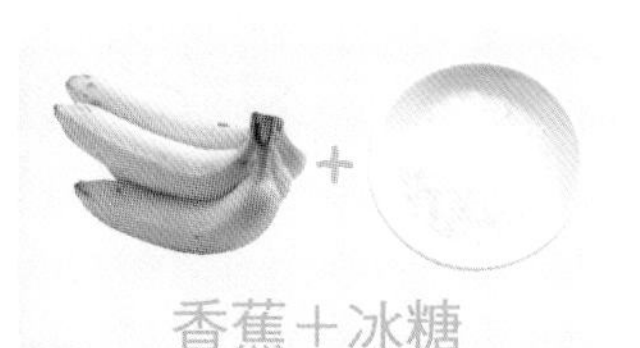

香蕉＋冰糖

用法 香蕉1根剝皮與冰糖5克一起隔水燉煮。每日食用1次，連吃數日。

功效：有清肺潤腸功效，對於燥熱咳嗽日久不癒、痔瘡便秘、小兒疔毒會有改善。

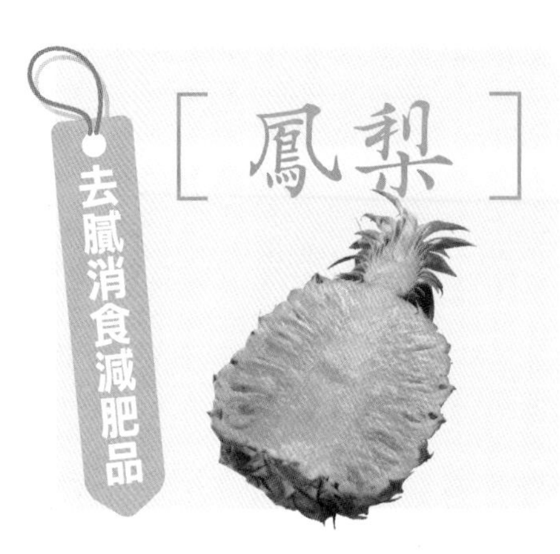

盛產季節：6～8月
性味：平、甘、微澀　**歸經**：肺、胃

營養關鍵：

蛋白質、脂肪、醣類、維生素C、有機酸、蘋果酸、檸檬酸。

養生功效：

清暑解渴、消食止瀉。

鳳梨是台灣盛產的美味水果之一，可以幫助我們胃裡的食物分解蛋白質、幫助消化，尤其吃過肉類及油膩食物後，吃些鳳梨或喝鳳梨打成的果汁，對消化非常有幫助。此外，鳳梨中的糖分及酵素有利尿作用，對於腎炎、高血壓有益，對治療支氣管炎也有一定功效。懷孕期間如有輕微感冒，不敢吃藥者，可以多吃鳳梨，藉其中豐富的水分和維生素C來緩解不適的症狀。

有些人吃鳳梨可能過敏，是為「鳳梨中毒」或「鳳梨病」，通常會在食用後20分鐘出現腹痛、嘔吐、腹瀉等症狀，同時伴有頭痛、頭昏、皮膚潮紅、全身發癢、四肢及口舌發麻的現象，嚴重者還會出現呼吸困難、休克等情況，但並不嚴重，很快就可以緩解。

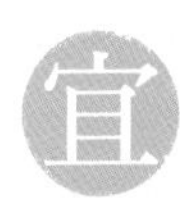

孕婦、感冒病人、支氣管炎病人、腎炎病人、高血壓病人。

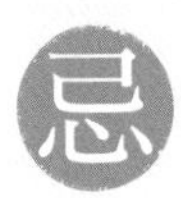

嘴破的人、腸胃潰瘍患者。

- 吃**鳳梨**時，應先將果皮削去，然後切開、放入鹽水中洗一下，讓部分的有機酸在鹽水中分解，以避免發生鳳梨中毒。
- **鳳梨**的分解作用強，就是台灣話說的「較利」，因此有腸胃潰瘍，或嘴破者不要吃。

養生食療

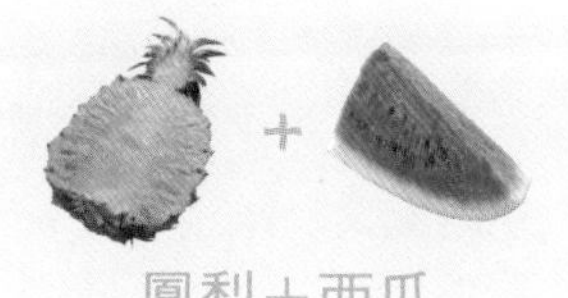

用法1 鳳梨80克與西瓜50克洗淨、削皮、切塊狀，加適量冷開水一起打果汁飲用。

功效：可緩解中暑、發熱、煩渴。

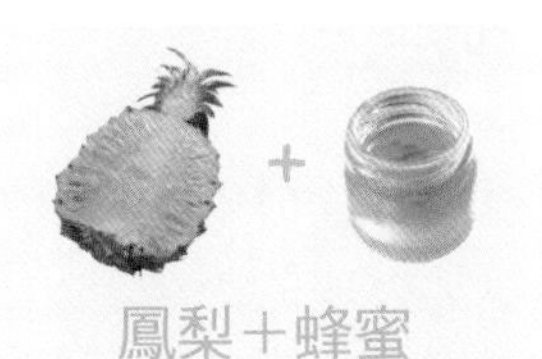

用法 鳳梨100克洗淨、削皮、切塊狀，加蜂蜜30克與適量冷開水一起打果汁飲用。

功效：對於治療慢性支氣管炎、咳嗽會有改善。

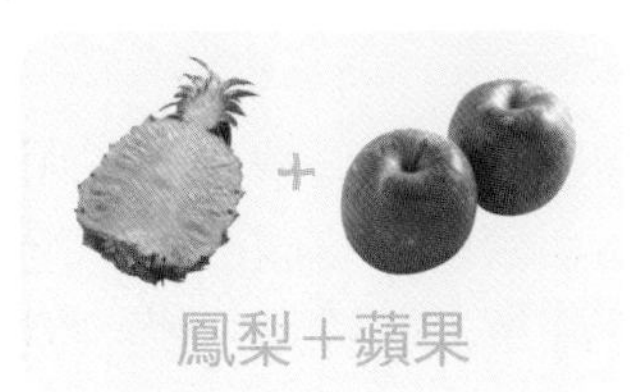

用法 鳳梨50克與蘋果80克洗淨、削皮、切塊狀，加適量冷開水一起打果汁飲用。

功效：治療痢疾、腹瀉會有改善。

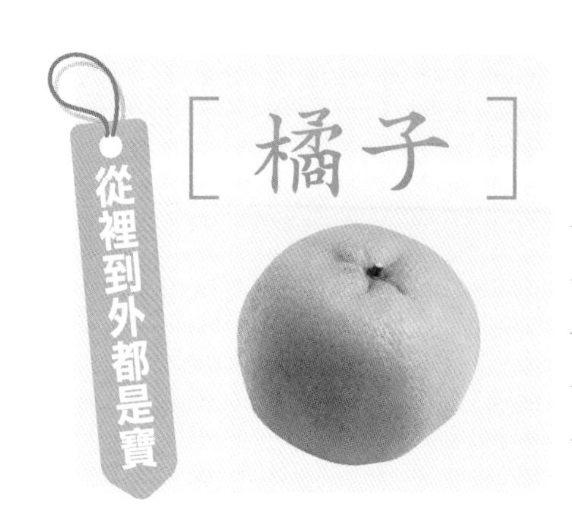

盛產季節：11～1月
性味：涼、甘、酸　**歸經**：肺、胃

營養關鍵：
蛋白質、脂肪、葡萄糖、蔗糖、蘋果酸、檸檬酸、核黃素、菸鹼酸、胡蘿蔔素及維生素C。

養生功效：
健胃、整腸、祛風、化痰、通經、止咳、止渴、利尿、消炎、抗潰瘍、抑菌、高血壓。

橘子營養豐富，從裡到外都是寶，是水果中的佼佼者，皮、核、絡、葉都可以入藥。

- **橘皮**：可刺激消化道、增加胃酸分泌、促進胃腸蠕動，有健胃、祛風、化痰之效，可治食慾不振及咳嗽，也可擴張冠狀動脈，增加冠狀動脈血流量及增強微血管韌性，並有消炎、抗潰瘍、抑菌及利疸的作用。
- **橘絡**：有化痰、通經的功效，可治高血壓、咳嗽、胸脅疼痛、狹心症、兒童食慾不振等症。
- **橘核**：能理氣、散結、止痛，可治小腸疝氣、睪丸腫痛、乳腺發炎等症。
- **橘紅**：可治療喉癢咳嗽、痰多不利等症。
- **橘白**：可治痰多咳嗽、胸悶、胸痛等症。
- **橘葉**：煎湯飲用，可以調整女性生理不順現象。

台灣的橘子產量豐富，盛產時尤其便宜，建議大家不妨多吃橘子，吃的時候不要把白色橘絡剝得一乾二淨，因為橘子果肉很軟、纖維很細緻，不會難消化，若能通通吃下肚，就能攝取到更多的纖維素。

橘子的纖維素，除了可幫助通便外，其果膠還有軟化血管的效果。橘子的果膠能於腸中吸收膽汁酸、阻擾膽汁酸被腸道吸收，所以當果膠與膽汁酸一起被排出體外後，膽汁酸就會不足，所以人體就會重新製作膽汁酸，也就會消耗膽固醇（膽固醇是製作膽汁酸的必需品），以致體內膽固醇自然而然地降下來。此外，飯後多吃橘子，或在用餐時飲用橘子汁，可以增加鐵質的吸收。食慾不振時，用經過乾燥一年以上的橘皮5克沖泡熱水飲用也有效。

感冒病人、有便秘問題的人、乳腺炎患者、疝氣病人、高血壓病人、高膽固醇患者、狹心症病人。

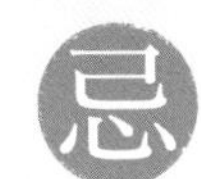

- **橘子**的果膠含量很高，主要存在於果皮、果絡及果肉中。市售的**橘子**為了保鮮及外表美觀，採收時多半會順便打蠟（噴蠟），因此可能有農藥殘留，所以果皮不要食用較好，盡量從果肉、橘絡中攝取纖維及果膠，只要經常食用，份量也就足夠了。不過，如果能克服外皮上蠟及農藥殘留的問題，**橘子皮**實在是很好的食物，可以仿效宜蘭的金棗做成金棗糕、金棗果醬，做成帶皮的橘子果醬等。
- 台灣盛產橘子、柳橙與金棗（金桔），加上又進口很多香桔士，所以一年四季都吃得到新鮮的柑橘類水果，不妨多吃。但口舌生瘡時，暫時不要吃，以免會感覺更疼痛。

養生食療

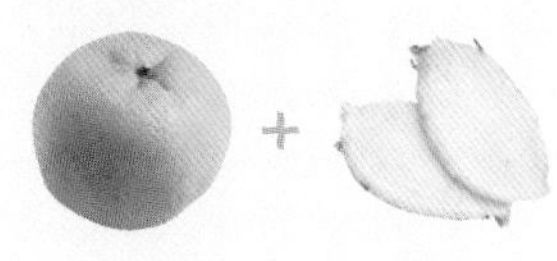

橘子＋生薑

用法　新鮮橘子皮10克洗淨，與生薑2克、水500cc一起煮至剩200cc的水量即可。趁溫熱時飲用。

功效：對於感冒、嘔吐、呃逆會有改善。

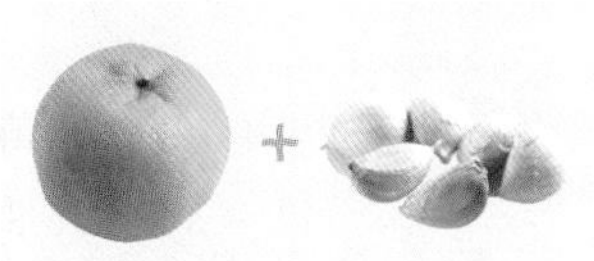

橘子＋大蒜

用法　新鮮橘子皮25克洗淨，與大蒜5克、水150cc一起煮沸、去渣取汁。每日煮1次，分2次飲用完畢。

功效：對於急、慢性支氣管炎會有改善。

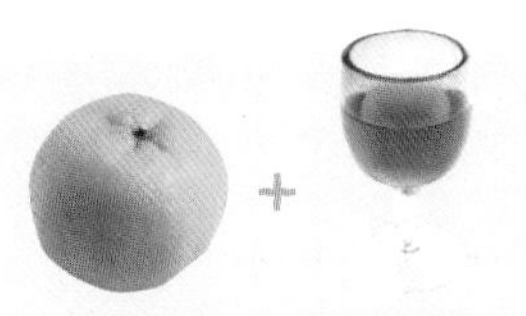

橘子＋黃酒

用法　新鮮現榨橘子汁200cc沖入5cc的黃酒。直接飲用。

功效：有行氣止痛的效果，對於急性乳腺炎、乳汁瘀滯會有改善。

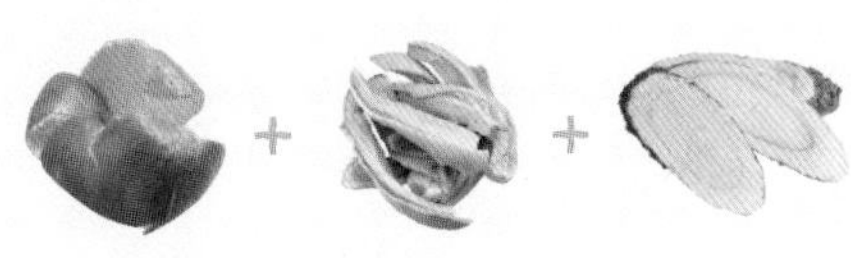

橘子皮＋豬肚＋甘草

用法　新鮮橘子皮50克、甘草10克、豬肚150克，加水1000cc一起煮至剩200cc的水量。吃豬肚喝湯。

功效：對於慢性胃炎、胃潰瘍及十二指腸潰瘍會有改善。

中醫處方

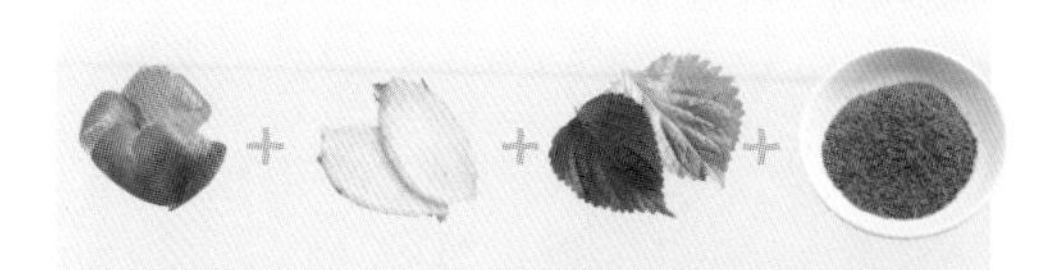
橘子皮＋生薑＋紫蘇葉＋黑砂糖

有助於預防感冒

▸ 橘子皮 10 克＋生薑 10 克＋紫蘇葉 10 克＋黑砂糖 10 克，一起用 300cc 的水，以中火煮至剩 150cc，再以紗布濾汁。直接飲用。

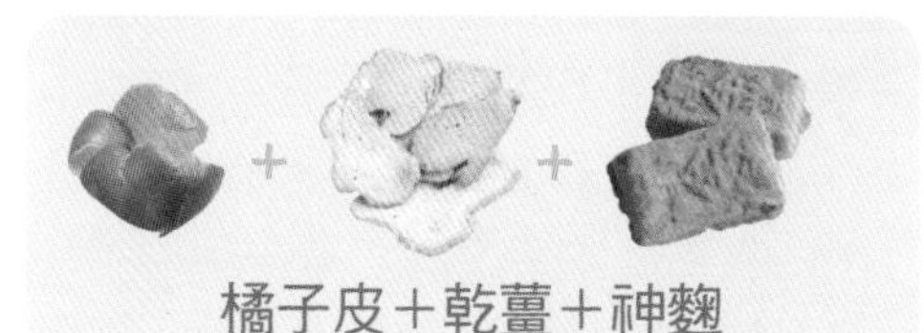
橘子皮＋乾薑＋神麴

對於咳嗽會有改善

▸ 新鮮橘子皮＋乾薑＋神麴各等量一起用烤箱烘乾後，磨成粉。每次取 3 克，加在味噌湯中一起吃。

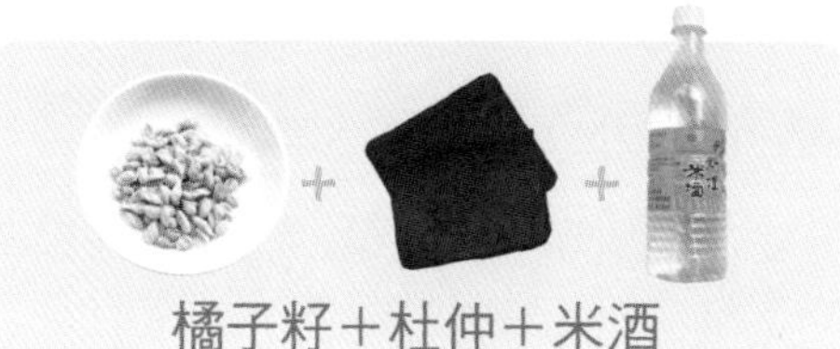
橘子籽＋杜仲＋米酒

改善腰痛

▸ 橘子籽 50 克＋杜仲 50 克＋米酒 500cc 一起浸泡為藥酒，加蓋保存 7 天即成。每日早晚飲用 1 次，每次 10cc。

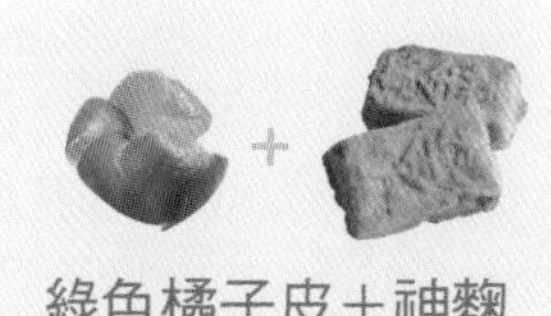
綠色橘子皮＋神麴

改善消化不良、脘腹脹滿

▸ 新鮮的綠色橘子皮 8 克＋神麴 8 克，加水 500cc 同煮 25 分鐘。直接飲用。

健康小博士

為什麼橘子汁能防治便秘呢？

- **橘子含有檸檬酸，能促進腸子蠕動：**空腹吃含有檸檬酸的東西，會促進胃腸迅速運動，隨即就會感覺到便意。為達速效，在肚子最空的早餐前來杯橘子汁，效果最好。
- **橘子汁一定要冰過，趁冰涼時飲用：**空肚喝下充分又冰冷的水分時，身體受到刺激，隨即對腦部發出訊號，橘子汁的酸、冷雙重刺激會更強烈刺激腸道，產生肚子受涼、想腹瀉的感覺，就會很暢快地排出穢物了。

柳橙

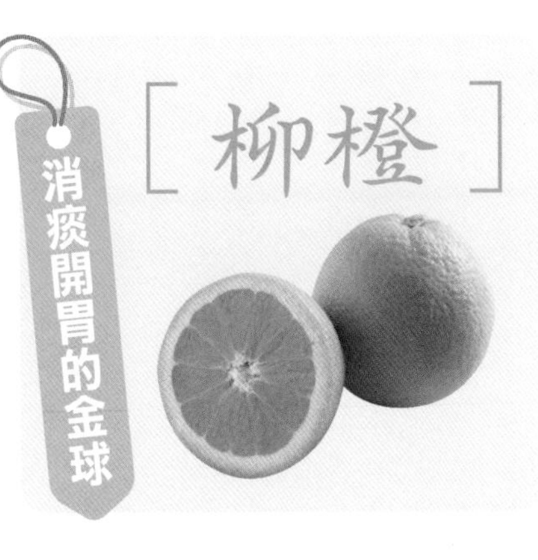

盛產季節：11～1月
性味：涼、酸　**歸經**：肺、胃

營養關鍵：

橙皮柑、橙檬酸、蘋果酸、琥珀酸、醣類、果膠、胡蘿蔔素及維生素C。

養生功效：

消痰降氣、和中開胃、寬胸利膈、健脾、醒酒解渴、增強微血管韌性、通便、化痰止咳。

柳橙又名「柳丁」，也被稱為「療疾佳果」，從果皮到籽都有用途。果皮曬乾後就是大家熟知的「陳皮」，具有化痰止咳之效；果肉擁有豐富的維生素C、P，能幫助健胃整胃、增強微血管韌性。

柳橙的果肉胡蘿蔔素含量較多，可作健胃劑、芳香調味劑使用。與橘子一樣，柳橙也富含果膠，能幫助通便，促進類脂質及膽固醇更快地隨糞便排出。

柳橙的外皮含有橙皮油，對慢性氣管炎有幫助，化痰止咳的效果甚於陳皮，但補胃和中之力則不及陳皮。

有便秘問題的人、慢性支氣管炎病人。

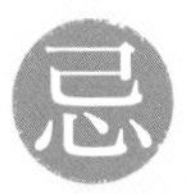

有胃腸脹氣、消化性潰瘍、糖尿病、高血鉀週期性麻痺等問題及痛經的女性都不宜食用。

養生食療

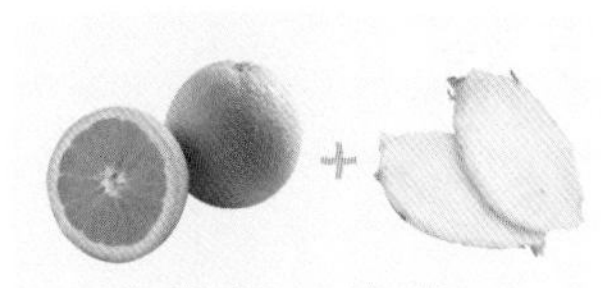
柳橙＋生薑

用法 柳橙皮、生薑各10克，加水300cc一起煮25分鐘，待入味後直接飲用。

功效：對於消除胃腸脹氣會有改善。

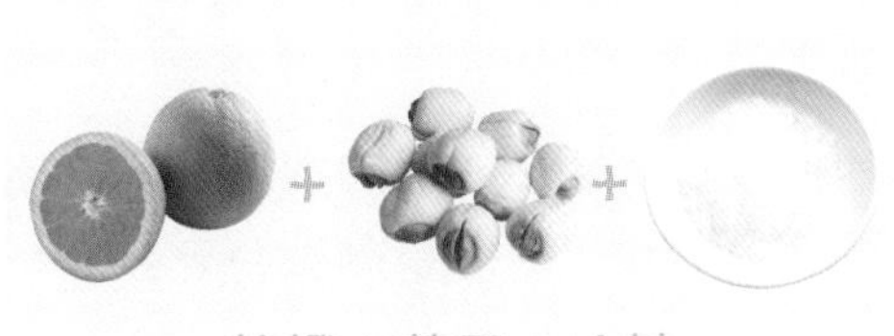
柳橙＋蓮子＋冰糖

用法 柳橙200克洗淨、去皮、切丁，與煮熟的蓮子100克、冰糖10克、水500cc一起煮25分鐘，即可食用。

功效：可開胃健腸、解渴，對於消化不良、食慾不振、腹脹、腹瀉等效果良好。

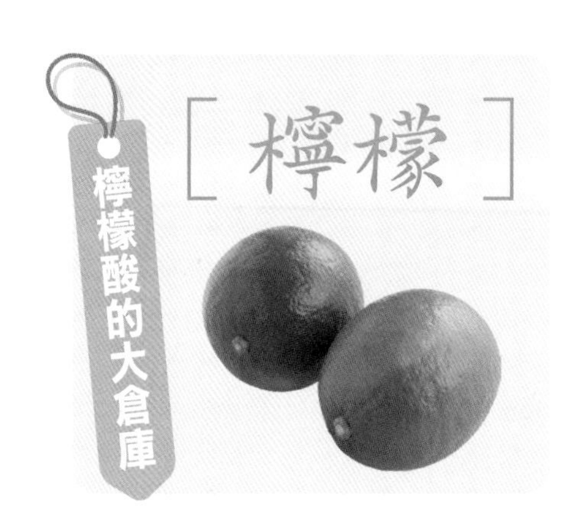

盛產季節：6～8月
性味：平、甘　**歸經**：肝、胃

營養關鍵：

醣類、鈣、磷、鐵、菸酸、橙皮苷、檸檬酸與維生素 B_1、B_2、C。

養生功效：

殺菌、促進代謝、增加腸道蠕動、治消化不良、預防高血壓、防止心肌梗塞、預防腎結石。

檸檬不僅可以美白，還能幫助減肥，因為檸檬中的檸檬酸，可以促進熱量代謝、增加腸子蠕動，多喝檸檬水，有助於解渴與抑制旺盛的食慾，因此，一直以來都被視為減肥的聖果。

檸檬汁有很強的殺菌作用，酸度較強的檸檬汁在15分鐘內就可把海鮮貝類所有的細菌殺死。檸檬汁不僅可以用來調製好喝的檸檬茶、檸檬果汁等，也是西餐的必備調味品，冷盤涼菜只要加入檸檬汁，便會變得芳香四溢。

除了做菜少不了它，檸檬汁同時也是良藥。檸檬酸可與鈣離子結合成可溶性絡合物，有緩解鈣離子、促使血液凝固的作用，所以常喝檸檬汁，可以預防高血壓及心肌梗塞。近年來還發現，檸檬酸裡含有大量的檸檬酸鹽，可以防治腎結石，使部分慢性腎結石患者的結石減少。常食檸檬汁，對潔白牙齒、類風濕與消化不良等症，也頗為奏效。

減肥者、有消化不良問題的人、高血壓病人、心肌梗塞症患者、腎結石病人。

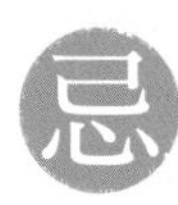

有胃酸過多、胃及十二指腸潰瘍、痛經、閉經、膽囊炎等問題的人都不宜食用。

養生食療

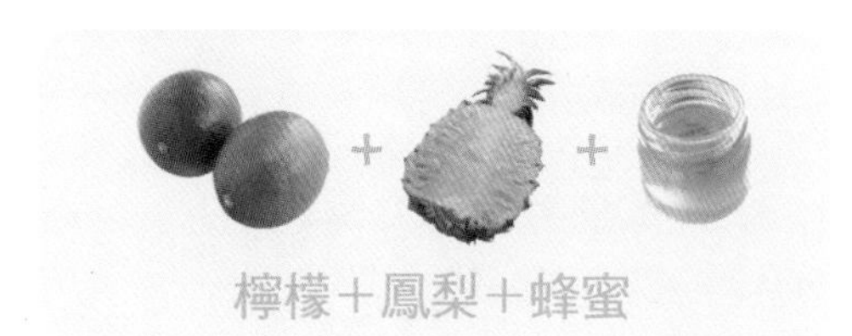

檸檬＋鳳梨＋蜂蜜

用法 檸檬2顆洗淨、榨汁，加入蜂蜜20cc及現榨鳳梨汁50cc、冷開水200cc攪拌均勻，即可飲用。

功效：有助於防止感冒、黑斑、雀斑發生，及預防動脈硬化。

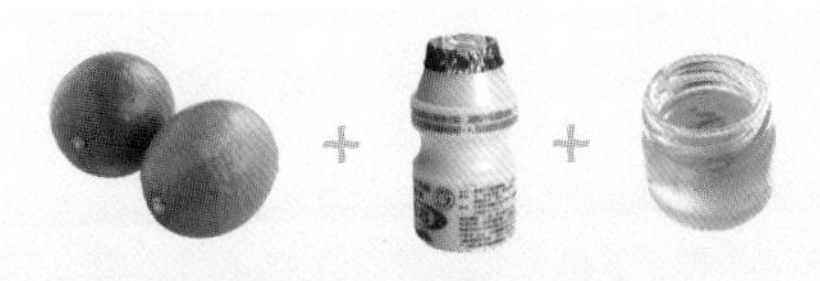
檸檬＋養樂多＋蜂蜜

用法 檸檬2顆洗淨、榨汁，加入蜂蜜30cc及養樂多1瓶攪拌均勻，即可飲用。

功效：有助於增強消化、促進食慾、幫助排便。

健康小博士

檸檬的生活妙用

- **潔膚美容：**檸檬酸有預防、消除皮膚色素沉澱的作用。使用檸檬製作的乳液、潤膚霜、洗髮精等，可以避免皮膚出現色素沉澱，保持皮膚光潔細膩，就連年輕人最困擾的粉刺，只要擦一點從檸檬中榨取的油質，就可以消除，讓臉部滋潤平滑而不留任何痕跡。
- **敷臉亮顏：**睡眠不足、神色倦怠時，用蛋清1顆加上檸檬1/2顆榨的汁調勻，均勻塗抹在臉上，稍待一會，就可以令人精神振奮、容光煥發、神采奕奕。
- **強固指甲：**有些人天生指甲比較鬆脆、容易斷裂，只要常常塗擦檸檬汁，指甲就會變得堅韌牢固。
- **居家香氛：**日常居家，在客廳、房間，甚至冰箱放置幾顆將成熟的檸檬，不僅可以調節室內空氣，也能使人感到清新悅腑。

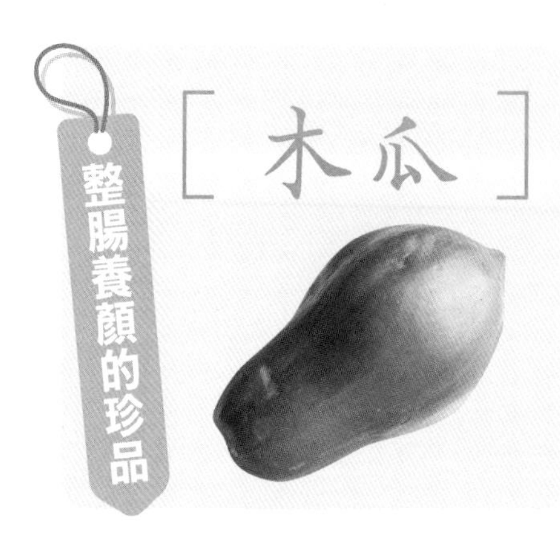

木瓜

- 盛產季節：8～12 月
- 性味：平、甘　歸經：肝、脾

營養關鍵：

碳水化合物、礦物質、纖維蛋白質、木瓜蛋白酵素、胡蘿蔔素、維生素。

養生功效：

平肝和胃、去濕舒筋。

木瓜營養高、熱量低，且含有能幫助消化，並吸收蛋白質的木瓜酵素，曾被美國的科學家評定為營養最佳的10種水果中最具營養成分的。

從用途區分，木瓜可分為食用及藥用兩種，前者又稱「番木瓜」，狀似南瓜，成熟的木瓜重約300～800克，有的甚至有1公斤重，是種對人體非常有益的水果；藥用木瓜又稱為「宣木瓜」，屬於薔薇科植物的果實，藥用範圍非常廣泛，可治濕痺、腳氣水腫、痢疾等病症。本文所介紹的是「番木瓜」。

青木瓜是未熟的木瓜，含有較多可分解蛋白質的木瓜酵素，有助於人體消化蛋白質、吸收，提供胸部發育所需的營養，讓女性遠離「太平公主」的封號；熟木瓜果肉豐滿、氣味香甜、酵素充足，對於健脾醒胃、消暑消渴、疏肝解鬱、養顏美容效果顯著。

木瓜含有豐富的酵素，主要是「木瓜蛋白酵素」，與胃液的消化力一樣厲害。此外，木瓜還含有一種人體內很難具備的纖維蛋白質，這是很重要的一種蛋白質，很容易被胃液及胰液消化，對於體內外的血液凝固特別重要。

有便秘問題的人、產婦、胃潰瘍患者、十二指腸潰瘍患者、有腸胃消化機能障礙的人、更年期障礙病人、骨質疏鬆症患者。

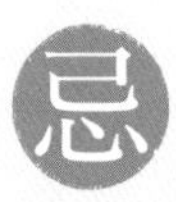

- **青木瓜**所含的木瓜酵素作用較強，在逐漸成熟的過程中，酵素的活性會大幅下降，依據個人的需要，適量取用，才是養生之道。

中醫處方

- **改善產後貧血、頭暈、心悸、虛寒性腰痛、腹中寒痛、腰背痠疼、肢冷麻痺、血枯經閉之症**
- 青木瓜 100 克＋羊肉 200 克＋生薑 10 克＋當歸 20 克，加水適量一起蒸熟。直接食用。

養生食療

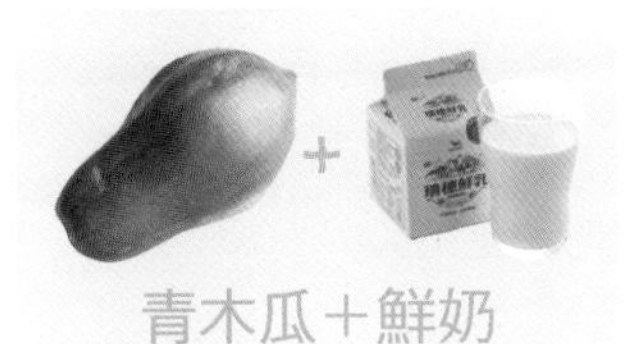
青木瓜＋鮮奶

用法 青木瓜300克洗淨、削皮、去籽，切成小塊，與鮮奶200cc一起打果汁。直接飲用，早晚各喝1次。

功效：對於消化及潰瘍的癒合有明顯的改善作用，可緩解胃潰瘍、十二指腸潰瘍、腸胃消化機能障礙。

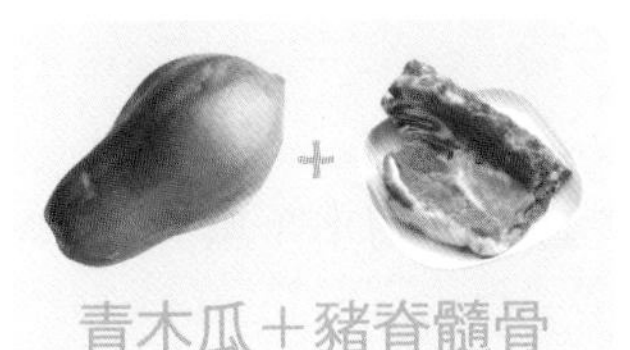
青木瓜＋豬脊髓骨

用法 青木瓜500克洗淨、削皮、去籽、切塊狀，與豬脊髓骨300克加水適量，一起熬煮約50分鐘後調味。直接食用。

功效：經常食用，有調整內分泌系統、促進鈣吸收的效果，對於更年期障礙、骨質疏鬆症會有改善。

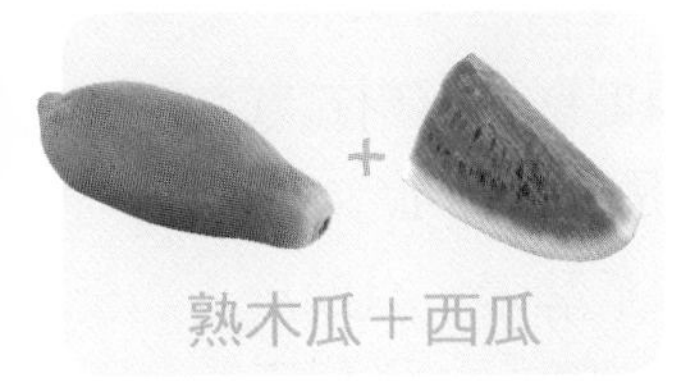
熟木瓜＋西瓜

用法 熟木瓜300克洗淨、削皮、去籽，與帶皮西瓜300克一起打果汁。30分鐘內分3次飲用。

功效：有利水、消腫、補脾胃的效果，對於急慢性腎炎、肝硬化腹水會有改善。

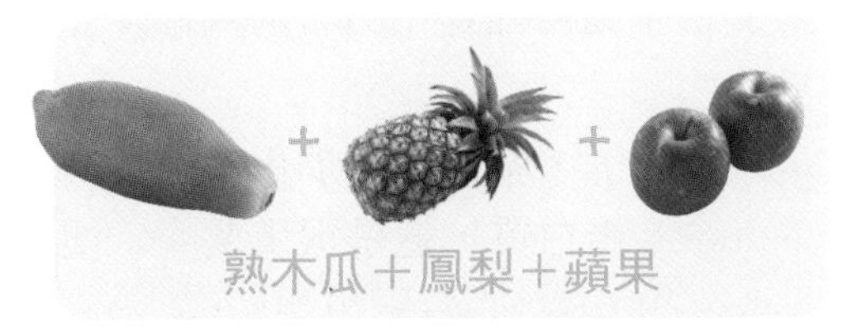
熟木瓜＋鳳梨＋蘋果

用法 熟木瓜200克洗淨、削皮、去籽，與洗淨削皮的鳳梨50克、蘋果100克一起打果汁。直接飲用。

功效：有補血、潤澤肌膚、預防黑斑、雀斑的效果。

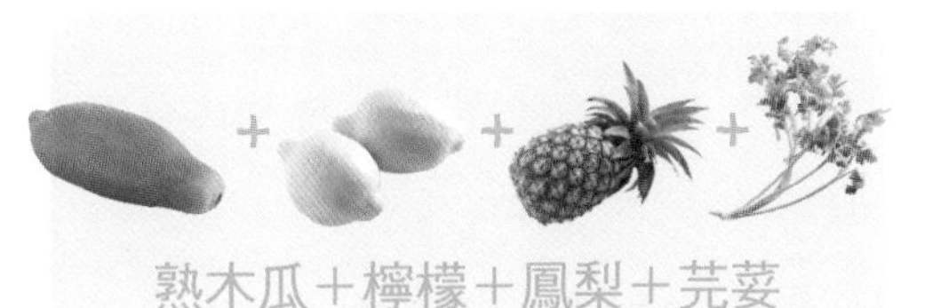
熟木瓜＋檸檬＋鳳梨＋芫荽

用法 熟木瓜300克洗淨、削皮、去籽與洗淨的芫荽5克、現榨檸檬汁3cc、現榨鳳梨汁30cc一起打果汁飲用。

功效：有潤腸通便、消痔的效果，對於便秘、痔瘡、脫肛會有改善。

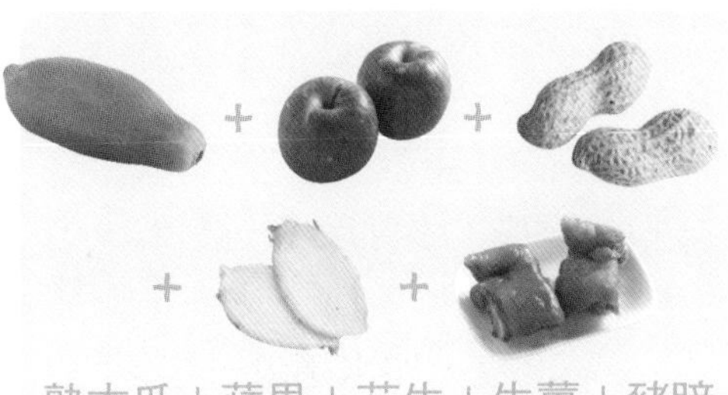
熟木瓜＋蘋果＋花生＋生薑＋豬蹄

用法 熟木瓜300克洗淨、削皮、去籽與蘋果150克、新鮮花生50克、生薑20克、豬蹄約50克一起熬煮。分次食用。

功效：有助於恢復精神體力、增加子宮收縮、排除惡露、消瘀積、通乳汁，產後缺乳、病後體虛氣弱者皆適用。

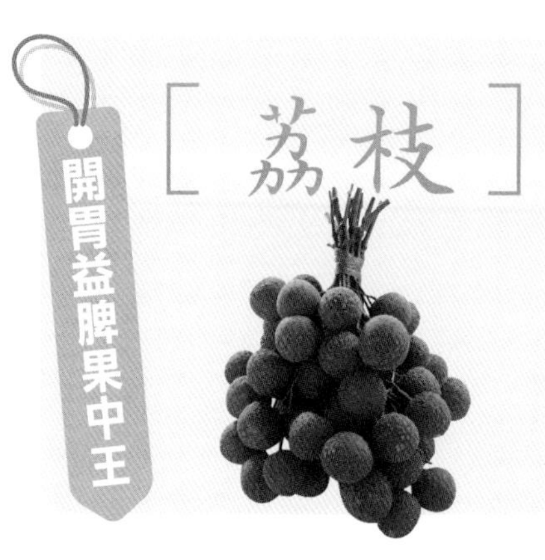

盛產季節：5～7月　性味：甘、酸、溫　歸經：心、肝、脾、胃

營養關鍵：

蛋白質、脂肪、果膠、葡萄糖、果糖、蔗糖、檸檬酸、葉酸、蘋果酸、維生素A、B、C。

養生功效：

滋養心血、填精髓、止煩渴、益顏色、散寒去濕、補腦健身、開胃益脾、能補元氣。

荔枝甘香可口，色、香、味俱佳，傳說是楊貴妃的最愛，自唐朝起，即名滿天下。因其結果時，枝弱而蒂牢，需用刀切割，所以取名為荔枝。荔枝為什麼被稱作為「果中之王」，因歷來都被列為朝廷貢品，廣受人們厚愛。

• **紅皮白肉，形色皆美：**新鮮的荔枝果肉呈現半透明凝脂狀，白潤、細嫩、多汁，除可鮮食外，還可以加工製成罐頭、荔枝酒、荔枝果汁及荔枝蜜餞等。

• **質嬌味美，超群出眾：**荔枝的肉質呈半透明狀，猶如凝脂，鮮嫩無比，且滋味特甜美。

• **荔枝含有豐富的營養物質，一向被視為重要的滋補果品：**荔枝果肉中含葡萄糖高達66%，還含有果糖、蔗糖及豐富的維生素A、B、C以及檸檬酸、葉酸、蘋果酸和多量游離氨基酸等。

• **荔枝具有多種醫療作用：**特別適合產婦及老弱病者食用，並且對於貧血、心悸、失眠、口渴、氣喘等症，均具有良好的療效。

荔枝可解毒治瘰癧、疔毒、痘疹、腹瀉等，適用於身體虛弱、病後血虛等症。**荔枝核**入肝腎二經，為散寒去濕的佳品，為肝臟藏血的良藥，能行血中之氣，可治一切因寒凝導致的疝疾、胃痛等症，**荔枝殼**亦可入藥。

產婦、老年人、病後體虛者、貧血患者、失眠的人。

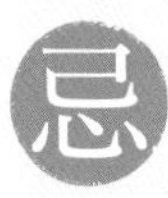

荔枝性偏熱而甜，是比較補的果品，吃多容易火氣大，糖尿病人、有脂肪肝問題的人及齲齒者要少吃。

• **荔枝**雖是滋補佳品，卻不可多食，吃過量或連續多吃，除會導致發熱上火外，還可能會得到「荔枝病」，即低血糖症，輕則噁心、出汗、四肢無力，重則頭暈、昏迷，這是因為人體內糖代謝紊亂的緣故。如出現上述症狀，可立即服糖水或濃度 50%的葡萄糖 50cc，或進行靜脈注射，即可緩解。

養生食療

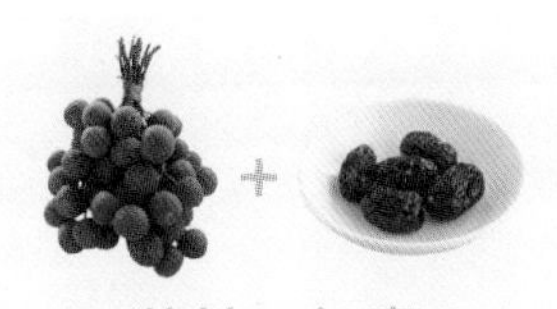

荔枝＋紅棗

用法 新鮮荔枝果肉與紅棗各3克加入適量的水，一起煮湯食用。每日煮1次，並食用完畢。

功效：**對於虛弱貧血會有改善。**

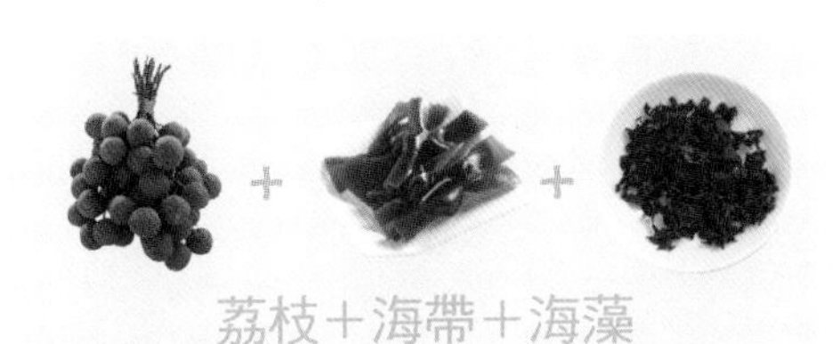

荔枝＋海帶＋海藻

用法 新鮮荔枝果肉6粒與海帶、海藻各15克，以適量的米酒與水一起煮，每日煮1次，約吃2個月。

功效：**治療淋巴結核、疔毒會有改善。**

健康小叮嚀

- **荔枝**產期短，過了產季，沒有新鮮荔枝可用時，可以乾果代替。

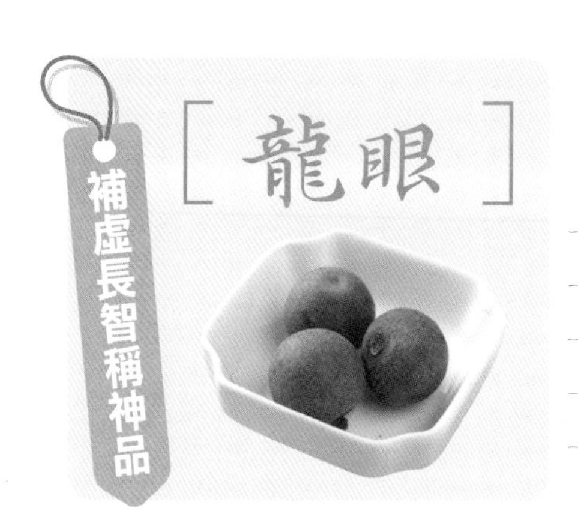

盛產季節：7～8月
性味：溫、甘　歸經：心、脾

營養關鍵：

醣類、蛋白質、磷、鐵、鈣及維生素B、C。

養生功效：

滋補身體、開胃益脾、養血安神、壯陽益氣、補虛長智。

龍眼是滋補神品，因其八月間成熟，八月舊稱桂月，加之龍眼形狀是圓的，故又名「桂圓」，自古被視為「果中神品」。

龍眼的營養成分非一般果品可比，除可滋補老弱外，也可以治療五臟受到病毒或細菌侵襲、納差厭食及婦女產後浮腫、氣虛水腫、脾虛泄瀉與思慮過度所致的勞傷心脾、健忘怔忡、自汗、驚慌、恐懼等症。

產婦、老年人、身體虛弱的人、胃口不好的人、失眠的人、健忘的人。

有便秘、痔瘡出血、發燒、咳嗽黃痰、痛風等問題者及糖尿病人要少吃。

養生食療

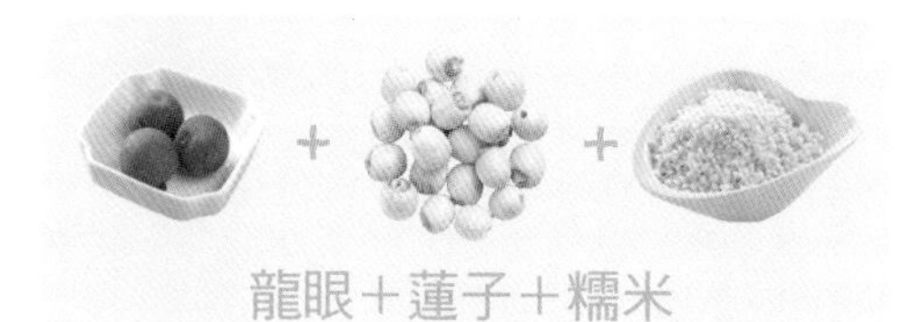

用法 新鮮龍眼肉8粒與蓮子10克、糯米20克一起熬粥。直接食用。

功效：改善體虛貧血、四肢乏力、精神倦怠。

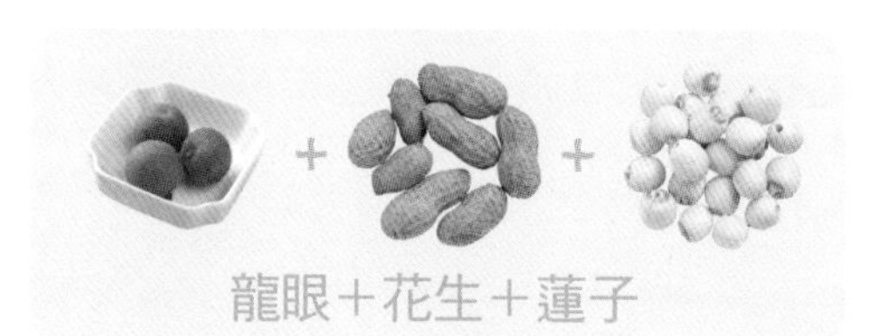

用法 用新鮮龍眼肉10克與花生仁連衣（豆仁表面的薄膜）20克、蓮子10克，加入300cc的水同煮。隨時都可飲用。

功效：改善體虛貧血、四肢乏力、精神倦怠。

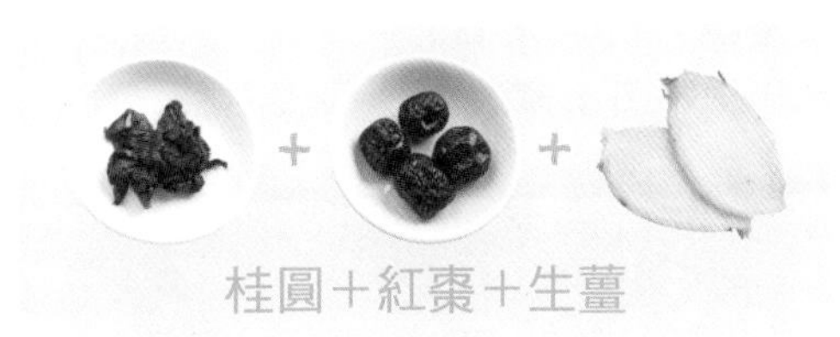

用法 桂圓（龍眼乾）、紅棗、生薑各5克，加適量水同煮。直接飲用。

功效：**改善妊娠虛性水腫。**

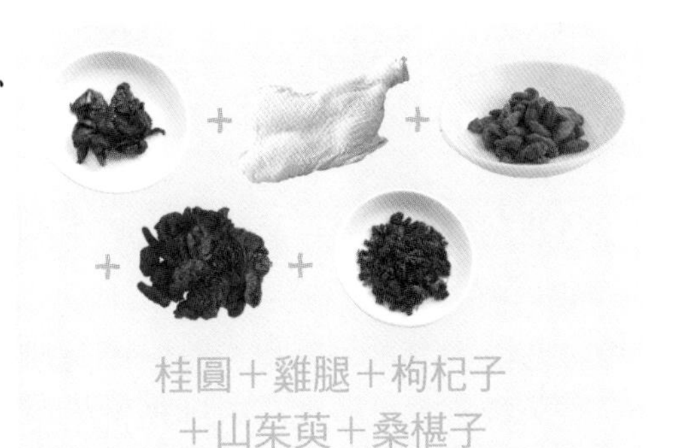

用法 桂圓15克與雞腿1隻，加入枸杞、山茱萸各15克及桑椹子10克、水500cc，以電鍋蒸，外鍋放100cc的水，蒸熟即可食用。

功效：**可補眼、明目、增強視力、防治近視。**

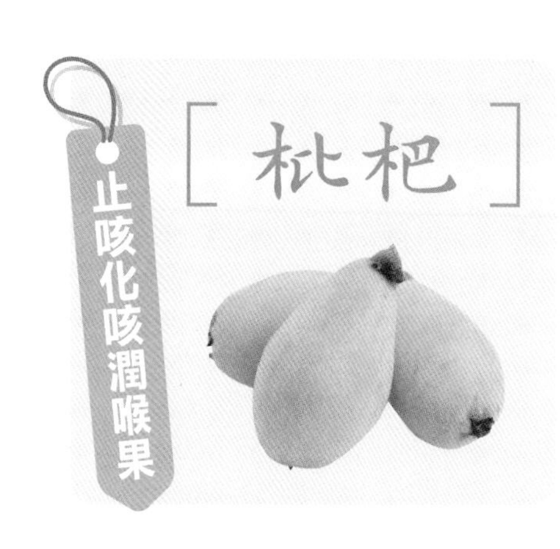

- 盛產季節：11～5月
- 性味：涼、甘、微酸
- 歸經：肺、胃

營養關鍵：

蛋白質、葡萄糖、磷、鈣、枸櫞酸鹽、鞣質、蘋果酸、檸檬酸與維生素A、B。

養生功效：

潤燥清肺、祛痰鎮咳、和胃健脾、降逆氣、清肺下氣、治熱咳。

枇杷原產於中國東南部，因為形狀類似樂器琵琶而得名，著名的止咳中藥——川貝枇杷膏，就是以枇杷葉為主要原料製成的。

枇杷的果實，按色澤可分為紅砂枇杷和白砂枇杷兩類。於每年的4～5月成熟，果實風味甜美、柔軟多汁、甜酸適度，既可鮮食，又可加工成多種枇杷製品，如罐頭、果酒、果膏、果醬等。

枇杷的果實具有潤燥清肺、止嗽、止咳、和胃、降逆氣的功效；**枇杷葉**可清肺下氣，治熱嗽、止咳逆，凡因發熱引起的咳嗽、嘔吐都可應用，是一味可以止咳、止嘔的常用藥物。

慢性支氣管炎、痙攣性及過敏性咳嗽，或夜嗽不止的人。

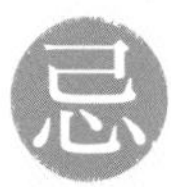

有急性腸炎、腹瀉等問題者及糖尿病人忌食。

- **枇杷核仁**是有效的祛痰鎮咳藥，但含有劇毒氫氰酸，誤服多量易使人中毒，輕者嘔吐，重者呼吸困難、昏迷，不及時急救會導致死亡。臨床上，應按規定方法加工後才可按量服用，尤其小孩子，切忌將核仁咬碎嚼食，好在其味苦，一般不可能多量食用。另外，由於枇杷的核仁較大，幼兒及老年人食用時宜小心，以免誤食噎住。

養生食療

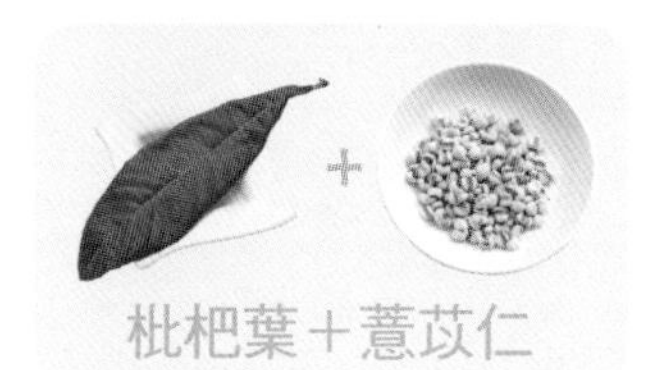
枇杷葉＋薏苡仁

用法 枇杷葉5克，與薏苡仁20克皆洗淨，加水350cc煮30分鐘，取汁飲用。

功效：生津止渴、清熱解暑、抑制粉刺、痤瘡、美顏潤膚。

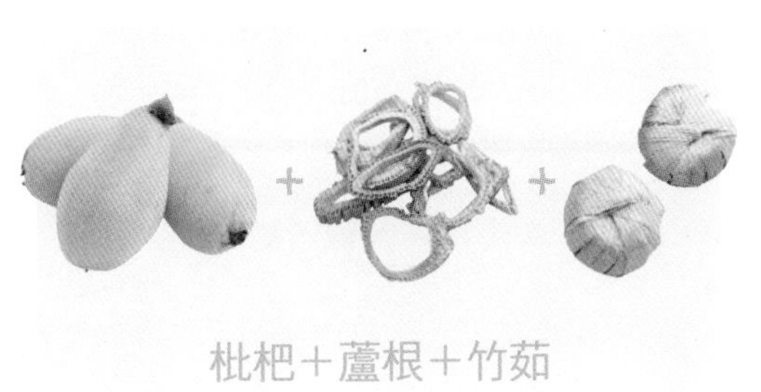
枇杷＋蘆根＋竹茹

用法1 新鮮枇杷30克洗淨、剝皮、去籽，新鮮蘆根30克洗淨、切段，與竹茹20克洗淨，以水500cc煮30分鐘後，吃枇杷飲湯。

功效：**可和胃止嘔，對於胃炎引起的嘔吐、痔瘡出血、咽喉炎會有改善。**

中醫處方

對於流行性感冒有預防的效果

- 枇杷根＋枇杷葉各 10 克，以水煎服。連服 2 日。

改善暑熱、聲帶發炎、咽喉發炎

- 新鮮枇杷葉 10 克＋新鮮竹葉 10 克分別洗淨，並拭去枇杷葉表面的細毛後，加水 300cc 同煮 30 分鐘。代茶隨時飲用。

改善咽喉疼痛、聲音沙啞、咳嗽多痰

- 新鮮的嫩枇杷葉 20 克、款冬花 6 克、生甘草 3 克，加水 350cc 同煮 30 分鐘。直接飲用。

改善慢性氣管炎、支氣管擴張症

- 枇杷葉 6 克、橘子皮 5 克、杏仁 5 克、甘草 5 克，加水 350cc 同煮 30 分鐘。直接飲用，每日早晚各飲用 1 次。

改善肺水腫、肺氣腫、細支氣管炎

- 枇杷果實（去核）50 克、川貝母 10 克，加水 300cc 同煮 30 分鐘。直接飲用。

改善肺結核咳嗽、咳血症

- 新鮮枇杷葉 30 克，洗淨、切碎，與冰糖 10 克、水 300cc 同煮 30 分鐘後取汁。直接飲用。

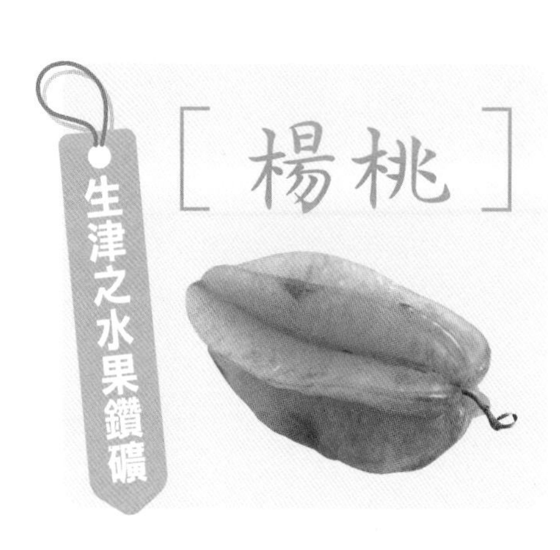

盛產季節：10～3月　性味：平、酸、甘、澀、無毒　歸經：肝、脾

營養關鍵：

蛋白質、脂肪、葡萄糖、果糖、鈣、磷、鐵、維生素C。

養生功效：

補充營養、降低膽固醇、降低三酸甘油脂。

楊桃具有豐富的營養與高度醫療價值，尤以維生素C的含量最為突出，既可以鮮食，也可以加工為果汁、果醬、水果酒、水果罐頭、果乾等，不僅被推崇為「世界水果之王」，甚至還有「水果鑽礦」的美名。

新鮮的楊桃及其果汁不但能幫人體補充營養，並且可防止致癌物質亞硝胺生成，還能降低膽固醇及三酸甘油脂，對於高血壓、心血管疾病、麻瘋病有明顯的益處。

楊桃對壞血病、過敏性紫癜、感冒及脾臟腫大、骨關節風痛、熱毒、咽喉痛等也有很好的效果，不但是老人、兒童、體弱多病者的良好滋補果品，也是航空、航海、高處及高溫工作人員的保健食品，楊桃汁甚至是許多運動員愛喝的飲料。

孕婦、兒童、老年人、虛弱多病者、咽喉炎患者、扁桃腺發炎的人、肝炎病人、結石患者、尿道炎患者、高血壓病人、心血管疾病患者、運動員。

楊桃分為甜、酸二種，治療聲啞、喉嚨痛者以酸楊桃較佳，但**楊桃**味澀，腸胃虛弱者冬天時不宜食用。

養生食療

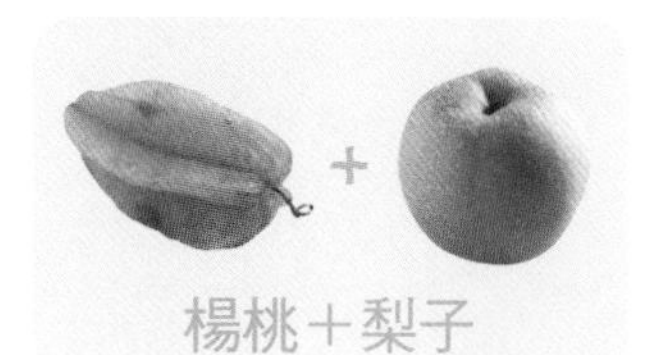

楊桃＋梨子

用法 新鮮楊桃與梨子各100克，加溫開水50cc（水溫不得超過70℃）一起打果汁，再加入10cc蜂蜜調勻。溫熱飲用。

功效：治療上呼吸道感染、急慢性咽喉炎、聲音沙啞、扁桃腺炎會有改善。

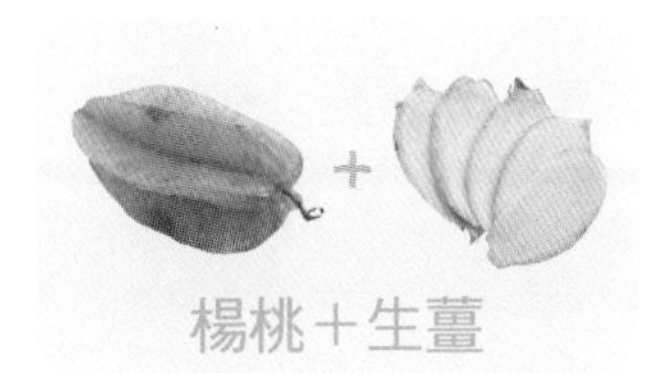

用法 新鮮楊桃80克與生薑8克一起打果汁，去渣取汁。直接飲用。

功效：對於妊娠嘔吐胸悶會有改善。

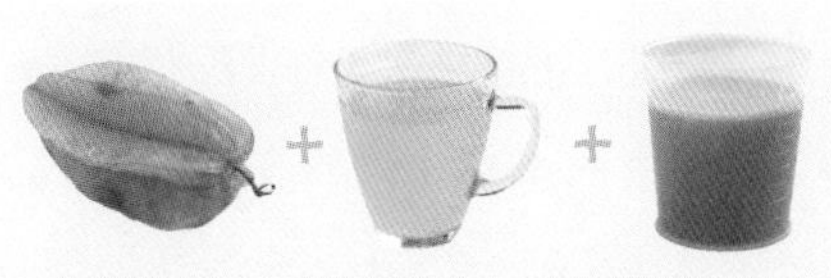

用法 現榨楊桃汁100cc、蘋果汁100cc及胡蘿蔔汁30cc混合調勻。直接飲用。

功效：對於慢性肝炎、膽結石、尿道炎、尿道結石會有改善。

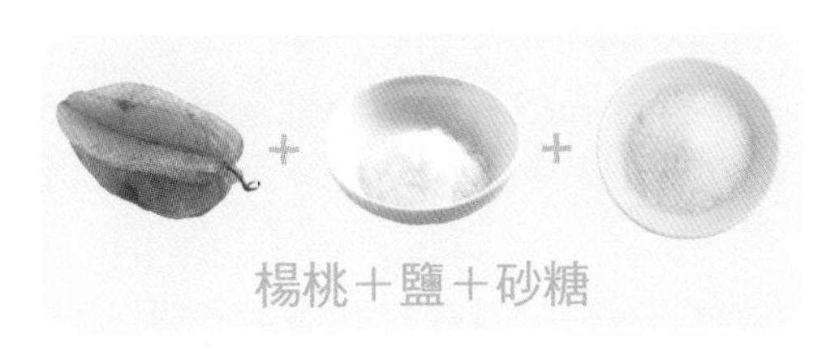

用法 酸楊桃（原生品種）1顆切片，加適量的鹽略揉後，以適量砂糖浸泡1夜即可。喝湯、吃楊桃。

功效：對於喉嚨痛、聲音沙啞會有改善。

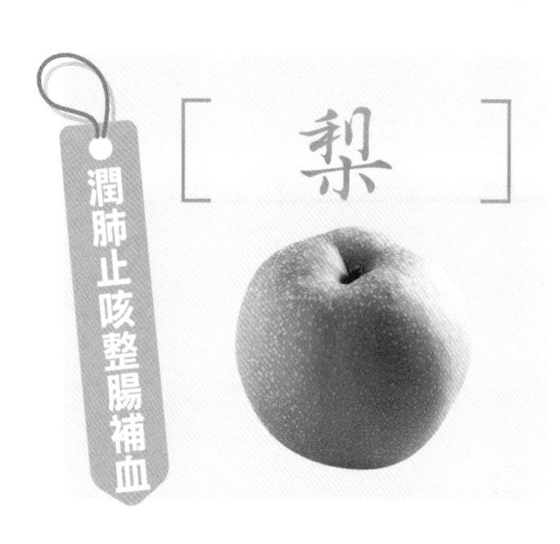

盛產季節：6～9月
性味：涼、甘、無毒　**歸經**：肺、胃

營養關鍵：

蛋白質、脂肪、鈣、磷、鐵、胡蘿蔔素、菸酸、果糖、葡萄糖、蘋果酸及維生素B群及C。

養生功效：

止咳、化痰、潤肺、退熱、清心、降火、解毒、保肝、幫助消化、促進食慾、護嗓、降血壓。

梨是潤肺健胃的百果之王，含有豐富的營養成分，自古以來就是潤肺、止咳、化痰的良果。梨不僅是補充人體必須營養成分的重要水果之一，而且有潤肺、化痰、止咳、退熱、降火、清心、解瘡毒及酒毒等功效，能促進體液分泌、解渴、散熱、祛痰、止咳、降低血壓。對於肝炎病人則有保肝、助消化、促進食慾的效用，尤其可以良好的養護嗓子，譬如喉嚨發炎時，以梨子榨汁直接飲用，會有改善。

咳嗽不止的人、氣喘病人、高血壓病人、肝炎病人。

有胃食道逆流、胃酸過多的人不宜食用。

- **梨**的作用雖然很多，但不可多吃，尤其是脾胃虛寒、嘔吐、胃酸、流口水、腹瀉、腹部冷痛及產後出血者，更應該慎食，否則，不但於身體無補，反而會使病情加重。

養生食療

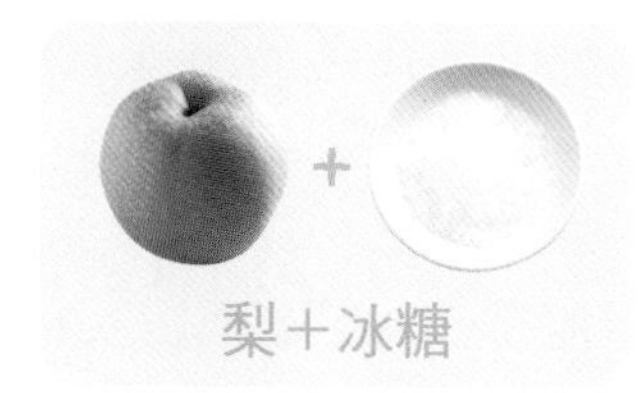

梨＋冰糖

用法 將500克的梨打成汁後，加入冰糖1大匙，以小火煮滾。每日早晚喝1次，每次20cc。

功效：對於慢性咳嗽會有改善。

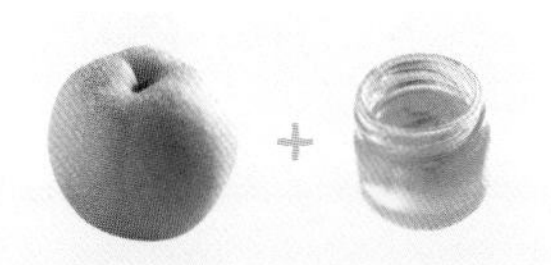
梨＋蜂蜜

用法 梨50克切小塊，加入蜂蜜30cc、水300cc，用小火煮1小時，煮軟後熄火。每晚睡前食用。

功效：對於氣喘會有改善。

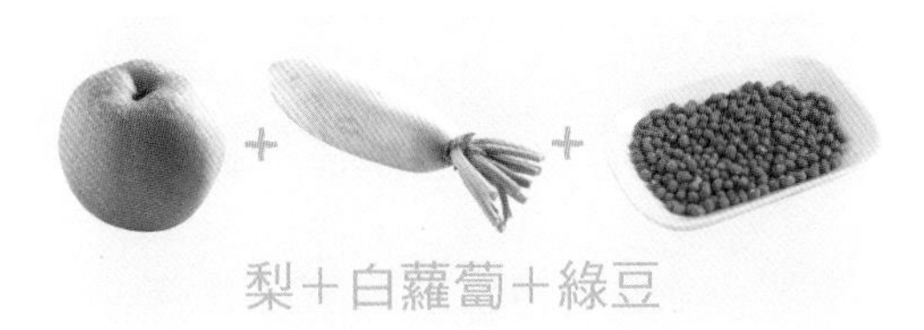
梨＋白蘿蔔＋綠豆

用法 梨2顆切片，與白蘿蔔200克、綠豆150克，加水350cc一起煮熟即可。直接食用。

功效：治療糖尿病有輔助效果。

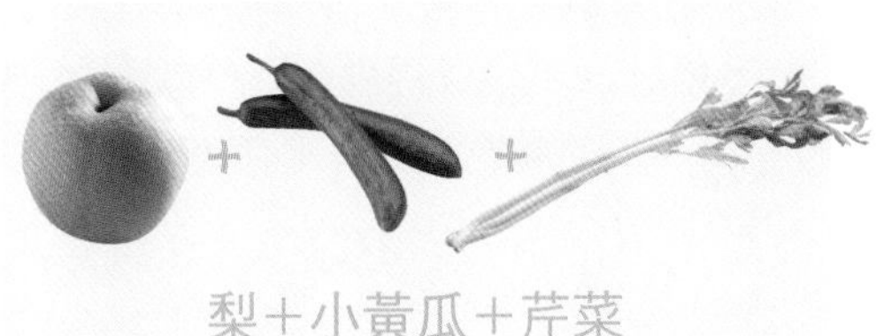
梨＋小黃瓜＋芹菜

用法 梨1顆、小黃瓜20克與芹菜10克、冷開水200cc一起打果汁。直接飲用。

功效：有滋陰清熱之效，可降血壓及減輕頭暈目眩、耳鳴心悸的狀況，治療高血壓有益。

中醫處方

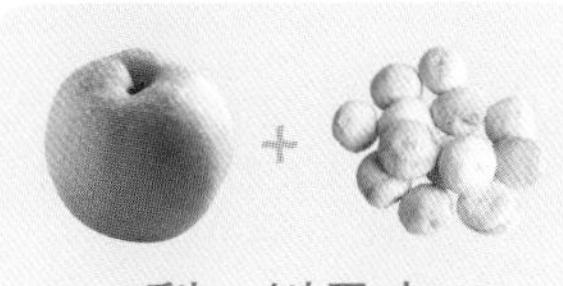
梨＋川貝末

改善慢性咽喉炎、支氣管炎、百日咳、肺結核

- 梨 1 顆挖去梨心，塞入川貝末 3 克，加水 200cc 放入碗內，外鍋放 100cc 的水，以電鍋蒸熟食用。

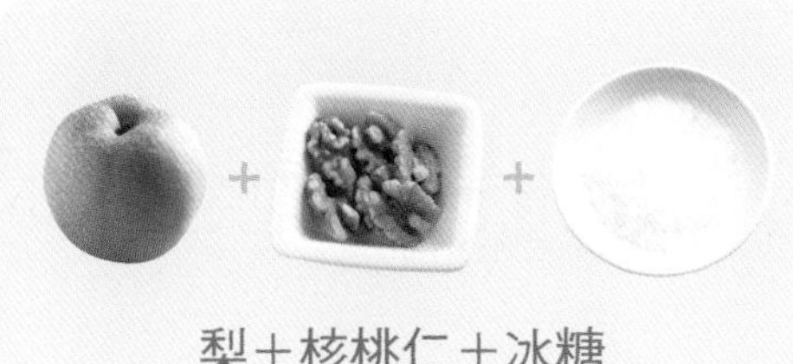
梨＋核桃仁＋冰糖

改善慢性咽喉炎、支氣管炎、百日咳、肺結核

- 梨 100 克＋核桃仁 20 克＋冰糖 20 克一起搗爛，加水 200cc 的水煮 30 分鐘取汁。每日早、中、晚各喝 1 次，連續飲用數日。

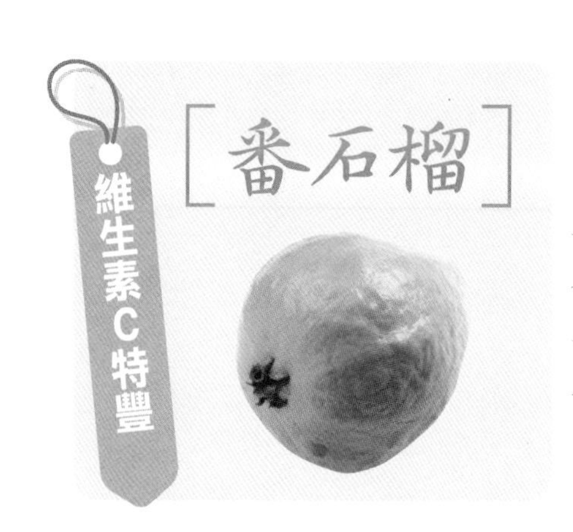

盛產季節：1～12月　性味：溫、甘、微酸、澀　歸經：胃、大腸

營養關鍵：

葡萄糖、果糖、蔗糖、穀氨酸、維生素C。

養生功效：

止癢、止血、收斂止瀉。

番石榴俗稱「芭樂」，是台灣的土生水果，也是一等一的減肥水果，其營養價值為果品之冠，種子中鐵的含量也是熱帶水果之最。

番石榴是人們喜愛的果品，在夏秋兩季採摘成熟果實新鮮食用，可攝取到十分豐富的維生素C。熟透的番石榴可以製成果汁，或作為藥用，若要作藥用的番石榴，則以本土生長的效果較佳，進口的番石榴只適合作為水果食用。

番石榴的樹皮、根、葉、果都可以作為藥用，常用於治療泄瀉、久痢、濕疹、創傷出血等。

兒童、婦女、中老年人，以及有青春痘、粉刺、慢性腸炎、腹瀉、遺傳性糖尿病、第二型糖尿病等問題的人。

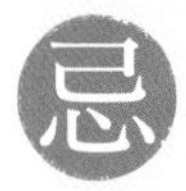

有便秘問題的人、內有火氣者。

- **番石榴**含有鞣質，適量食用可以止瀉，但如果吃得太多則會導致便秘因此有大便秘結、內有火氣者不宜食用。另外，**番石榴的種子**小而硬，不易消化，多食也會導致便秘，所以也不宜多吃。

養生食療

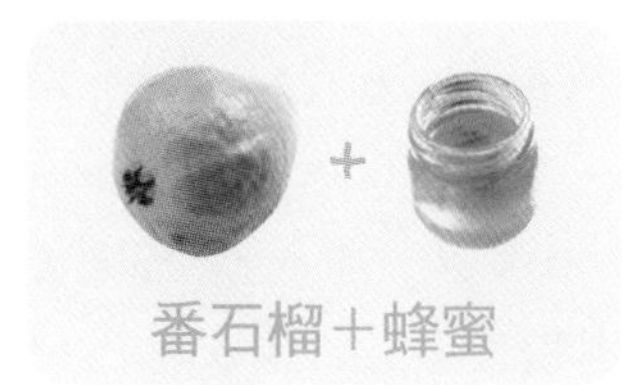
番石榴＋蜂蜜

用法 2～3顆的番石榴綠色果皮，以水800cc煮至剩500cc，去渣，再加入蜂蜜30cc調勻飲用。1日內分2次飲用完畢。

功效：可以改善兒童消化不良。

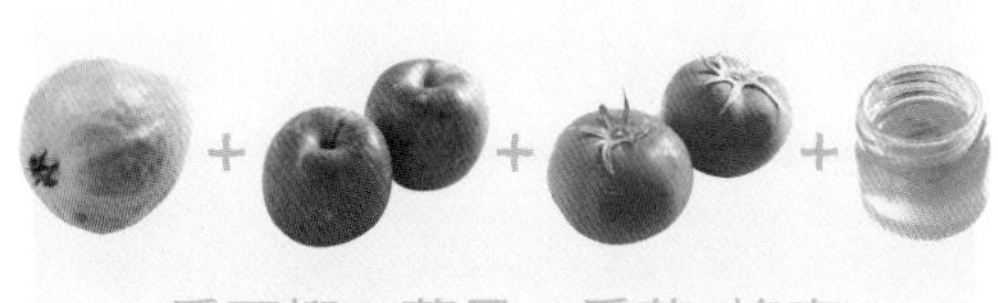

番石榴＋蘋果＋番茄+蜂蜜

用法 番石榴20克洗淨、去籽、切小塊，蘋果20克洗淨、削皮，番茄20克洗淨、切半，加蜂蜜20cc、冷開水300cc一起打果汁飲用。

功效：**可以改善暑熱，並可養顏美容、滋潤肌膚。**

中醫處方

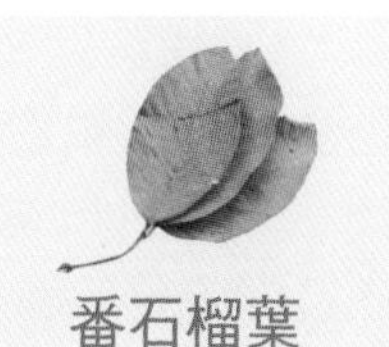

番石榴葉

可緩解急性胃腸炎、消化不良引起的腹瀉

- 番石榴葉 10 ～ 15 克，以水 350cc 煮 30 分鐘後取汁。直接飲用。

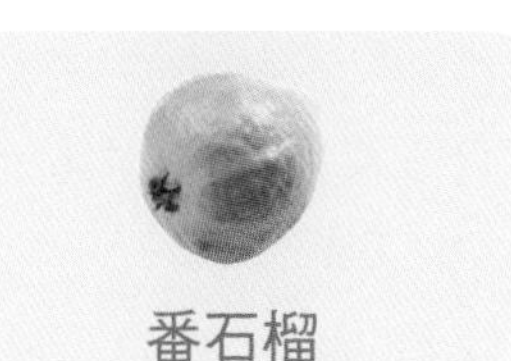

番石榴

有助於降血糖

- 未成熟的番石榴 200 克洗淨、去籽、切塊，與冷開水 200cc 一起打果汁。每日早晚喝 1 次，餐前飲用。

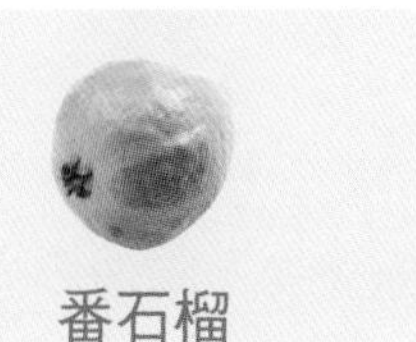

番石榴

可作為糖尿病的輔助治療，如降血糖

- 未成熟的番石榴洗淨、切片、曬乾備用。每次服用時取 20 克番石榴乾加水 200cc 同煮。直接飲用。

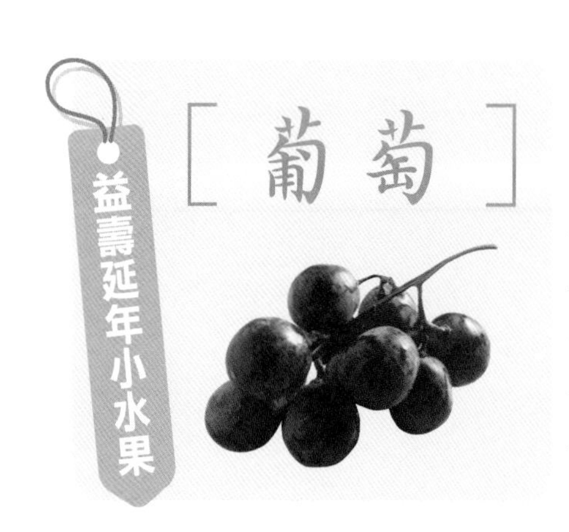

葡萄

盛產季節：5～2月
性味：平、甘、酸　歸經：肺、脾、腎

營養關鍵：
蛋白質、脂肪、鈣、磷、鐵、葡萄糖、氨基酸、卵磷脂、維生素。

養生功效：
滋養強壯、增進食慾、補虛、安胎、清熱去濕、利尿、除癰消腫。

葡萄又名「提子」，是世界上最古老的水果之一，也是全世界產量最多、分布最廣闊的水果，有「水晶明珠」的美譽。提起葡萄，就令人聯想到絲路，古時候往來絲路的旅人商賈藉著糖分高、容易消化的葡萄，展開漫漫旅途。唐朝時，人們相信吃葡萄可耐風寒。三國時代的曹操則吃葡萄解宿醉。

葡萄性平、味甘酸，營養豐富、味甜可口，具有滋養強壯、增進食慾、補虛、利尿的效用，經常食用，對於精神衰弱與過度疲勞有改善作用。尤其，葡萄乾是兒童、婦女與體弱貧血者的滋補佳品，稱得上是延年益壽的水果。

葡萄的葉及根都可以作為藥用，以水煎服，可以治妊娠嘔吐，並有安胎、利尿、消腫的效用；野生葡萄藤具有消炎利尿、清熱去濕、除癰消腫、抗癌的效益，常用於緩解食道癌、乳腺癌、淋巴腺癌等症。

兒童、婦女、身體虛弱者、聲帶發炎的人、貧血患者、高血壓病人、腎炎病人、風濕病人、癌症病人。

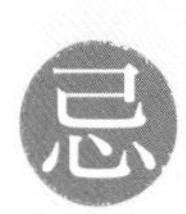

腸胃虛弱的人、有肥胖問題的人及糖尿病人少食。

- 《食療本草》一書中說到腸胃虛弱者也不宜多吃**葡萄**，吃多了可能會腹瀉。

養生食療

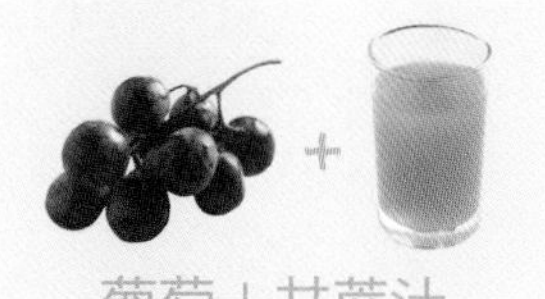
葡萄＋甘蔗汁

用法 以新鮮葡萄與新鮮甘蔗各榨汁150cc混合調勻，隔水加熱服用（溫度不得超過70℃），每日喝3次。

功效：可改善聲音沙啞、聲帶發炎的狀況。

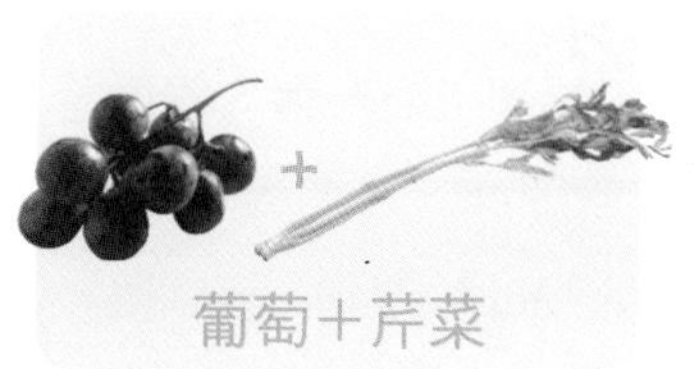
葡萄＋芹菜

用法 新鮮葡萄與新鮮芹菜各榨汁20cc混合調勻。隔水加熱服用（溫度不得超過70℃），每日喝2次，10天為一療程。

功效：治療高血壓會有改善。

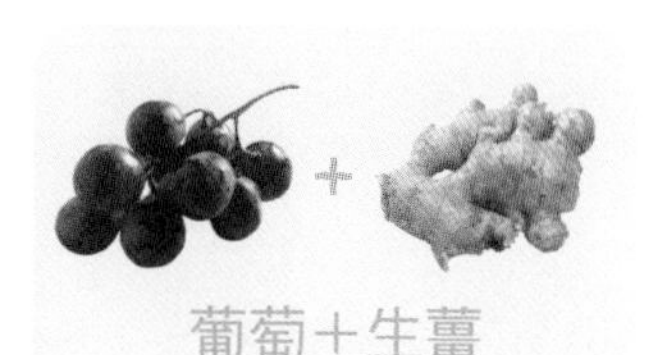
葡萄＋生薑

用法 葡萄100克與生薑50克一起榨汁。直接飲用。

功效：治療風濕病及筋骨痠痛會有改善。

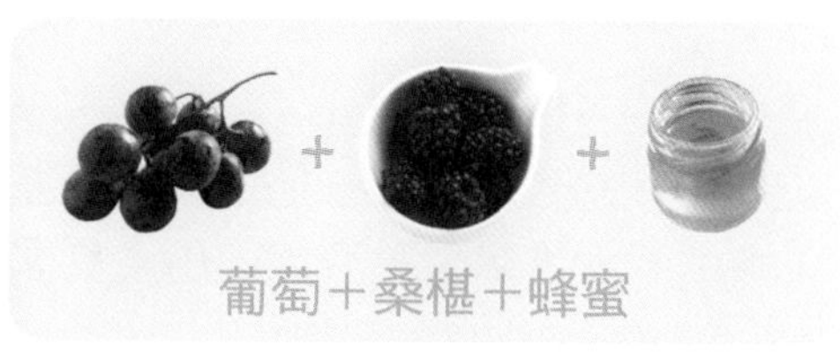
葡萄＋桑椹＋蜂蜜

用法 葡萄500克、桑椹200克一起榨汁，再加入蜂蜜50克（或黑砂糖），加熱後飲用。

功效：對於對貧血、暈眩會有改善。

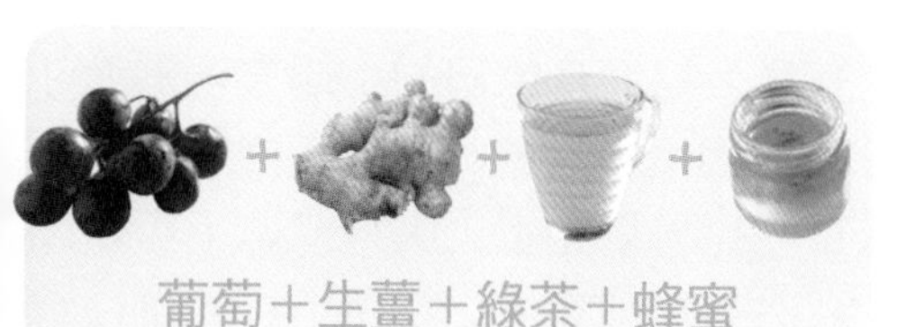
葡萄＋生薑＋綠茶＋蜂蜜

用法 新鮮葡萄與生薑各榨汁25cc混合後，加入以沸水沖泡的綠茶100cc與少許蜂蜜調勻即可。趁熱飲用。

功效：治療細菌性痢疾會有改善。

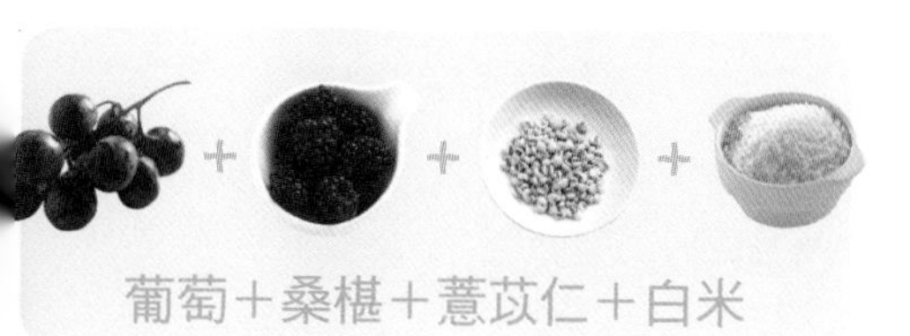
葡萄＋桑椹＋薏苡仁＋白米

用法 葡萄乾、桑椹、薏苡仁各25克與白米200克，加水1000cc一起煮粥。每日早晚食用2次，趁熱服用。

功效：配合藥物治療，對於初期慢性腎炎會有改善。

中醫處方

改善腦貧血、頭暈心悸、四肢無力

- 新鮮葡萄 200 克打果汁，去渣取汁。直接飲用。
- 葡萄酒 30cc，每天飲用。

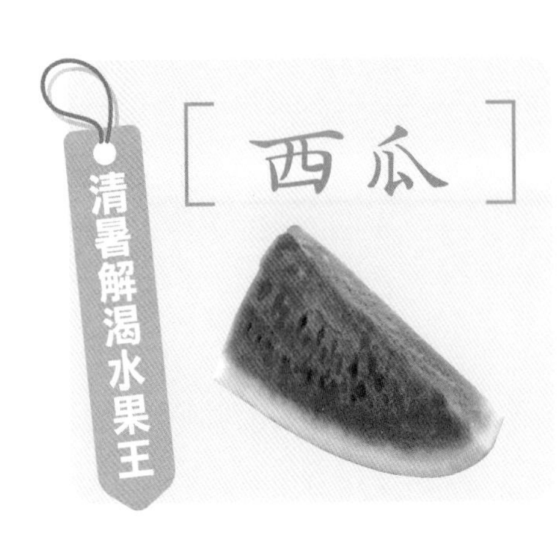

西瓜

- **盛產季節**：5～6月
- **性味**：寒、甘　**歸經**：心、胃、膀胱

營養關鍵：

蛋白質、脂肪、葡萄糖、蔗糖、果糖、鈣、磷、鐵、菸鹼酸、維生素A、B、C。

養生功效：

消暑解熱、解渴、改善頭部充血及胸悶、消腫、降壓、利尿。

西瓜是祛暑利尿的盛夏佳果，因為是從西方傳來的，所以被命名為「西瓜」。西瓜涼甜可口，是所有瓜果中果汁最充沛者，既能利尿解渴，又可祛暑散熱。

西瓜營養豐富，其汁液幾乎包含了人體所需的各種營養成分，在炎熱的夏天吃西瓜，不僅開胃、助消化、止乾渴、去暑疾，還可以利尿、促進代謝、滋身體。古人讚美西瓜「**香浮笑語牙生水，涼入衣襟骨有風**」，今人則用「夏季水果之王」來讚譽它。

由於西瓜可消暑解熱、解渴、改善頭部充血，所以常被用來作為利尿劑，帶皮吃，促進食慾的效果很好，而民間也有許多以西瓜治病的小偏方，例如：口含西瓜汁可促進口瘡癒合；西瓜汁加白糖共飲，可治療日本腦炎抽筋；整顆西瓜洗淨、切碎，熬煮出濃汁，就是西瓜膏，每日以開水化服1～2匙，可以治療急慢性腎炎；西瓜加工製出的「白霜」可治咽喉腫痛，「黑霜」可治慢性腎炎、浮腫和肝硬變；西瓜皮烘乾，研末外用，可治口唇生瘡；西瓜青皮烘乾研末，加適量鹽與酒調服，可治閃腰岔氣等食療方。

慢性氣管炎患者、腎炎病人、容易中暑之人。

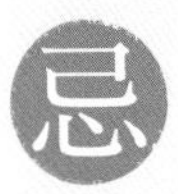

- **西瓜**糖分高，糖尿病或肥胖的人是不宜食用的，而有慢性腸炎、胃炎、十二指腸潰瘍的人也不宜多吃。
- **西瓜**雖有消暑解渴，可治療多種疾病的功效，但也不可一次吃得過多，會損傷脾胃。
- **冰西瓜**與**壞掉的西瓜**不能吃，會使腸胃受苦，導致腸胃炎或拉肚子，且冰過的西瓜茄紅素及β-胡蘿蔔素都會降低，營養會流失。

養生食療

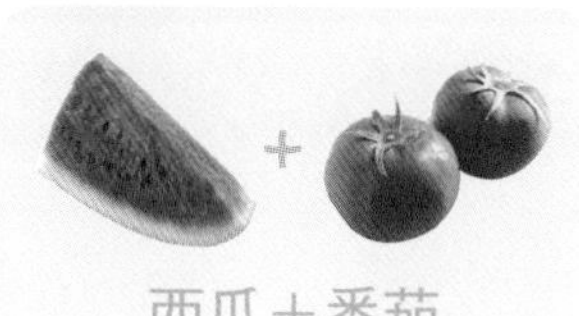
西瓜＋番茄

用法 新鮮西瓜汁與新鮮番茄汁各100cc混合調勻即可。經常飲用。

功效：對夏季發熱、口渴煩躁、食慾不振、小便赤熱有明顯的改善效果。

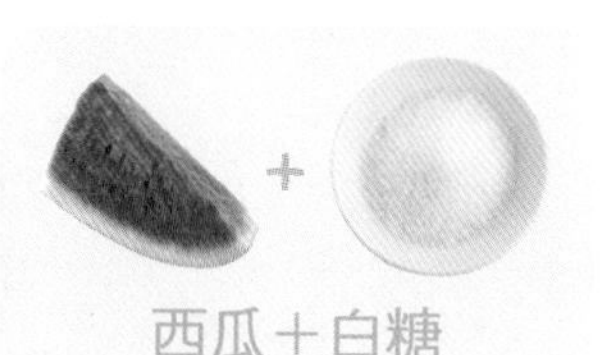
西瓜＋白糖

用法 新鮮西瓜汁100cc與白糖20克混合調勻。經常飲用。

功效：可緩解日本腦炎引起的發熱抽搐。

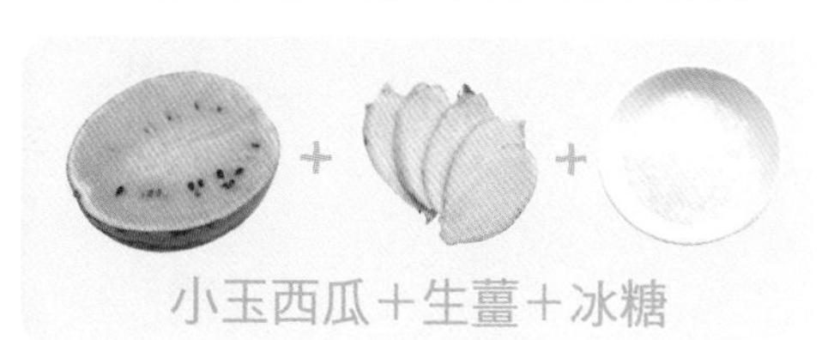
小玉西瓜＋生薑＋冰糖

用法 小玉西瓜1顆洗淨、切一小口，塞入生薑10克、冰糖30克，放入湯鍋內，加水500cc蒸煮40分鐘。吃瓜飲湯，每天1顆。

功效：對於慢性氣管炎會有改善。

中醫處方

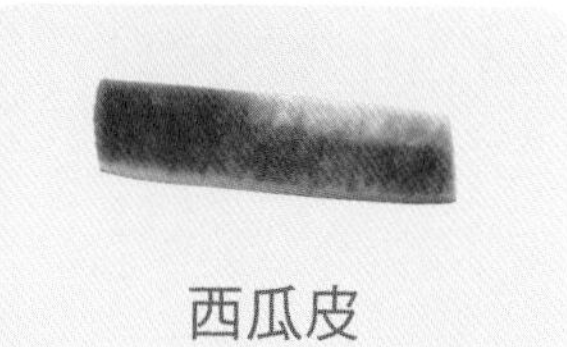
西瓜皮

改善咽乾喉痛、咽喉炎、扁桃腺炎

- 西瓜皮 20 克，加水 500cc 煮至 300cc。代茶隨時飲用。

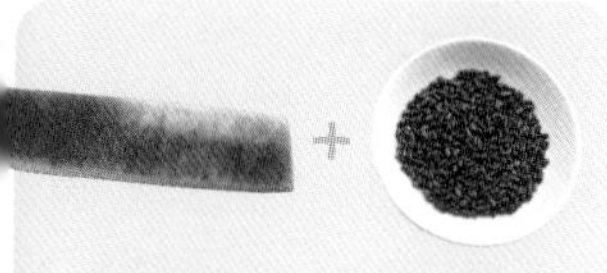
西瓜皮＋草決明子

改善高血壓

- 西瓜皮白色部分 20 克＋草決明子 10 克，加水 1000cc，以文火煮 30 分鐘後取汁。每日飲用。

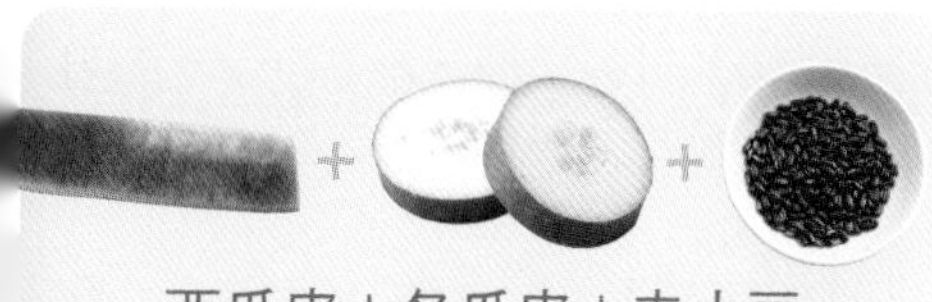
西瓜皮＋冬瓜皮＋赤小豆

改善腳氣水腫、腹水

- 西瓜皮 20 克＋冬瓜皮 20 克＋赤小豆 20 克，加水 300cc 同煮 30 分鐘，取汁飲用。

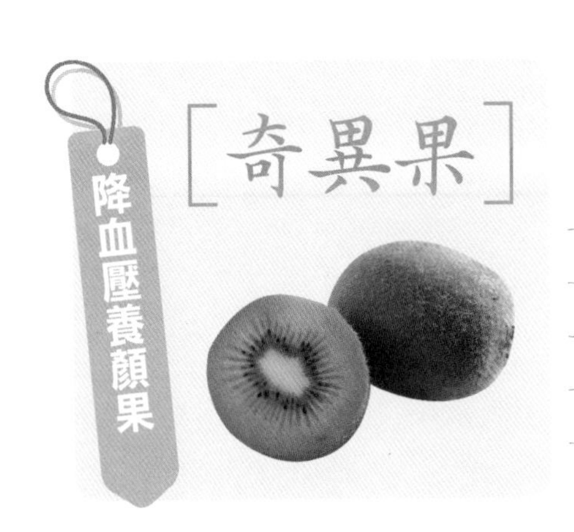

奇異果

盛產季節：9～4月
性味：甘、酸、微寒　**歸經**：腎、胃

營養關鍵：
醣類、鉀、鈣、磷、鎂、膳食纖維與維生素A、C。

養生功效：
滋養強壯、消炎、止渴。

奇異果堪稱為營養素的藏寶庫，一顆奇異果就足以提供人體一日所需營養素的1/5，既是最佳的健康營養補充品，也是大自然最完美的水果之一。

奇異果是外語的音譯，原產於中國西南，因為外皮上覆有褐色細毛，貌似彌猴，所以被稱為「彌猴桃」或「彌猴果」。成熟的奇異果，果肉翠綠、味甜而微酸，含有豐富的維生素C，令人垂涎欲滴，現在還有金黃色的奇異果，滋味更香甜。

孕婦、高血壓病人、糖尿病人、肝炎病人、癌症病人。

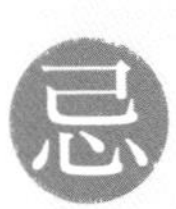
急慢性腎炎、腎衰竭患者，因為體內鉀離子過高，所以要少吃。

- **奇異果**雖然含有非常豐富的維生素C，但因為果肉有些酸味，所以一次吃的量不宜太多，一次吃太多，會造成腹瀉、胃酸過多。

養生食療

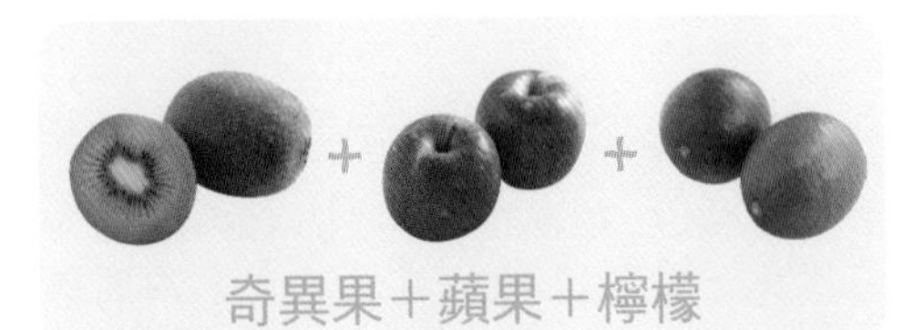
奇異果＋蘋果＋檸檬

用法 削皮的奇異果100克，及洗淨、削皮的蘋果50克與新鮮現擠的檸檬汁10cc、冷開水150cc一起打果汁飲用。

功效：**可緩解妊娠嘔吐，治療早期消化道癌症有輔助效果。**

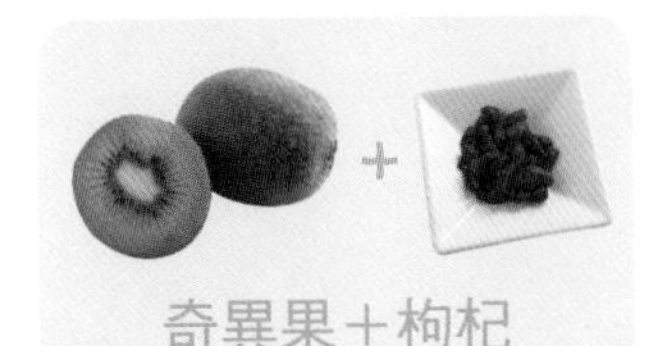
奇異果＋枸杞

用法 奇異果1顆洗淨、剝皮，與新鮮的枸杞10粒一起吃。1天內分次食用完畢。

功效：**有助於降低血壓。**

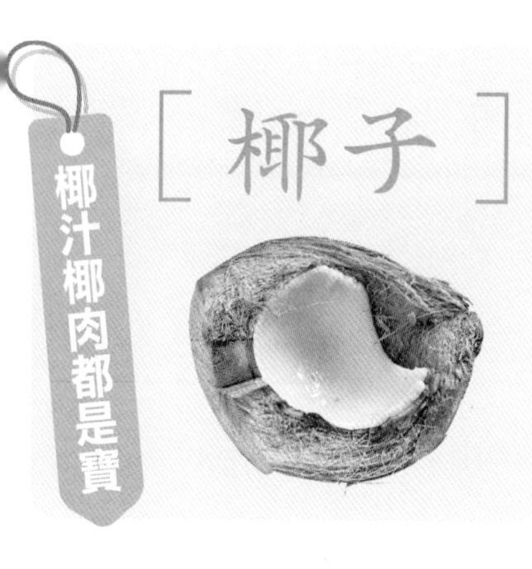

[椰子]

盛產季節：3～6月　**性味**：平、甘
歸經：脾、胃、大腸

營養關鍵：
蛋白質、脂肪、醣類、磷、鈣、鐵、鉀、鎂、鈉、維生素C。

養生功效：
補益脾胃、殺蟲消疳、補虛養血、養胃生津、解熱消暑。

椰子有「生命樹」、「寶樹」之稱，脂肪與蛋白質的含量特別多，能強身健體，最適合身體虛弱、四肢乏力、容易倦怠的人來食用。

椰子味甜，帶有特殊的椰香，有點類似荸薺的味道。椰子汁不但風味獨特，且營養豐富，喝完椰汁後，剝開椰殼，就可以看到殼內白如凝雪、味道甘美的椰子胚乳——椰肉。椰肉芳香滑脆，口感彷彿奶油，也具有很高的營養價值，椰子越成熟，椰肉的脂肪與蛋白質含量也就越高。椰肉所含的脂肪與蛋白質之豐富，是其他果品所無法比擬的。

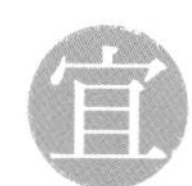

身體虛弱者、充血性心力衰竭患者，以及有水腫、濕熱症、暑熱症、消化不良等問題的人。

有病毒性肝炎、脂肪肝、支氣管哮喘、高血壓、胰臟炎、糖尿病、腦血管意外等症者少食。

養生食療

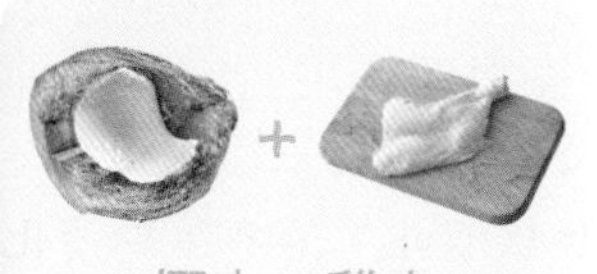
椰肉＋雞肉

用法 椰肉200克，切小塊，雞肉丁適量。鍋內倒入椰子油30cc預熱，放入椰肉與雞丁炒熟，加少許鹽調味，即可食用。

功效：對於食慾不振、身體倦怠、消化不良、四肢無力會有改善。

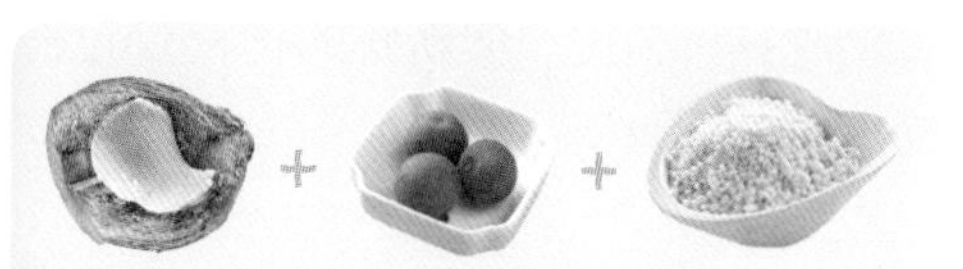
椰肉＋龍眼肉＋糯米

用法 椰肉、新鮮龍眼肉各50克，與洗淨的糯米50克，加水800cc一起煮成粥食用。

功效：對於心脾兩虛、頭暈目眩、貧血會有改善。

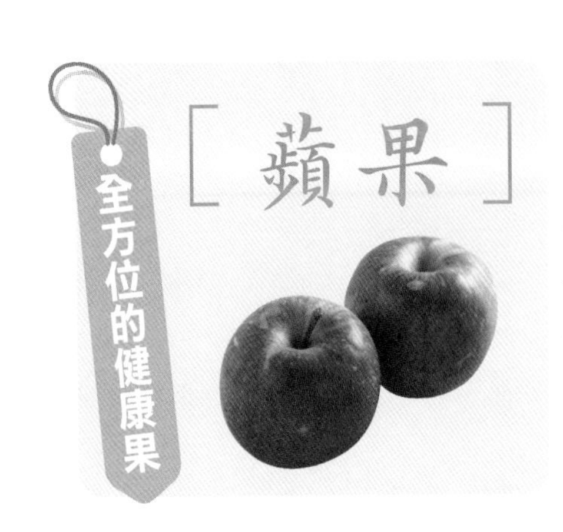

蘋果

盛產季節：9～12月
性味：涼、甘、酸　歸經：脾、肺

營養關鍵：
蛋白質、醣類、脂肪、粗纖維、胡蘿蔔素、鋅、鉀、蘋果酸及維生素B、C。

養生功效：
防治胃癌、促進消化、調理胃腸、止腹瀉、通便秘、防止膽固醇增高、降血糖。

蘋果色澤鮮艷、清香甜脆，維生素B、C含量特別豐富，對調節人體生理功能與防治某些疾病很有效。維生素C可阻斷亞硝酸鹽基的形成，所以多吃蘋果能夠預防胃癌。妊娠初期多吃蘋果，可補充維生素等營養物質，並能促使電解質平衡，防止因妊娠嘔吐導致的酸中毒症狀出現。

蘋果中的鉀能與人體中過剩的鈉結合，並幫助鈉排出體外，調節體內的鉀鈉平衡，保護心血管，所以蘋果是高血壓與腎炎水腫患者的「保健之友」。鋅是構成與記憶力息息相關的核酸與構成蛋白質不可缺少的元素，對於增強記憶力有特殊作用，所以蘋果也有「補腦果」之稱。而鋅元素又是性成熟的重要因素，因此，多吃蘋果對於促進青少年的生長發育十分有幫助。

其他營養成分，如蘋果酸、有機酸、檸檬酸等，具有促進消化與調理胃腸的功用，對於腹瀉和便秘有一定的效用。

兒童、青少年、孕婦、支氣管炎患者、貧血患者、胃炎病人、高血壓病人、腎炎水腫患者、糖尿病人。

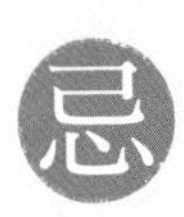

- 胃寒的人如果吃太多**蘋果**可能會肚子痛、拉肚子，甚至覺得不舒服，不妨以喝蘋果汁或吃烤蘋果代替。

養生食療

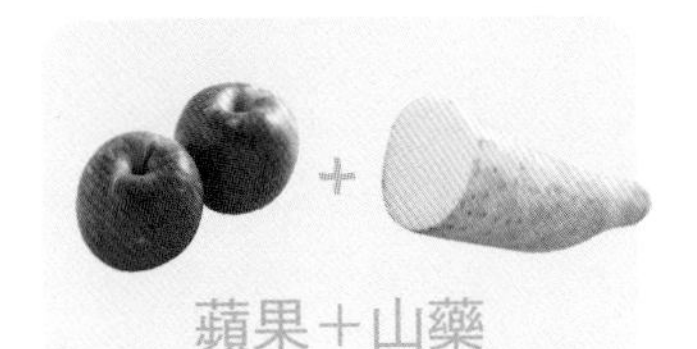
蘋果＋山藥

用法 蘋果500克洗淨、削皮、去核、切碎，與蒸熟的山藥（未蒸熟恐引起過敏）50克一起打果汁。每日喝4次。嬰兒需減少份量。

功效：治療輕度腹瀉會有改善。

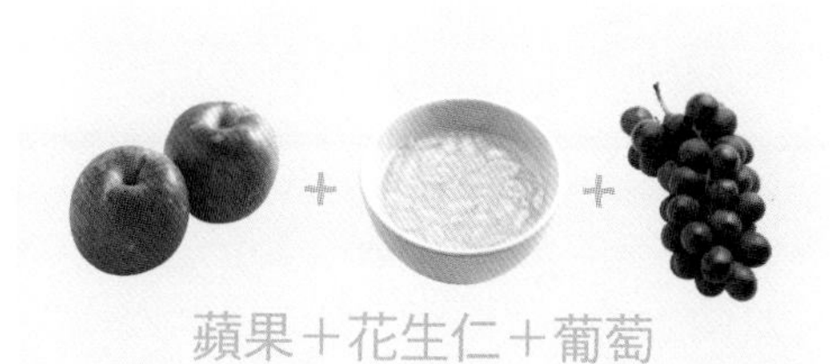

用法 蘋果200克洗淨、削皮與去殼的新鮮花生100克、葡萄50克一起打汁。每日飲用3次。

功效：削皮後會變黑的水果均富含鐵質，蘋果是其中的代表。具有補血、消除疲勞、恢復體力、預防老化、增強記憶力的效果，可改善貧血。

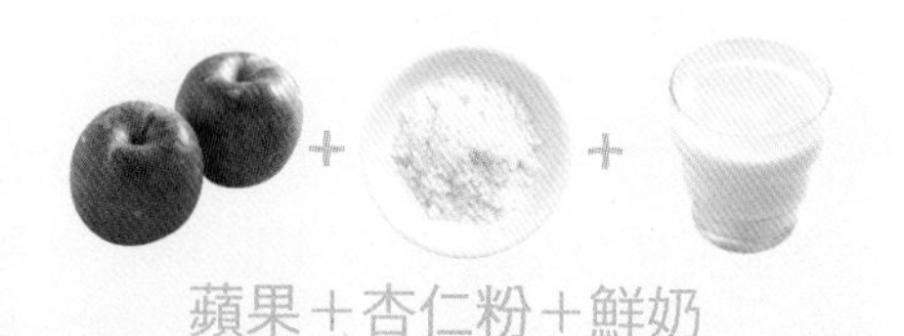

用法 蘋果200克與杏仁粉15克、鮮奶100cc一起打汁。每日早晚喝1次。

功效：對於喘息性支氣管炎、慢性支氣管炎會有改善。

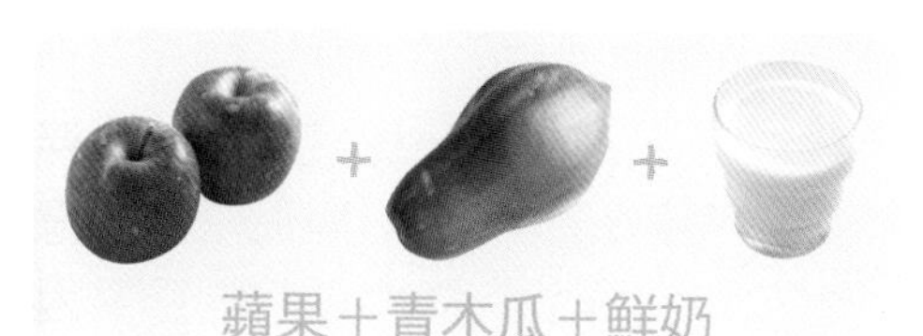

用法 蘋果200克、青木瓜50克洗淨、削皮、切片與鮮奶100cc，一起打果汁。三餐飯後飲用。

功效：有幫助消化的效果，對於慢性胃炎會有改善。

健康小博士

抗癌大使——蘋果

人體內有很多免疫組織，當有異物侵入時，這些免疫系統就會起而攻之，將侵入的異物包圍、殲滅，可是一旦反應過度或不足，就出現過敏現象，而胡蘿蔔蘋果汁富含維生素與鋅、硒、鐵等礦物質，可以強化免疫系統，從而改善過敏的現象。

除可抗過敏外，1982年時，美國科學院曾經發表防癌抗癌的研究報告，建議民眾定時攝取富含天然維生素A、C、E的食物，可有效防癌，而胡蘿蔔富含維生素與礦物質，特別是維生素A，蘋果則含有蘋果酸、酒石酸、枸橼酸等，兩者相加，幾乎包含多數人體所需的元素，而有強健體力、預防慢性病的效用。

健康小博士

蘋果 3 日減重法

蘋果3日減重法曾在國內引起討論熱潮，試過的人，有的說很有效，有的則不予置評。本法是由美國人艾伯格所倡導的，至今已有幾萬人嘗試過。

減重時間 **以3日為原則。**

減重期間，肚子餓的時候只能吃蘋果，其他食物一律不准吃。如果沒有持續3日的自信或太忙而做不來時，只做1～2日也可以，但要堅持只吃蘋果。

操作方法

1 **第1、2日選擇有機栽培、低農藥的蘋果：**如果買不到，用普通的蘋果也可以，但是要把農藥殘留性高的果皮削掉，並泡在食鹽水中幾分鐘，以免蘋果氧化。

將蘋果切成適當大小直接吃即可，原則上以吃到飽為主，但也不宜過量。如果一口氣吃不下1顆或無法持續3日，那就多變化吃的方式，例如做烤蘋果或打果汁（市面上販賣的果汁通常有添加香料且純度不足，維生素與酵素含量都大打折扣。因此，還是自己動手做為佳）。

烤蘋果要先將蘋果削皮，切成4等分，用錫箔紙包好放進烤箱烤20分鐘，直到蘋果熟透就可以拿出來吃了。

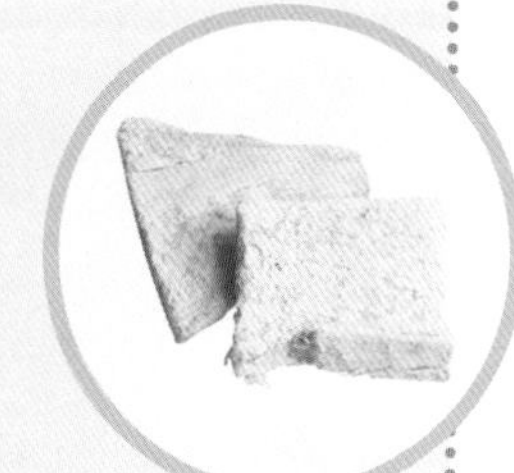

老年人或身體虛弱的孩童則適合食用**蘋果葛粉湯**：把1顆蘋果磨碎、擠汁，放入鍋內加熱，再加入葛粉1大匙與少許糖調味即成（可依自己的喜好自由調整葛粉湯的濃度）。

• 葛粉就是中藥葛根的粉，味道如藕粉，並不難喝，在中藥店就可以買得到，尤其現在單味的科學中藥很多，可以多加利用。

2 **第3日喝加了橄欖油的蘋果汁**：通常在執行蘋果減肥餐後的第3日，就會排出積存在腸道中的宿便，如果能在晚上這一餐的蘋果汁200cc中加橄欖油10cc，則排便的效果更好。很多長年便秘的人，在使用蘋果減肥餐加橄欖油之後，都可順暢排出體內廢物，不但臉色變好，也達到減肥的目的。

3 **第4日恢復清淡的正常飲食**：因為腸胃已經有一段時間未接觸油膩、刺激性的食物，所以初期應以清淡食物為主，而且不宜吃得過多，以免受不了，之後也宜盡量維持清淡飲食，才不會再胖回來。

• 在減肥期間，如口渴時最好不要喝咖啡、可樂等刺激性飲料，但可以喝不甜的麥茶。

• 如果能夠每3個月執行一次蘋果減肥餐，不但可以維持苗條體態且會更健康。西方人常說：「一天一蘋果，醫生遠離我。」只要常吃蘋果就不會生病、不用看醫生。現在國內的蘋果種類很多，一年四季都有，不妨多加利用。

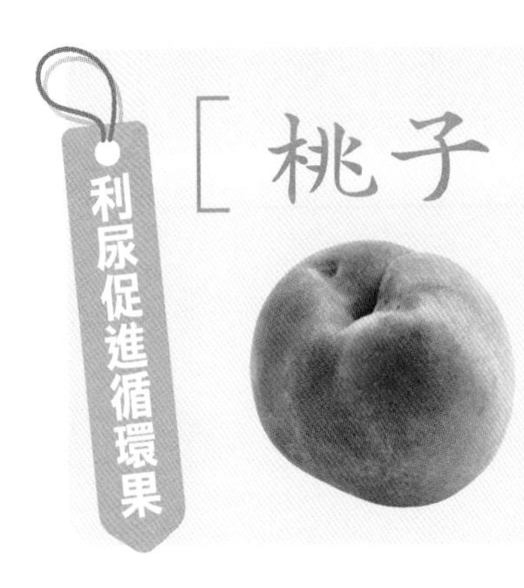

盛產季節：6～8 月
性味：溫、甘、酸　**歸經**：胃、大腸

營養關鍵：

醣類、鎂、鐵、磷、鉀、纖維、生物素、蘋果酸、檸檬酸與維生素 C。

養生功效：

補氣、養血、活血、消積、養陰生津、潤腸通便。

桃子有「壽桃」及「仙桃」的美名，因果肉細緻、滋味鮮甜，所以也有人稱它為「天下第一果」。**桃子**有補氣、促進血液循環、增加皮膚光澤、解除慢性微熱（盜汗等）的效果。**桃子的種子**（桃仁）可利便、破血行血、改善生理不順與不正常出血；**花**可除水腫；**葉**可殺蟲；**樹**則可消除泌尿器系統的結石。

有年老體虛、氣血不足、全身乏力、頭暈目眩、自汗、盜汗、咽痛聲啞、月經不調等問題的人。

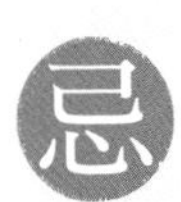

有糖尿病、脂肪肝、腦血管意外、冠心病等問題的人不宜食用。

- 除**水蜜桃**之外，一般的桃子較硬，吃太多容易引起消化不良。
- 市面上常見經過醃製的小桃子，雖然吃起來甜、酸、脆，相當爽口，但基本上仍相當硬，吃多會有消化不良的問題，而且醃製物多含色素，也不宜經常食用。

養生食療

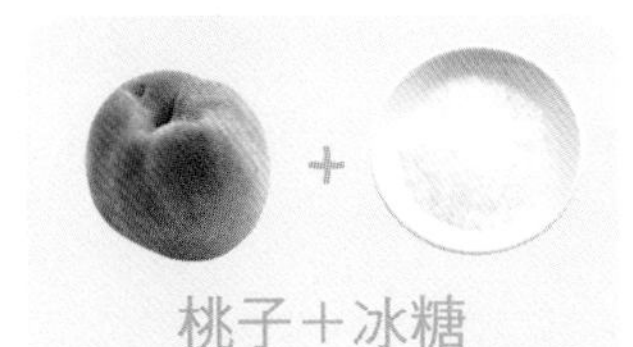

桃子＋冰糖

用法 新鮮桃子20克洗淨、去籽、切片，與冰糖10克及冷開水100cc一起打成果汁後飲用。

功效：對於頻尿、蛋白尿、長痱子會有改善。

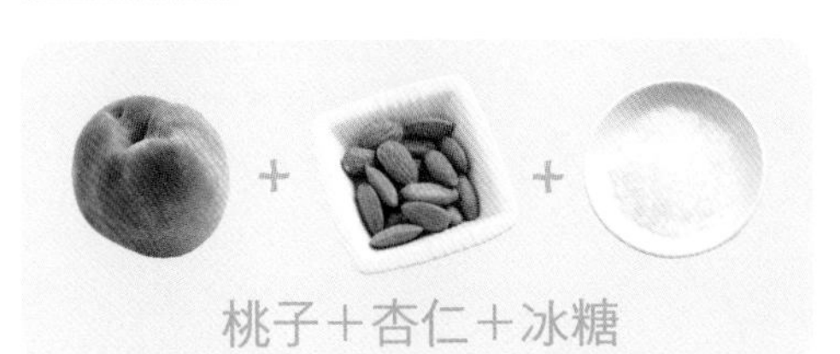

桃子＋杏仁＋冰糖

用法 新鮮桃子20克洗淨、去皮及籽，新鮮杏仁5克，與冰糖10克、水100cc放入電鍋，外鍋加水50cc，蒸爛食用。

功效：對於氣喘、咳嗽、產後腹痛會有改善。

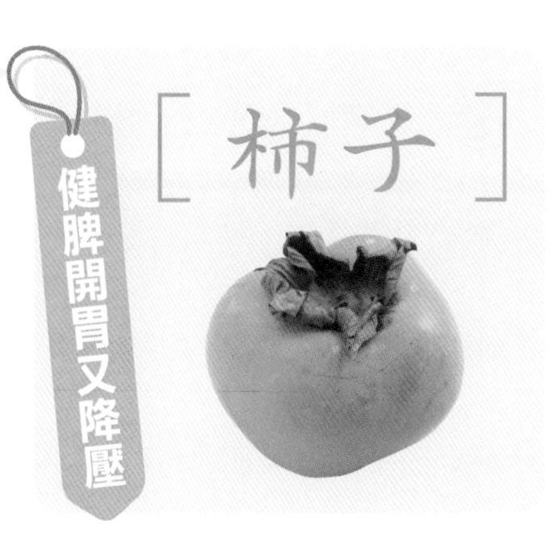

柿子

盛產季節：9～11月
性味：寒、甘　**歸經**：肺

營養關鍵：
蛋白質、脂肪、醣類、澱粉、果膠、鈣、磷、鐵、胡蘿蔔素、維生素。

養生功效：
清熱去煩、止咳生津、潤肺化痰、健脾溫胃、止嗽、止血、降血壓、緩和痔瘡腫痛。

柿子可分為甜柿及澀柿兩類，《本草綱目》記載：「**柿乃脾、肺、血分之果也。其味甘而氣平，性澀而能收，故有健脾澀腸，治嗽止血之功。**」

成熟的柿子艷紅如瑪瑙，豐腴多汁，令人垂涎。古詩稱讚它為：「**色勝金衣美，甘逾玉液清**」。柿子營養豐富，具有一定的醫療效用，全果都能使用：

- **柿霜**：對於肺熱痰咳、喉痛咽乾、口舌生瘡等症有明顯效果。
- **柿葉**：可治呃逆、百日咳及夜尿等症。經常飲用柿葉茶，能增進新陳代謝、利小便、通大便、淨化血液，對於穩定和降低血壓、軟化血管、消炎，均有很大的作用。

有小便不順、尿血、甲狀腺腫等問題的人及感冒病人、宿醉者、高血壓病人、痔瘡患者。

- **柿子＋蟹肉**：蟹肉富含蛋白質，遇到柿子中的單寧酸，會凝結而導致不消化，吃多也會引起胃腸病，如腹瀉、腹痛、消化不良等。
- **紅柿＋酒**：容易引起腹脹、噁心、消化不良等症狀。
- 不要空腹吃**柿子**，也不要吃到**柿子皮**，因為**柿子**含有大量單寧酸，與胃酸作用後，會引起胃黏膜充血、水腫及腎結石。

養生食療

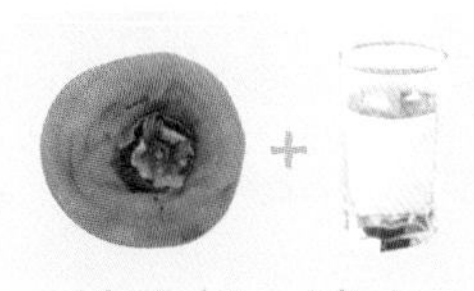
柿子餅＋清水

用法 柿餅2個切小塊，用360cc的清水，以小火煮至剩1/2量。1日喝3～4次。

功效：預防感冒會有作用。

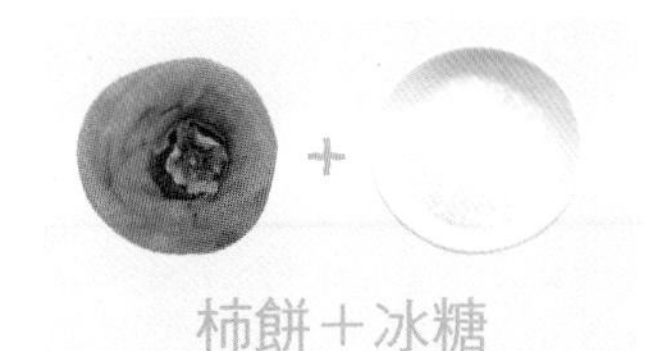
柿餅＋冰糖

用法 柿餅20克加入200cc清水及20克的冰糖，用電鍋蒸至柿餅軟化。直接食用。

功效：對於尿路感染、痔瘡出血、高血壓會有改善。

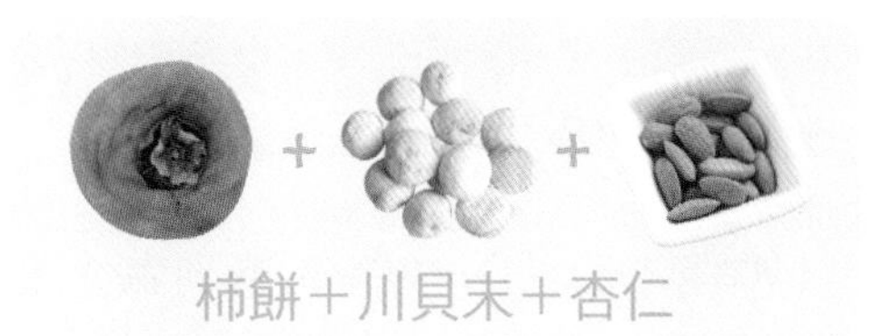
柿餅＋川貝末＋杏仁

用法 柿餅20克與川貝末、杏仁各10克加水200cc同煮30分鐘。每日早晚喝1次。

功效：對於肺熱咳嗽、乾咳、久咳不癒會有改善。

中醫處方

可緩解消炎，改善口腔炎、咽喉炎、咽喉腫痛的情況

- 柿霜 3 克、直接以柿霜擦患處或噴入咽喉，或以溫開水送服。

改善便秘、痔瘡、高血壓

- 新鮮柿子汁適量，與適量的開水調勻飲用，每次喝 1/2 杯。

改善打嗝的情形

- 柿蒂 30 克，用水 100cc 煮 20 分鐘後飲用。

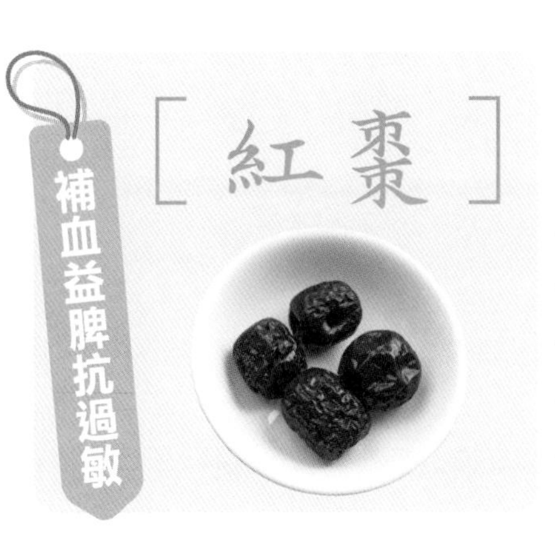

盛產季節：6～9月
性味：溫、甘　**歸經**：脾、胃

營養關鍵：

蛋白質、脂肪、醣類、有機酸、磷、鈣、鐵、膳食纖維、胡蘿蔔素及維生素B、C、P。

養生功效：

補血、益心脾、抗過敏、保肝、降膽固醇、抑制中樞交感神經興奮。

紅棗早在三千年前即已開始栽培，《神農本草經》中將紅棗列為「上藥」，作為藥用的大棗，是將熟透的紅棗加以乾燥，至於新鮮的則視為水果。

紅棗的營養豐富、用途甚廣，中醫又稱「大棗」、「紅棗」。有南棗、酸棗、藏棗等品種，鮮嫩時呈黃綠色，成熟變紫紅色，經過曬乾或烘乾，可以製成紅棗、黑棗、蜜棗、烏棗等，也可鮮食，有一種特殊的香味。除了可治療糖尿病、喉嚨痛、胃部痙攣等，也可以作為補脾益胃、養血安神的滋補藥，對脾胃虛弱、精力不足、貧血、失眠等症狀的改善有效。臨床上也用來治療肝炎、過敏性紫斑、血小板減少等症，生吃、水煎均可，都有改善病情、輔助治療的作用。

酸棗作藥用時，主要是用其中的籽仁，中醫處方稱「酸棗仁」、「炒棗仁」，含有脂肪油及蛋白質，還有兩種植物留醇及皂苷等，具有鎮靜催眠作用。

二千年前完成的《傷寒論》一書，收錄一百一十三種方劑，其中六十三種是以紅棗作材料，受重視的程度可見一斑。日常飲食，在吃完肉類食物後，可以吃5～6顆紅棗，以保護受到油、肉刺激的胃腸。

脾胃虛弱者、精力不足的人、有貧血問題的人、失眠的人、高脂血症患者、高膽固醇患者、腎炎病人。

有胃腸脹氣及糖尿病患最好少吃。

- **紅棗**營養豐富，是增強免疫力的藥盒，但因甜分較高，不宜食用過多。
- **棗肉**性黏，容易黏附在牙齒上，因此晚上吃後一定要刷牙漱口，以免造成齲齒。

養生食療

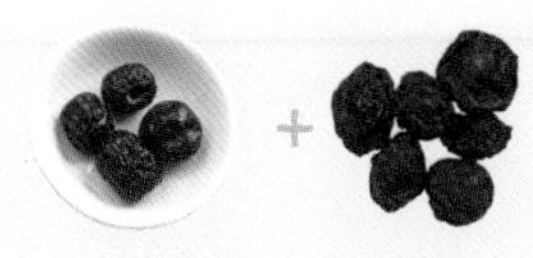
紅棗＋烏梅

用法 紅棗與烏梅各8顆，加水100cc一起煮20分鐘。直接飲用。

功效：對於虛汗、盜汗會有改善。

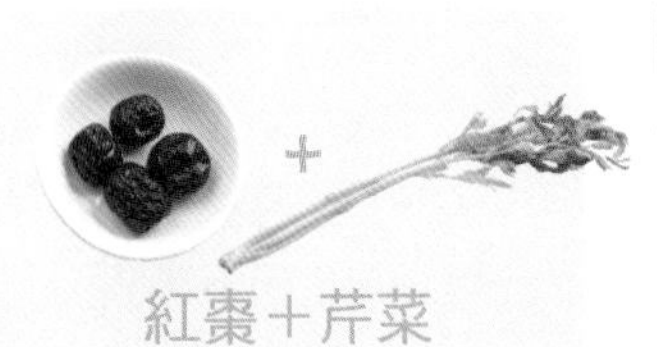
紅棗＋芹菜

用法 紅棗8顆與新鮮芹菜根8片洗淨、切碎，以水200cc煎服。

功效：降低高脂血及高膽固醇。

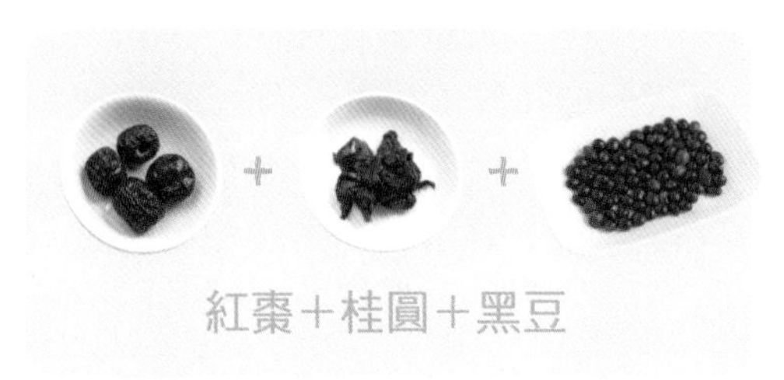
紅棗＋桂圓＋黑豆

用法 紅棗30克、桂圓（龍眼乾）10克、黑豆30克，加水800cc同煮30分鐘。每日早晚喝1次。

功效：有健脾補腎、補心氣、養陰血之功效，是冬季進補的佳品。對於血虛心悸、腎虛腰痛、頭髮早白有改善。

中醫處方

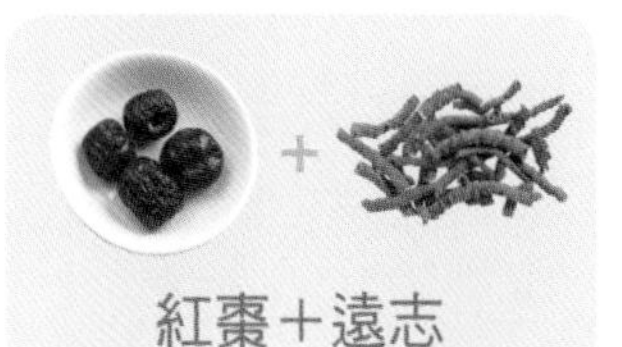
紅棗＋遠志

改善健忘症

▶ 紅棗15顆＋遠志15克，加水200cc，用小火慢煮，等紅棗吸收汁液後，去皮及籽，食果肉飲湯。

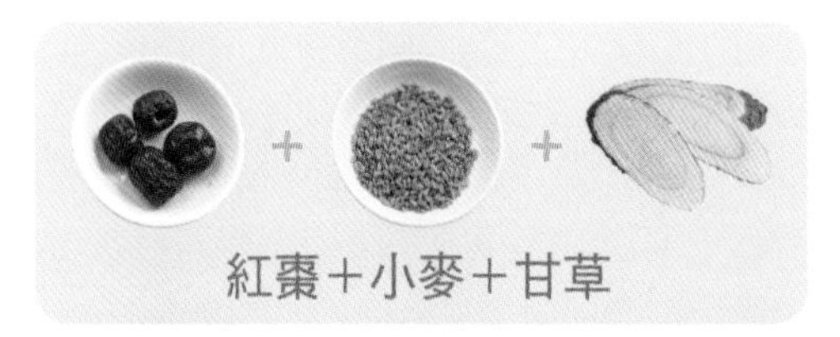
紅棗＋小麥＋甘草

改善失眠

▶ 紅棗10顆＋小麥50克＋甘草20克，以水200cc煎30分鐘。睡前服用。

紅棗＋黑豆＋西洋參

改善缺鐵性貧血

▶ 紅棗（去籽）300克＋黑豆200克＋西洋參10克，以水300cc煮熟即可食用。

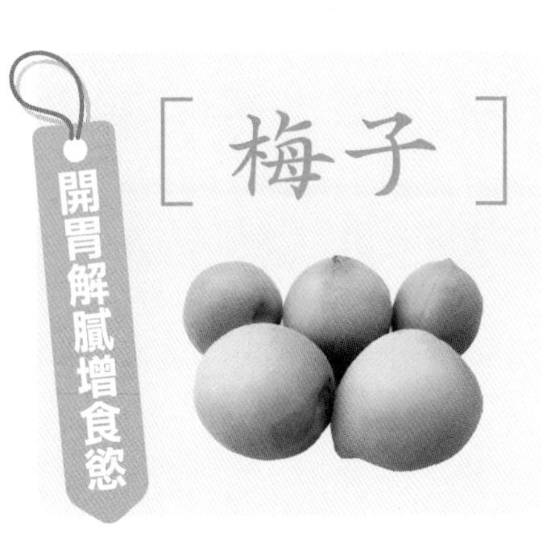

梅子

盛產季節：3～5月
性味：溫、酸　**歸經**：肝、胃

營養關鍵：

蛋白質、脂肪、醣類、鈣、磷、鐵、果酸、檸檬酸、蘋果酸、琥珀酸與維生素C。

養生功效：

生津止渴、促進消化、增進食慾、解熱、去痰、驅蟲、利膽排石。

梅子的滋味酸中帶甜，富含人體需要的多種氨基酸，其檸檬酸含量是各種水果中含量最多的，能促進乳酸分解爲二氧化碳與水排出體外，消除疲勞，且能幫助鈣質吸收。梅子有幫助消化、增進食慾、解熱、去痰、驅蟲的作用，同時可作為防止體內尿、汗等排泄過多的固澀藥，也用於治療下痢、咳嗽。

梅子可加工成梅粉、陳皮梅、漬梅子、烏梅等。其中烏梅是由梅子經煙火燻烤而成的，多用於入藥。梅酒的製作則是將新鮮梅子洗淨、挖除蒂頭、曬乾後，放入瓶中，再倒入米酒及適量砂糖，放在陰涼處儲放一年就可以飲用。

痔瘡患者、有蛔蟲的人、風濕病人、類風濕性關節炎患者、坐骨神經痛及肩膀酸痛的患者。

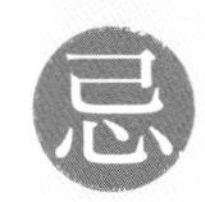

有胃酸過多、胃炎、胃及十二指腸潰瘍、痛風、麻疹等症的人不宜食用。

- **梅子**的酸味極強，不宜多吃，否則會引起牙根酸軟，也會傷胃。
- 成熟的**梅子**含微量的毒性物質——氫氰酸，所以一次不可以吃太多。

養生食療

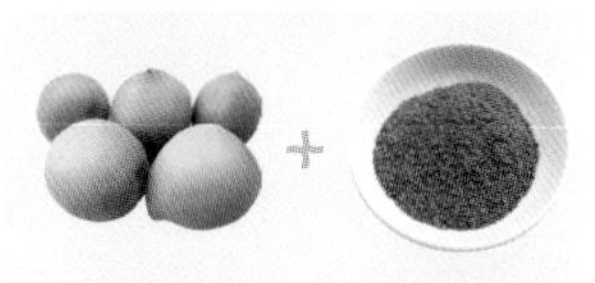
梅子＋黑砂糖

用法 成熟的梅子10顆與20克的黑砂糖一起加水200cc同煮20分鐘。吃梅子、喝湯。

功效：對於心悸、甲狀腺亢進會有改善。

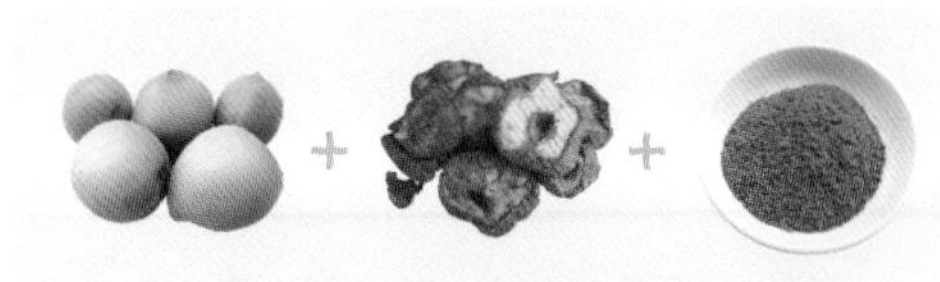
梅子＋山楂＋黑砂糖

用法 梅子20克、山楂15克、黑砂糖20克加水1000cc，煮20分鐘，放涼後飲用。

功效：**可解渴、增加水分、促進食慾，尤其對於夏天食慾不振會有改善。**

中醫處方

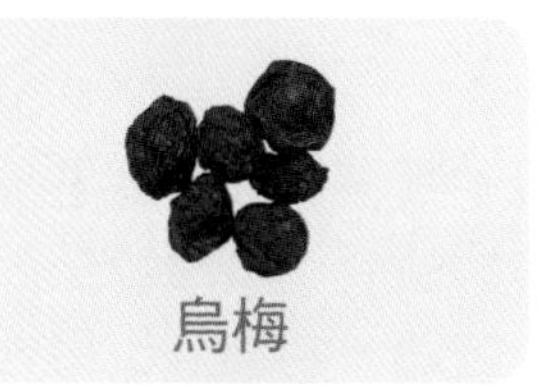
烏梅

改善肛腸疾病，如痔瘡、肛裂等宿疾

- 烏梅 100 克，加水 1000cc 煮 30 分鐘。除直接飲用外，也可用來沖洗患處。

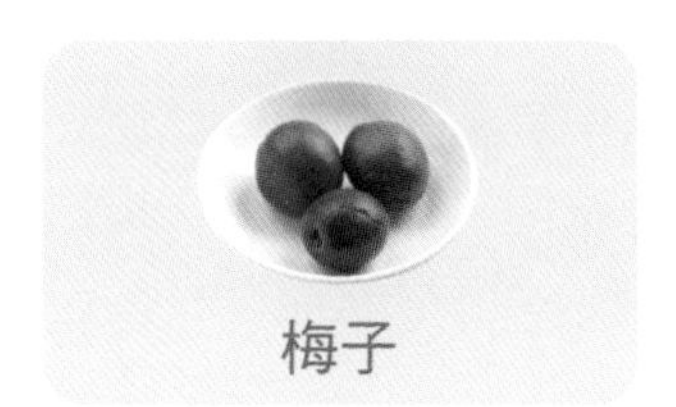
梅子

改善風濕、坐骨神經痛、肩膀酸痛

- 熟梅子浸泡成梅酒。連續飲用 1 個月。

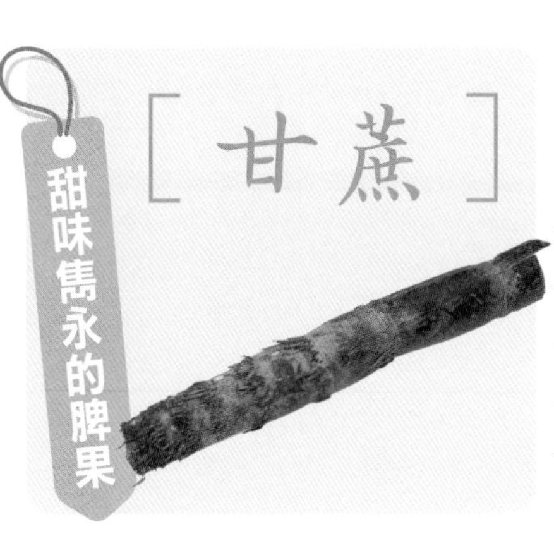

甘蔗

盛產季節：10～5月
性味：平、甘、微寒　歸經：肺、胃

營養關鍵：

蛋白質、蔗糖、葡萄糖、果糖、鈣、磷、鐵、多種氨基酸、檸檬酸。

養生功效：

滋陰潤燥、和胃止嘔、清熱解毒。

甘蔗是防病健身的良藥，李時珍《本草綱目》中說：「蔗，脾之果也。其漿甘寒，能瀉火熱；煎煉成糖，則甘溫而助濕熱。蔗漿消渴酒，自古稱之。」

甘蔗去皮，嚼汁吞下，可防治燥熱口渴、尿道發炎疼痛。甘蔗汁的糖質豐富，並含有多種氨基酸、有機酸、維生素及硒等微量元素，是甘涼滋養品。

有反胃嘔吐不止、妊娠嘔吐、虛熱乾咳、大便燥結、慢性胃炎、胃癌初期等症者。

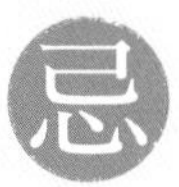

糖尿病、低血鉀症等問題的人不宜食用。

養生食療

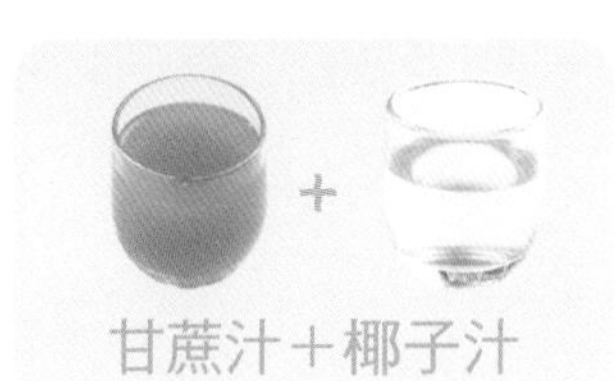
甘蔗汁＋椰子汁

用法　新鮮甘蔗榨汁100cc與椰子汁100cc混合調勻。直接飲用。

功效：有助於養顏美容。

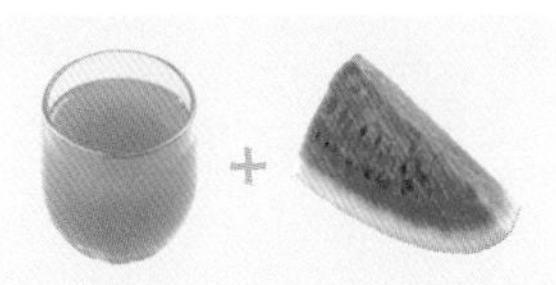
甘蔗汁＋西瓜汁

用法　新鮮甘蔗汁100cc與新鮮現榨西瓜汁100cc混合調勻。直接飲用。

功效：對於急性胃炎引起的口乾舌燥會有改善。

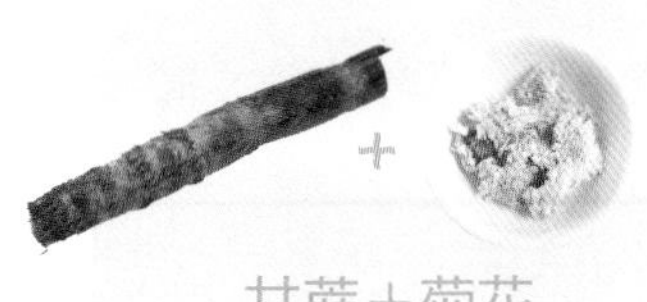
甘蔗＋菊花

用法 新鮮甘蔗300克與菊花50克，加水300cc同煮30分鐘。代茶隨時飲用。

功效：治療肺熱咳嗽、熱病煩渴會有改善。

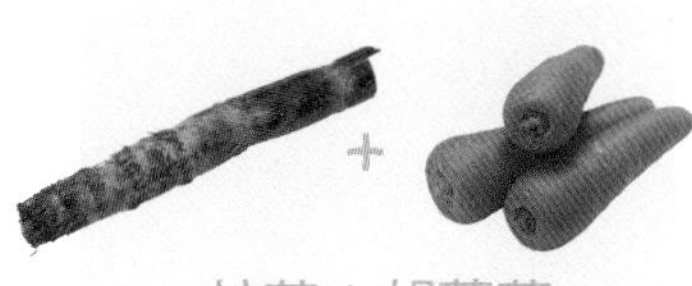
甘蔗＋胡蘿蔔

用法 新鮮甘蔗50克與胡蘿蔔50克，加水300cc同煮30分鐘。代茶隨食飲用。

功效：對於麻疹具有預防及改善的效果。

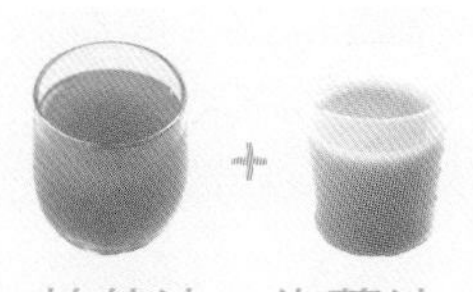
甘蔗汁＋生薑汁

用法 甘蔗汁50cc與生薑汁25cc混合調勻。直接飲用。

功效：可緩解反胃嘔吐或乾嘔不止，對於慢性胃病、妊娠嘔吐、神經性嘔吐、胃癌初期會有改善。

中醫處方

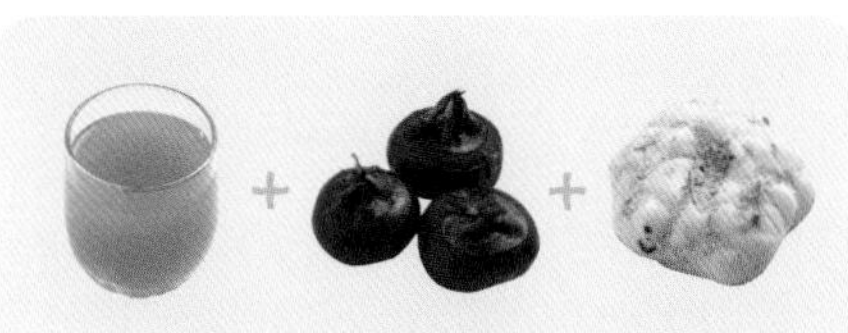
甘蔗汁＋荸薺汁＋百合

改善虛熱乾咳、氣管炎、肺結核

- 甘蔗汁 50cc ＋荸薺汁 50cc ＋百合 30 克，加水 100cc 一起煮 30 分鐘。每晚睡前喝 1 次。

效用齊全如仙果

櫻桃

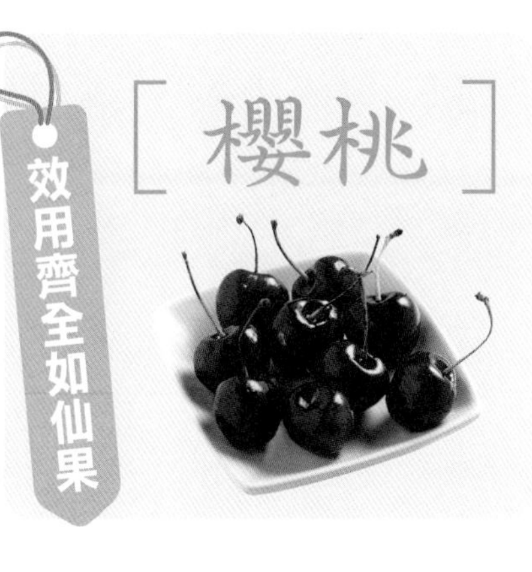

盛產季節：6～8月
性味：溫、甘、酸　歸經：脾

營養關鍵：

蛋白質、醣類、鉀、鈣、磷、胡蘿蔔素、膳食纖維。

養生功效：

解渴、促進消化、止下痢、驅蟲、止血、抗菌、益脾養胃、補益肝腎、潤中益氣、滋潤皮膚。

櫻桃是治虛補元的上果，古人常以「櫻桃小口」來形容美女的嘴唇，正好說明它確實悅目喜人。櫻桃肉味甜美，吃起來甜中略帶酸，濃香襲人，沁人心脾。

櫻桃不僅形味俱美，而且含有豐富的營養物質，含鐵量比同量的蘋果、橘子、梨等高出20倍以上，是水果之首，能「滋潤皮膚」、「令人好顏色，美態」，經常食用，會讓皮膚越發光滑、潤澤，其所含的胡蘿蔔素也比蘋果、橘子、葡萄高出4～5倍；還含有維生素B、C，真是果實中的佳品。

櫻桃能治汗斑、燒傷、燙傷，有止疼及防止起泡的作用；櫻桃核有發汗、透疹的功效。若作為藥用，則有解渴、促進消化、上下痢、驅除蛔蟲、止血、抗菌等作用，《本草綱目》中也有記載，櫻桃可解宿醉。

酒醉者、失眠的人、病後體虛者、有蛔蟲的人、汗斑病人、燒燙傷病人、貧血患者、疝氣病人、經血不調的女性。

熱性體質的病人吃太多櫻桃會上火、流鼻血、噁心嘔吐。另外，有發炎、發燒、流鼻血、急性疼痛症、糖尿病、關節腫脹發炎等症的人也不宜食用。

- **櫻桃**雖然好吃，但因為性大熱，吃得太多，往往會上火、口乾咽痛、口舌生瘡，因此不宜多吃。

養生食療

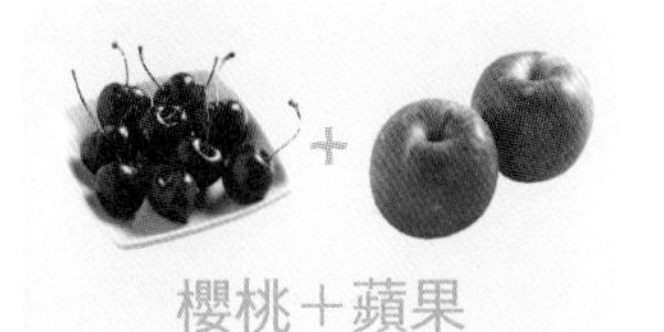

櫻桃＋蘋果

用法　櫻桃與蘋果各適量，洗淨、去核後，加冷開水100cc一起打成果汁。

功效：對於貧血、失眠、病後調養、身體倦怠會有改善。

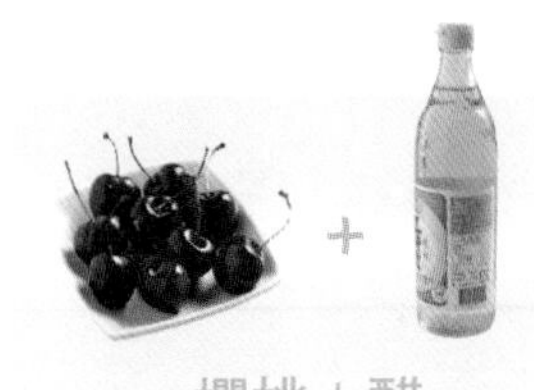
櫻桃＋醋

用法 櫻桃30克與20cc的醋同炒後，一起研成細末。每次10克，以開水送服。

功效：治療疝氣疼痛會有改善。

中醫處方

改善宿醉

- 新鮮櫻桃 50 克，洗淨、去籽，加冷開水 100cc 打成果汁，直接飲用。

改善口臭

- 新鮮櫻桃 50 克洗淨、去籽，加冷開水 100cc 打成果汁，直接飲用。（非櫻桃結果的季節，可用櫻桃葉代替。）

改善帶下

- 新鮮櫻桃 15 克洗淨，加冷開水 100cc 煮 20 分鐘後食用。

改善香港腳

- 新鮮櫻桃適量洗淨、去籽後榨汁。將櫻桃汁直接塗抹於患處。

預防痲疹

- 新鮮櫻桃 100 克洗淨、去籽，加適量冷開水直接打成果汁。每次飲用 100cc。

健康蔬果養生飲品

雖然新鮮的蔬菜、水果富含各種營養物質，但若要攝取到足夠的營養份量，就必須吃很多才行；若將幾種主要蔬果打成汁喝，既容易入口，又可一次攝取多量，是個很不錯的選擇。

製作新鮮果菜汁的材料以當令蔬果為主，最常用的是胡蘿蔔、高麗菜、芹菜、菠菜、白蘿蔔、蘋果、鳳梨、番石榴等為主，可以調配自己喜歡的口味；如果以保健或防治疾病為目的，最好依照本書由作者陳旺全醫師研究出來的比例，切忌自行調配。

選好蔬果後，先徹底洗淨，注意！一定要先洗淨後再切，以免維生素C等有效成分流失；實在難洗的部分，可直接切除。為了保險起見，可用牙刷輕輕刷洗，會比較乾淨。洗好後略切，加點開水放進果汁機中打成汁飲用。沒有果汁機或不想用果汁機打汁的話，也可切得極細，再用紗布絞汁，但這樣的方法實在有點麻煩。

新鮮蔬果汁做好後，必須在30分鐘內喝掉，否則含鐵質的蔬果汁可能變黑，看起來就不可口，而且有些微量元素也可能變質。因為要很快喝完，所以一次不要打太多，差不多每次一個人250cc的量，一日早晚共500cc即可。依每次的份量計算有多少人要喝，再製作即可。

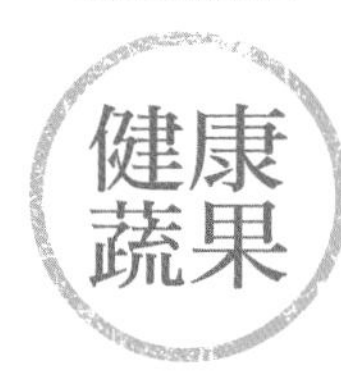

美顏蔬果汁〔預防因老化產生的黑斑及皺紋〕

效　用　這道果汁富含維生素 C 與鐵、鈣、氨基酸、酵素等，每天早上喝一杯，可以促進新陳代謝，增加血液中的含氧量，使肌膚光滑亮麗、容光煥發。連續喝一段時間，連暴躁的脾氣也會變得溫和。

美味小技巧　新鮮蔬菜多少帶有青澀味，而檸檬與蜂蜜可以減低蔬菜的澀味。不喜歡檸檬的人，可以改用 1 顆柳橙或橘子取代，效果差不多。

材　料

高麗菜	適量	菠菜	適量
芹菜	適量	檸檬	1/2 顆
茼蒿	適量	蜂蜜	2 小匙
油菜	適量	冷開水	1/2 杯

做　法

1〉所有蔬果徹底洗淨，切成小段，放入果汁機中。

2〉加入冷開水，一起打汁。

3〉倒出來後，加入檸檬汁與蜂蜜，調勻。

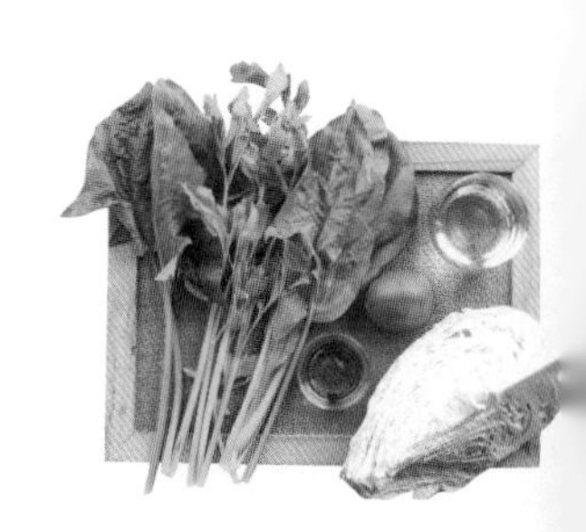

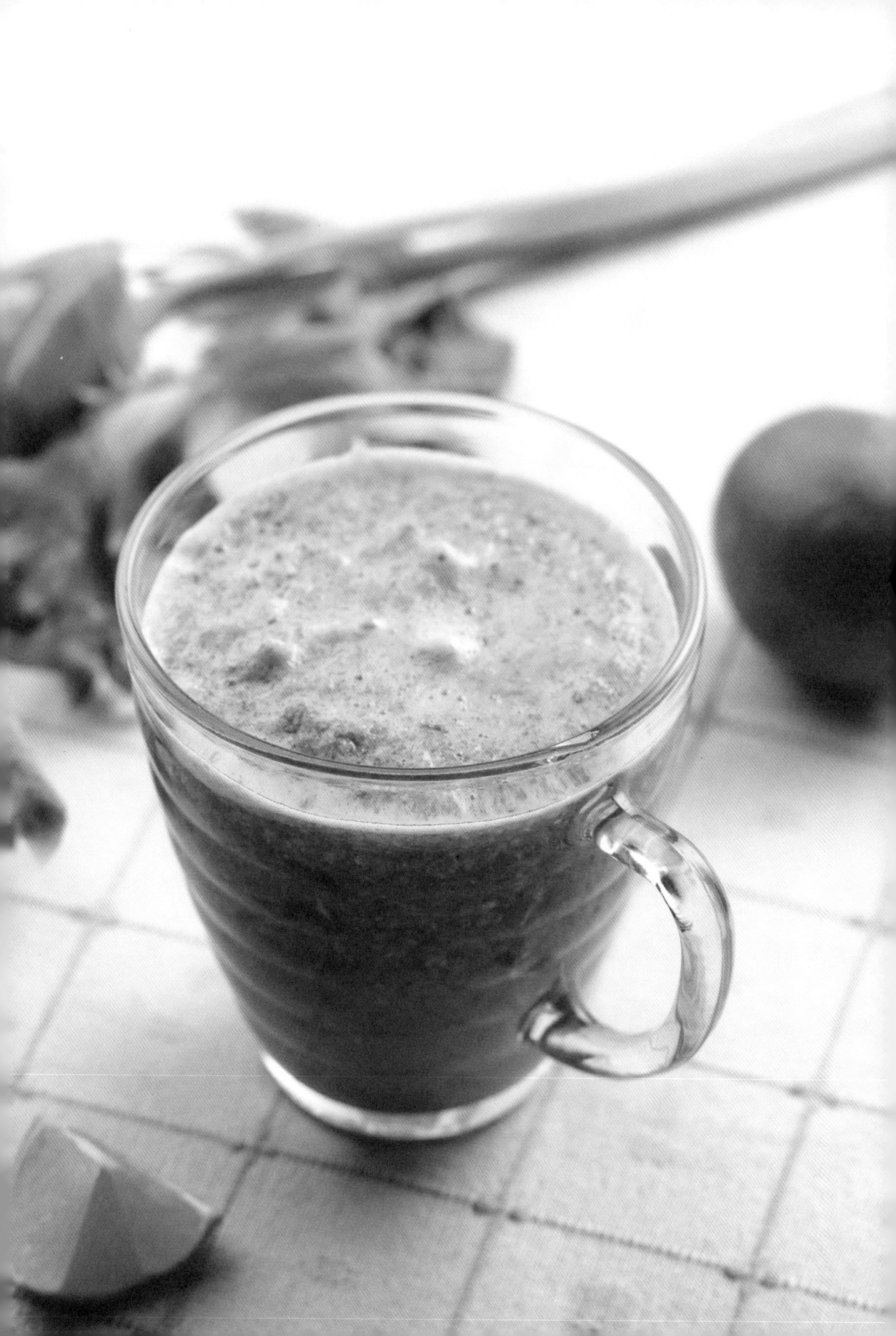

養生飲品

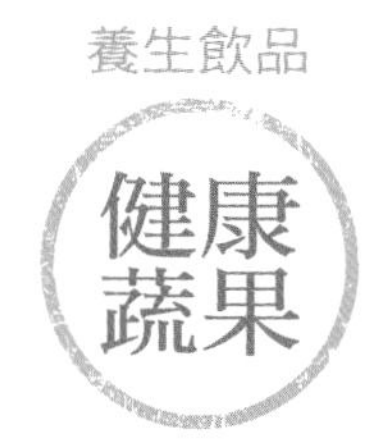

纖體蔬果汁〔緩解糖尿病、避免肥胖〕

糖尿病患者的典型症狀就是「三多」——吃多、喝多、尿多，而吃多、喝多又怕造成肥胖，使症狀惡化；因此，多半要靠藥物的力量調整血糖，然而，長期服用藥物會減低抵抗力，使血管變得脆弱，傷口也不容易癒合。若能每天飲用新鮮的蔬果汁，讓蔬果汁中的微量元素、礦物質、維生素與酵素幫助身體新陳代謝、維持活力是最理想的做法，且蔬果熱量低，又有飽足感，不用擔心吃得過多而發胖。新鮮蔬果汁以水分為主，又富含維生素C，可以幫助排尿順暢，避免發生水腫。

效　用　早晚各喝 1 杯，一天至少要喝 1000 ～ 1400cc 才足夠。每次使用的蔬果要五種以上，並且要注意不可含糖分太高，譬如蘋果、木瓜、哈密瓜之類的水果份量不可太多。

生活小技巧　糖尿病患者要注意穿著，尤其是鞋子要柔軟舒適，盡量避免破皮、受傷。每天都要運動，但不可過量。如此多管齊下，可保糖尿病不惡化，甚至有減輕的效用。

材　料

胡蘿蔔	500 克	高麗菜	100 克
白蘿蔔	500 克	檸檬	1/2 顆
芹菜	200 克	冷開水	600cc

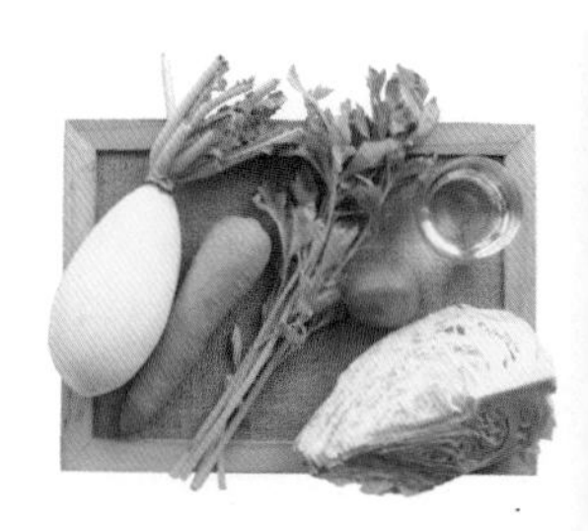

做　法

1〉所有蔬果徹底洗淨，切成小塊，放入果汁機中。

2〉加入冷開水一起打汁。

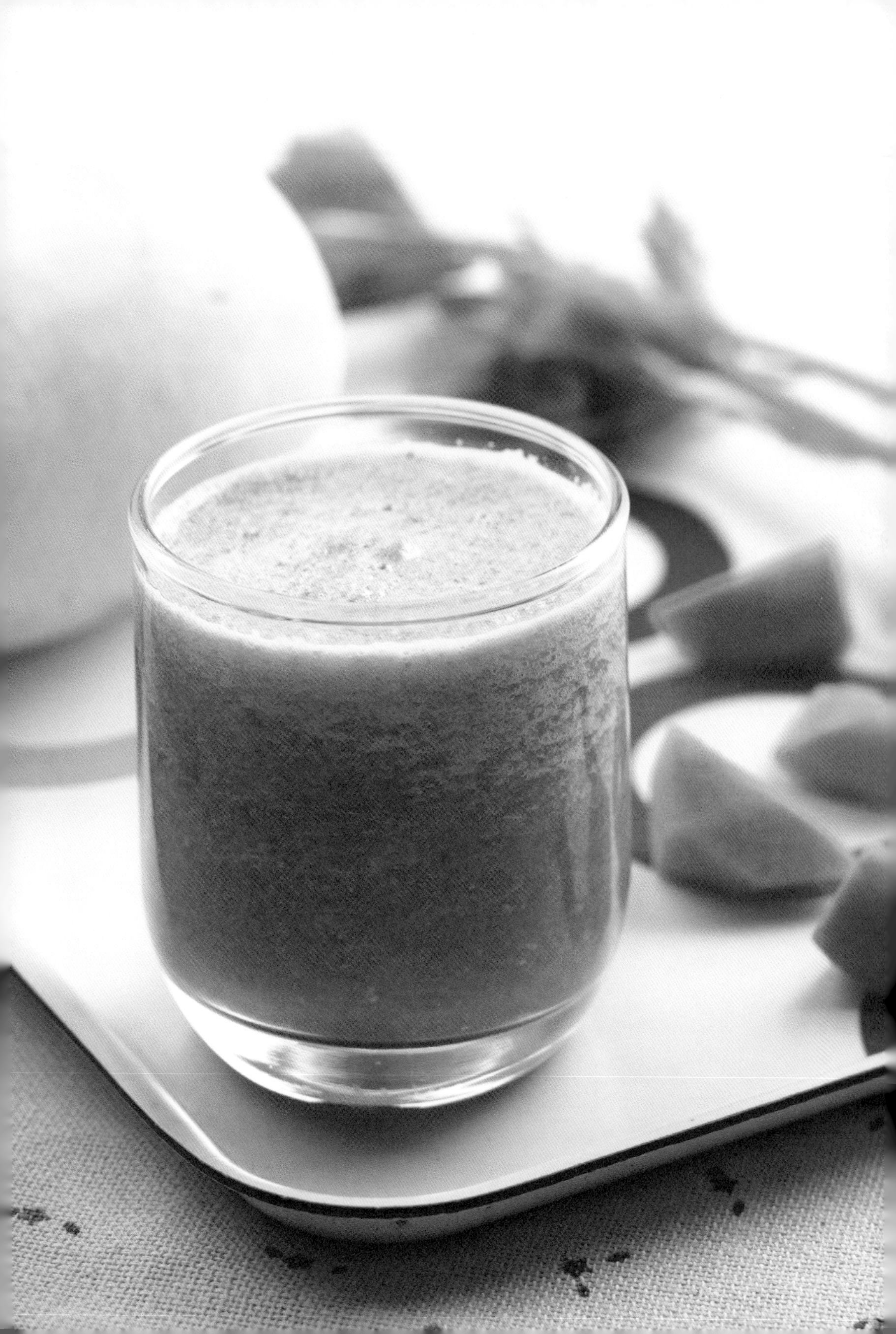

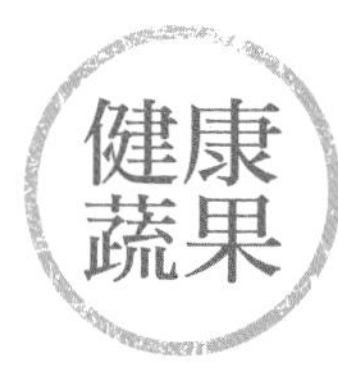

清熱蔬果汁〔清熱止痛，減少關節疼痛〕

有風濕關節炎或痛風的人，症狀一發作就苦不堪言，不但行走困難，且關節紅腫熱痛、活動不靈活，甚至一陣風吹過，都覺得毛髮豎立、疼痛難忍，所以叫「痛風」。而新鮮蔬果汁在改善關節紅腫痛、協助排除尿酸結晶方面大有幫助。

效　用　每天早晚各喝 1 杯，可以利腸通便、幫助消化、預防風濕關節痛。症狀發作時多喝 1 杯，可以清熱止痛、緩解不適。

強效小技巧　飲用本品的同時，要少吃肉類、不吃豆製品、時常做和緩運動、多喝水，更能幫助尿酸結晶早日排出。

材　料

芹菜	適量	番茄	適量
胡蘿蔔	適量	熟透的番石榴	適量
白蘿蔔	適量	冷開水	適量

做　法

1〉所有蔬果徹底洗淨，切成小塊，放入果汁機中。
2〉加入冷開水，一起打汁。

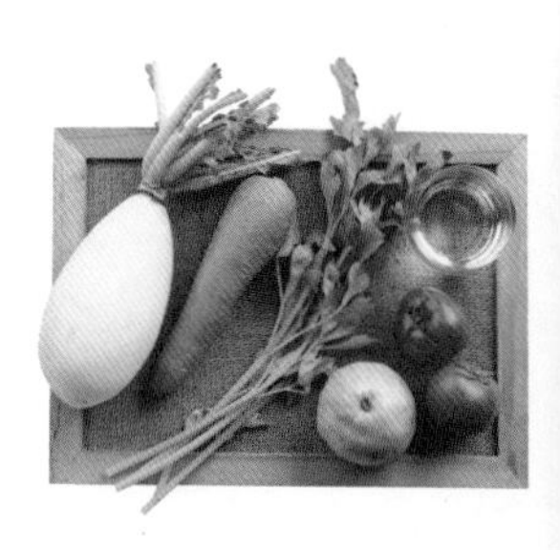

•材料有番石榴、番茄、胡蘿蔔，本身味道已經相當可口，所以不必再添加蜂蜜或柳橙汁。

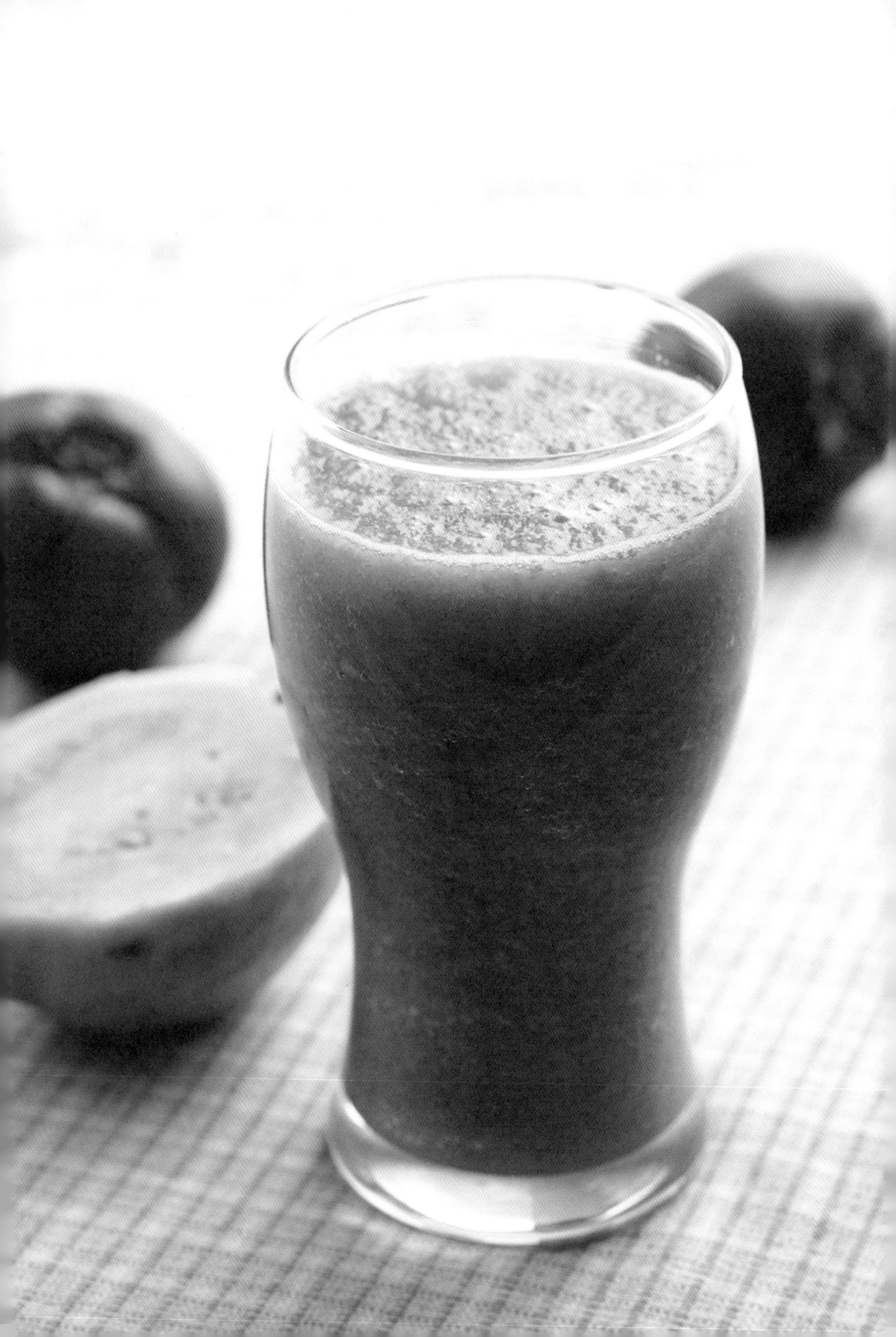

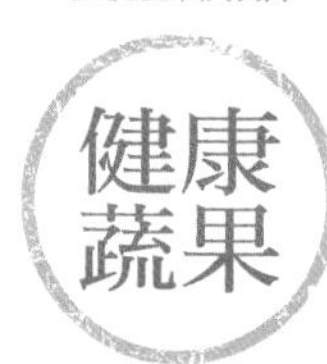

抗敏蔬果汁〔預防過敏〕

飲食西化、空氣污染導致過敏患者越來越多，現代有許多準媽媽在懷孕期間嗜吃甜食、肉類與蛋，嬰兒出生後又不餵母乳，只餵配方奶，到了兒童期，就帶孩子吃漢堡、薯條及可樂、汽水等，導致孩童只愛吃速食、不吃青菜，自然無法避免過敏症狀出現，孩子也比較容易感冒。

效　用　每天早上喝 1 杯，可以維持上皮組織及黏膜細胞健康，增加抗體功能及抵抗力，調節免疫功能，預防過敏。

抗敏小技巧　飲用本品的同時，也要從日常生活中著手預防過敏，譬如留意食物及室內環境的可能過敏原，避免花粉、黴菌、真菌、寵物可能帶來的過敏問題，如此即可從根本除去過敏的可能性，獲得健康的生活。

材　料

蘋果	100 克	紫蘇葉	1 片
金桔	50 克	蜂蜜	50cc
酪梨	50 克	冷開水	500cc

做　法

1〉所有蔬果徹底洗淨，蘋果、金桔、酪梨削皮、切小塊，放入果汁機中。

2〉加入冷開水，一起打汁後再加入蜂蜜攪勻。

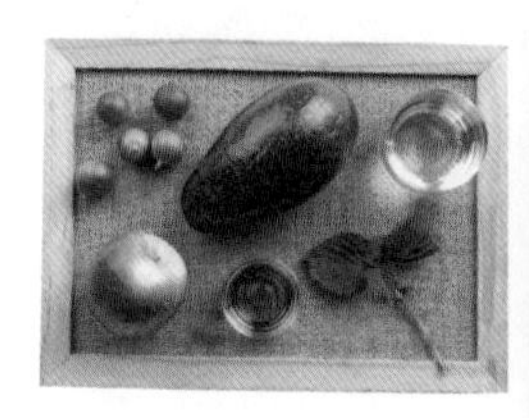

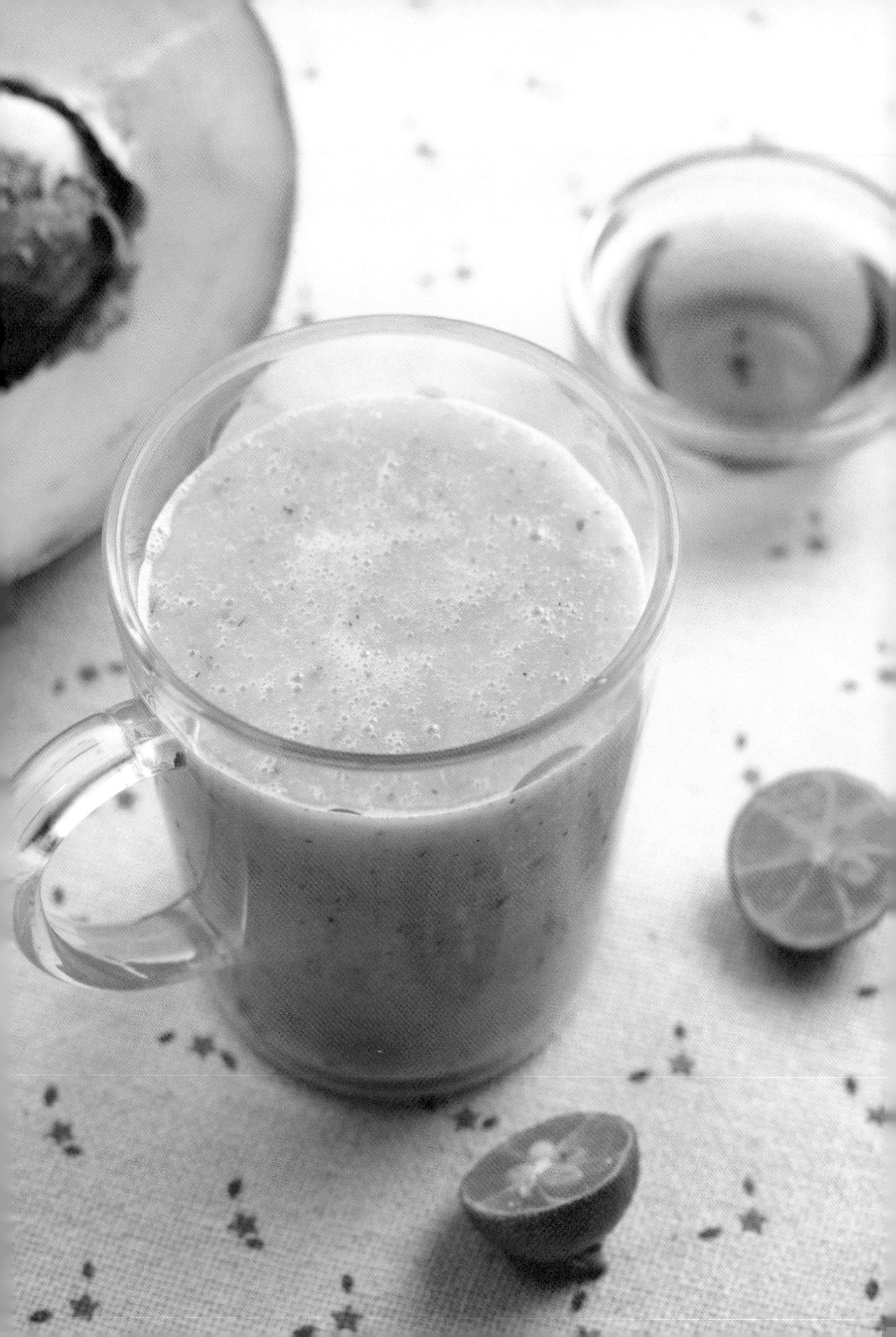

舒活家系列HD2033X

穀物蔬果養生宜忌【暢銷修訂版】

作　　者／陳旺全
選 書 人／林小鈴
主　　編／陳玉春

行銷經理／王維君
業務經理／羅越華
總 編 輯／林小鈴
發 行 人／何飛鵬
出　　版／原水文化
115臺北市南港區西新里003鄰昆陽街16號4樓
電話：（02）2500-7008　傳真：（02）2502-7676
網址：http://citeh2o.pixnet.net/blog　E-mail：H2O@cite.com.tw
發　　行／英屬蓋曼群島商家庭傳媒股份有限公司城邦分公司
115台北市南港區昆陽街16號8樓
書虫客服服務專線：02-25007718；25007719
24小時傳真專線：02-25001990；25001991
服務時間：週一至週五9:30～12:00；13:30～17:00
讀者服務信箱E-mail：service@readingclub.com.tw
劃撥帳號／19863813；戶名：書虫股份有限公司
香港發行／香港九龍土瓜灣土瓜灣道86號順聯工業大廈6樓A室
電話：852-25086231　傳真：852-25789337
電郵：hkcite@biznetvigator.com
馬新發行／城邦（馬新）出版集團 Cite (M) Sdn Bhd 41, Jalan Radin Anum, Bandar Baru Sri Petaling, 57000 Kuala Lumpur, Malaysia.
電話：(603)90563833　傳真：(603)90576622
電郵：services@cite.my

封面設計／鄭垚垚
內文排版／粒子設計
攝　　影／徐榕志（子宇影像工作室）
插　　畫／盧宏烈
製版印刷／科億資訊科技有限公司
初　　版／2014年9月25日
二　　版／2024年12月19日
定　　價／450元
ISBN：978-626-7521-24-3（平裝）
ISBN：978-626-7521-25-0（EPUB）

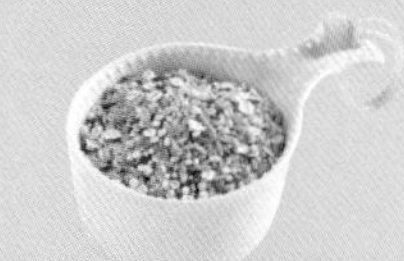
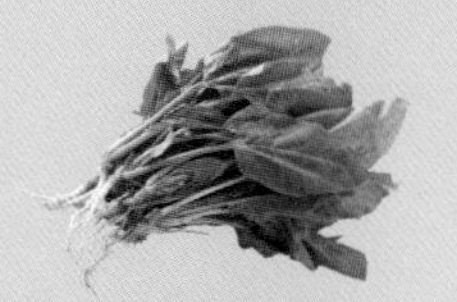
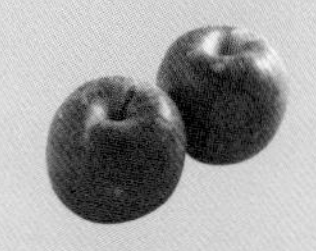
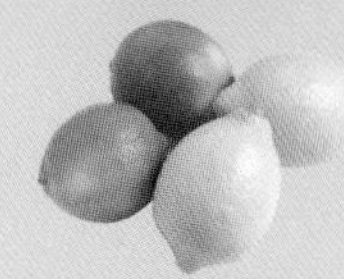

城邦讀書花園
www.cite.com.tw

國家圖書館出版品預行編目資料

穀物蔬果養生宜忌【暢銷修訂版】／陳旺全著. -- 二版. -- 臺北市：原水文化出版：英屬蓋曼群島商家庭傳媒股份有限公司城邦分公司發行, 2024.12
面；　公分. --（舒活家系列；HD2033X）
ISBN 978-626-7521-24-3（平裝）
1.CST: 食療 2.CST: 果菜類 3.CST: 養生

418.914　　113017465

Note

Note